世代をつなぐ

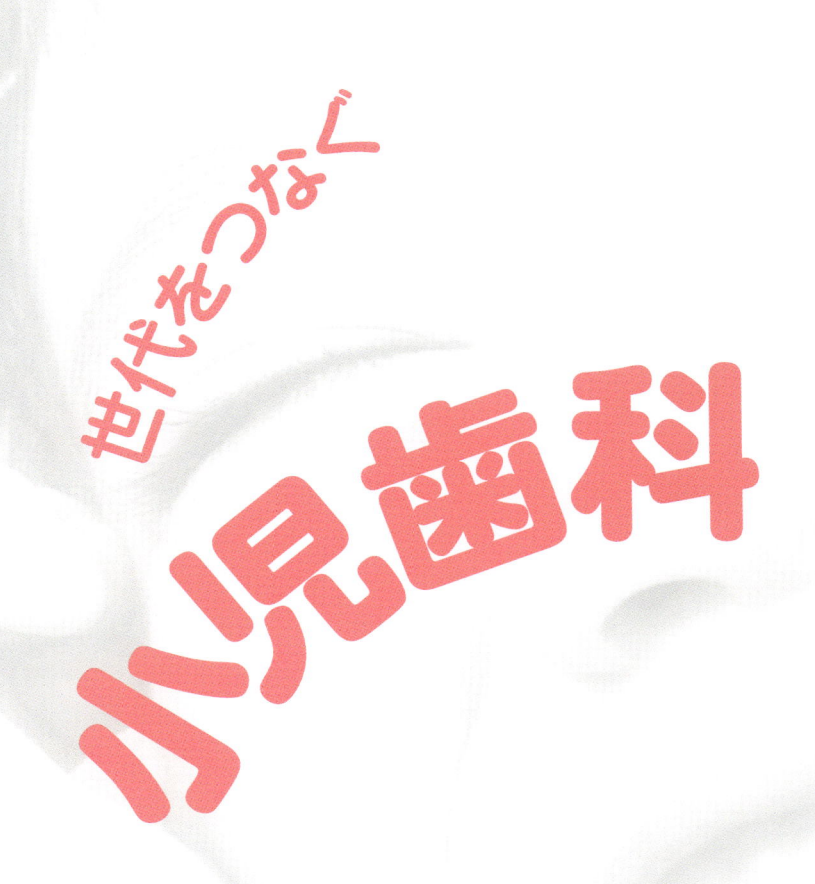

小児歯科

編集 五十嵐清治／吉田 昊哲

最新情報と子どもへの取り組み 45
PEDIATRIC DENTISTRY

クインテッセンス出版株式会社　2009

Tokyo, Berlin, Chicago, London, Paris, Barcelona, Istanbul, Milano, São Paulo, Moscow, Prague, Warsaw, New Delhi, Beijing, and Bukarest

●執筆者一覧(五十音順)

朝田　芳信(鶴見大学歯学部)
安彦　善裕(北海道医療大学個体差医療科学センター)
有田　信一(ありた小児・矯正歯科)
飯田　博子(ニューヨーク州保健省)
五十嵐清治(北海道医療大学歯学部)
石井　　香(いしいかおり小児歯科)
石上　惠一(東京歯科大学)
石塚　　治(サム小児歯科クリニック)
井出　正道(鶴見大学歯学部)
居波　　徹(いなみ矯正歯科)
井上美津子(昭和大学歯学部)
犬塚　勝昭(いぬづか子供歯科クリニック)
岩﨑　智憲(鹿児島大学大学院医歯学総合研究科)
岩寺　環司(岩寺小児歯科医院)
遠藤　一彦(北海道医療大学歯学部)
遠藤美枝子(株式会社ビーブランド・メディコーデンタル)
大野　秀夫(おおの小児矯正歯科)
大野　弘機(北海道医療大学歯学部)
奥　　猛志(おく小児矯正歯科)
尾崎　正雄(福岡歯科大学)
嘉ノ海龍三(カノミ矯正・小児歯科クリニック)
川口　　護(サンスター歯科保健振興財団 千里診療所)
國本　洋志(マリン小児歯科クリニック)
齊藤　正人(北海道医療大学個体差医療科学センター)
坂口　繁夫(さかぐち小児・矯正歯科医院)
佐々木　洋(UTAKA DENTAL OFFICE 佐々木歯科)
佐藤　　厚(さとう子ども歯科医院)
佐橋喜志夫(さばし矯正小児歯科)
品川　光春(しながわ小児歯科医院)
新谷　誠康(東京歯科大学)
須貝　崇史(クラレメディカル株式会社)
高木　裕三(東京医科歯科大学大学院医歯学総合研究科)

高田　　泰(文苑こども歯科クリニック)
高塚　　勉(サンスター株式会社)
髙野　博子(高野歯科クリニック)
丹下　貴司(北海道胆振保健福祉事務所)
戸崎　　敏(株式会社ジーシー研究所)
中嶋　省志(ライオン株式会社 オーラルケア研究所)
中塚　稔之(株式会社松風)
橋本　敏昭(はしもと小児歯科医院)
橋本　正次(東京歯科大学)
橋本　正則(北海道医療大学歯学部)
馬場　篤子(福岡歯科大学)
廣瀬　弥奈(北海道医療大学歯学部)
弘中　祥司(昭和大学歯学部)
福本　　敏(東北大学大学院歯学研究科)
藤居　弘通(フジイ歯科医院)
藤原　　卓(長崎大学大学院医歯薬学総合研究科)
前川　裕子(いなみ矯正歯科)
眞木　吉信(東京歯科大学)
松岡　紘史(北海道医療大学病院)
宮新美智世(東京医科歯科大学大学院医歯学総合研究科)
宮本　理恵(おおの小児矯正歯科)
向井　美惠(昭和大学歯学部)
本川　　渉(福岡歯科大学)
森　　　榮(森歯科医院)
矢尾夕美子(ムーミン歯科)
八幡　祥子(北海道医療大学歯学部)
山﨑　要一(鹿児島大学大学院医歯学総合研究科)
八若　保孝(北海道大学大学院歯学研究科)
吉田　昊哲(南山手小児歯科)
米津　卓郎(東京歯科大学)
渡部　　茂(明海大学歯学部)

巻頭言

「先人のたゆまぬ研鑽の結果，う蝕の制圧はほぼ目処が立ってきて，小児歯科臨床のこれからは"予防，アクシデント，および先天異常"．この三つに集約できる時代がきた」と思われます．そして，目指すは成育です．一人の患者さんの生涯の健康支援に関わりつつ，ともに歩むことができれば，細やかではありますが，医療人冥利に尽きるものと考えます．今回，企画編集の段階で，"今や世に小児歯科学の成書は百出の感があるが，本書を「またか！」と思われるものにはしたくない．これから小児歯科学を目指される若い方々にも，そしてこの道のオーソリティーと自認される方にも「これは！」と触手を動かしていただけるような，まさに旬な情報をふんだんに盛り込んだ出版物を目指そう！"と編集会議を何度も積み重ね，上梓に至った次第です．

表題にもありますように，これだけ多くのテーマによってまとめられた小児歯科の専門書は過去に例をみないものと自負しています．

我々は，今日まで多くの方々と接する機会を持たせていただきましたが，その方々の熱き想いをつぎ込んだ多岐にわたる研究情報，あるいは熱き想いで臨床を目指されている方々の"うんちく"をたくさん聞かせていただきました．

本書はこれらの情報の中で，今，もっとも新しい！あるいはこの話はぜひとも皆様に知っておいていただきたい，との我々編集者の熱き想いが満載されています．執筆者の方々はどなたもその道では「一家言」をお持ちの方ばかりです．読者の皆様にはきっとこの目新しい情報を得て，これを基にまた新しく目指されるものを発見するに違いありません．そのお手伝いができれば編集者一同，この上ない幸せです．

このたび，お忙しいところ快く執筆をお引き受けいただきました執筆者の方々には，あらためまして御礼申し上げる次第です．

最後になりますが，本書の編集・出版にご協力いただいたクインテッセンス出版の小野克弘氏に深謝いたします．

2009年　新春

北海道医療大学歯学部 小児歯科学分野教授
五十嵐清治

東京歯科大学 小児歯科学講座非常勤講師
南山手小児歯科
吉田　昊哲

Ⅰ 対応法への取り組み

1. 授乳とう蝕：最近の考え方と対応（井上美津子） ………………………………………… 8
2. 乳幼児に対する行政としての取り組み（丹下貴司・五十嵐清治） ………………………… 12
3. 3歳以降の不協力児への取り組み
   Tactics より "Tender loving care" という Strategy で子どもに接する（米津卓郎） …… 16
4. 乳幼児期（口唇期・肛門期）から始まる子どもの自律支援（有田信一） ………………… 20
5. 遊戯期から学童期の自律・自立支援（佐々木洋） ………………………………………… 24
6. 小児歯科診療とストレス（齊藤正人・松岡紘史・安彦善裕・五十嵐清治） ……………… 28
7. 食育支援と小児歯科医の取り組み・最新情報　「食べ方」を通した食育推進（向井美惠）… 32

Ⅱ う蝕処置への取り組み

1. ラバーダム防湿の実際と注意点（犬塚勝昭） ……………………………………………… 36
2. Minimal Intervention を考慮した修復治療　全国小児歯科開業医会 JSPP のアンケート調査を含む（國本洋志）……… 40
3. ここまで来たか接着理論の実際（橋本正則・大野弘機・遠藤一彦） …………………… 44
4. 小児歯科における歯髄処置，根管処置の実際　過去の経緯と今日（藤居弘通） ………… 48
5. 乳歯の生理的歯根吸収と歯内療法の最新情報（八若保孝） ……………………………… 52

Ⅲ 口腔外傷への取り組み

1. 乳歯外傷への取り組み（本川　渉・馬場篤子・尾崎正雄） ……………………………… 58
2. 永久歯外傷への取り組み：修復および固定（宮新美智世・高木裕三） ………………… 62
3. スポーツ歯学の最新情報　子どものスポーツ外傷とマウスガード（石上惠一） ………… 66

IV う蝕予防への取り組み

1. 口腔環境とう蝕予防に関する最近の知見（廣瀬弥奈・八幡祥子・五十嵐清治）……… 72
2. う蝕予防のバックグラウンドとその取り組み（藤原　卓）……… 76
3. ステファナリシスを用いたう蝕予防管理（奥　猛志）……… 80
4. 年齢に応じたフッ化物応用の実際　フッ化物製剤（NaF, MFP, SnF_2, APF）の使い分けを考える（眞木吉信）……… 82
5. 小窩裂溝予防填塞材の進化と最新情報　隣接面へのフッ素徐放性接着性レジンの応用（井出正道・朝田芳信）……… 88
6. フッ素バーニッシュとは　米国でのう蝕予防における利用状況（飯田博子）……… 92

＜う蝕予防の最新情報と企業の取り組み＞

7. 接着性シーラント材料に要求される特性について（クラレメディカル株式会社）……… 96
8. MI のコンセプトに基づいた口腔ケア製品（株式会社ジーシー研究所）……… 98
9. フッ素リリース＆リチャージ機能を有した GIOMER 製品（株式会社松風）……… 100
10. 各種フッ化物製品の開発とう蝕予防への取り組み（株式会社ビーブランド・メディコーデンタル）……… 102
11. QLF 法による初期う蝕の評価技術について（ライオン株式会社 オーラルケア研究所）……… 104
12. フッ化物の応用方法　フッ化物歯面塗布・フッ化物洗口液の使用方法について（サンスター株式会社）……… 106

V 咬合誘導への取り組み

1. 咬合育成のための歯列の側方拡大における臨床的意義
   小児の顎顔面頭蓋と歯列の最近の傾向からの考察（佐橋喜志夫）……… 110
2. 乳歯列期における不正咬合への取り組み　反対咬合および交叉咬合の実例（居波　徹・前川裕子）……… 114
3. 混合歯列期における咬合誘導への取り組み　Oral Habits 中止支援を通して（宮本理恵・大野秀夫）……… 118
4. 摂食・嚥下と噛まない子への取り組み（弘中祥司・向井美惠）……… 122
5. 咬合育成と小児歯科医の取り組み（高田　泰）……… 126
6. 診断分析の実際とその意義，各種診断法の紹介（岩﨑智憲・山﨑要一）……… 130
7. 学会データの提示と今後の取り組み　萌出時期，乳歯列模型分析値，セファロ分析値等（山﨑要一）……… 136

CONTENTS

VI 各地域の専門医の取り組み

1 サム小児歯科クリニックでの取り組み（石塚　治）……………………………………… 142
2 地域医療に配慮した当医院の取り組み（岩寺環司）……………………………………… 144
3 地域の専門医としての取り組み（髙野博子）……………………………………………… 146
4 地域に生きる小児歯科（森　榮）…………………………………………………………… 148
5 地域に情報発信できる小児歯科医をめざして（佐藤　厚）……………………………… 150
6 「ムーミン歯科へようこそ」（矢尾夕美子）………………………………………………… 152
7 専門医について（嘉ノ海龍三）……………………………………………………………… 154
8 はしもと小児歯科医院での安全な診療への取り組み（橋本敏昭）……………………… 156
9 局所麻酔時の配慮（坂口繁夫）……………………………………………………………… 158
10 小児歯科専門医としての取り組み（石井　香）…………………………………………… 160
11 地域における食育への取り組みについて（品川光春）…………………………………… 162

トピックス

小児歯科領域における再生医療（福本　敏）………………………………………………… 168
歯による個人識別について（橋本正次）……………………………………………………… 172
口腔環境に及ぼす唾液の影響（渡部　茂）…………………………………………………… 176
歯の形成障害（新谷誠康）……………………………………………………………………… 180

その他：コ・デンタルスタッフ

日本小児歯科学会 認定歯科衛生士制度について（日本小児歯科学会）………………… 188

索引 ……………………………………………………………………………………………… 190

I

対応法への取り組み

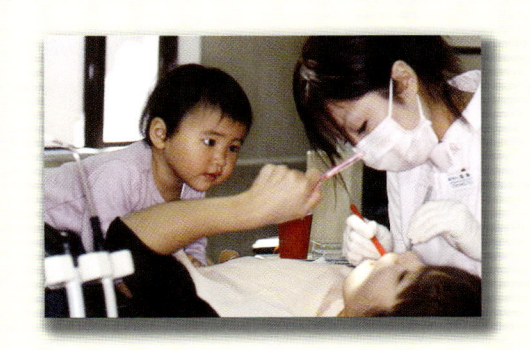

1 授乳とう蝕：最近の考え方と対応

昭和大学歯学部 小児成育歯科学教室　井上美津子

乳歯う蝕の減少と早発う蝕の要因の変化

我が国における小児のう蝕罹患は，戦後の高度経済成長期であった昭和40年代にピークを迎えたが，その後徐々に減少がみられ，平成に入ってからの乳歯う蝕の減少は著しい（図1）．3歳児でみれば，昭和44年には87％を示したう蝕罹患者率が，平成17年には24％になっている[1]．そして，乳歯う蝕の減少とともに，う蝕発症に関連する要因も変化してきている．1歳6か月児に関する我々の調査[2]でも，昭和54年頃のう蝕発症に関連の高い要因は「甘味飲料の不規則摂取」「間食の規律性なし」「就寝時哺乳習慣あり」であったが，平成3年の調査では「哺乳習慣（とくに母乳）の継続」「就寝時飲用習慣あり」「スポーツ飲料の頻回摂取」であった（表1）．

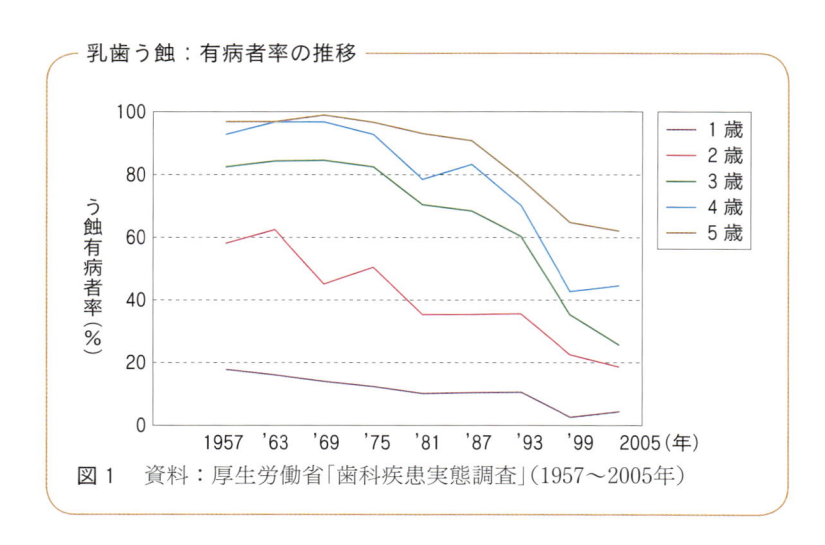

また，最近の調査をみると，溝口ら[3]は1歳6か月時から3歳時にかけてのう蝕発生と有意に関連するリスク要因として，1歳6か月時の「母乳摂取あり」と3歳時の「1日3回以上の甘味飲食あり」を挙げている．また，三藤[4]は1歳6か月児では「授乳方法が母乳」「母乳の継続（就寝時授乳）」「甘味食品の早期摂取開始」「間食が不規則・3回以上」がう蝕有病率と関連が高いことを報告している．う蝕有病者率の減少に伴い，母乳の継続とう蝕との関連がクローズアップされてきている現状である．

母乳育児の推進とその背景

一方，母子保健の流れが「疾病・異常の早期発見」や「疾病の発生予防」から「子育て支援」へとシフトしてきたなかで，母子相互作用を高め，育児不安の軽減や虐待防止にもつながるものとして母乳育児が推奨，推進されてきている（図2）．平成14年の母子健康手帳の改正にあたっても，従来"母乳をやめること"として用いてきた"断乳"の用語を廃止して，母乳をやめる時期もそれぞれの親子の状況にあわせてという方針が示された．また，平成19年に厚生労働省から出された「授乳・離乳の支援ガイド」では，"母乳を与える"という授乳行為より，"母乳で育てる"という育児姿勢が重要視されている（図3）．

少子化，都市化，核家族化，高度情報化など最近の親と子を取り巻く環境の変化が，親

乳歯う蝕：有病者率の推移

図1　資料：厚生労働省「歯科疾患実態調査」（1957～2005年）

表1 1歳6か月児における食生活習慣とう蝕との関連

		人数	う蝕罹患者数(%)	
哺乳習慣継続	あり	182	33(18.1%)	*
	なし	647	77(11.9%)	
哺乳習慣継続の内容	母乳	47	17(36.2%)	***
	哺乳ビン(牛乳)	105	7(6.7%)	***
	哺乳ビン(甘味飲料)	24	9(37.5%)	
就寝時飲用習慣	あり	234	44(18.8%)	**
	なし	576	68(11.8%)	
甘味飲料摂取状況	よく与える	313	49(15.7%)	
	与えない	143	13(9.1%)	
スポーツ飲料摂取状況	よく与える	83	24(28.9%)	***
	与えない	451	51(11.3%)	
間食規律性	なし	196	33(16.8%)	
	あり	613	77(12.6%)	
甘味物摂取状況	よく与える	85	16(18.8%)	
	与えない	329	38(11.6%)	

*：$p<0.05$, **：$p<0.01$, ***：$p<0.001$

の育児不安や子どもの心の問題を生みやすいなかで，母乳育児を通じて健やかな母子関係が形成されることが期待されている．支援ガイドでは，母乳を与えられない母親への配慮も述べられているが，哺乳ビンの使用については継続の意義は認められておらず，母子健康手帳の1歳6か月の欄には「哺乳ビンを使って飲むのは，むし歯予防のためにやめるようにしましょう」と記載されている．

―母子保健の最近の流れ―

－母乳育児の推進－

・「断乳」という用語の廃止

・母乳をやめる時期もそれぞれの親子の状況に合わせてという考え方に

（平成14年の母子健康手帳の改正により）

＊育児支援の立場からの母乳育児の推進

母乳育児 ➡ 良好な母子関係の成立 ➡ 育児不安の軽減 虐待の防止

図2

―授乳・離乳の支援ガイド（厚生労働省より）―

〈母乳育児の支援を進めるポイント〉

母乳育児は，母子の健康にとって有益な方法であり，母乳で育てたいと思っている人が，無理せず自然に実践できる環境を整えることは，赤ちゃんを「育てる」ことに自信をもって進めていくことができる環境を整えることでもある．妊娠中から出産まで継続した支援を進める．

妊娠中から：
①すべての妊婦さんやその家族とよく話し合いながら，母乳で育てる意義とその方法を教えましょう．

出産後から退院まで：
とくに出産直後については，医療従事者が関わるなかで安全性に配慮した支援を行う．
②出産後はできるだけ早く，母子がふれあって母乳を飲めるように，支援しましょう．

③出産後は母親と赤ちゃんが終日，一緒にいられるように，支援しましょう．
④赤ちゃんが欲しがるとき，母親が飲ませたいときには，いつでも母乳を飲ませられるように支援しましょう．

退院後には：
⑤母乳育児を継続するために，母乳不足感や体重増加不良などへの専門的支援，困ったときに相談できる場所づくりや仲間づくりなど，社会全体で支援しましょう．

〈育児用ミルクで育てる場合の支援のポイント〉

授乳を通して，母子のスキンシップが図られるよう，しっかり抱いて，優しく声かけを行うことなど温かいふれあいを重視した支援を行う．また，授乳への不安やトラブルで育児に自信をなくしてしまうことがないよう，母親の心の状態等に十分配慮して，支援を進める．

図3

図4　就寝時の状況．

図5　母乳とう蝕の関係．

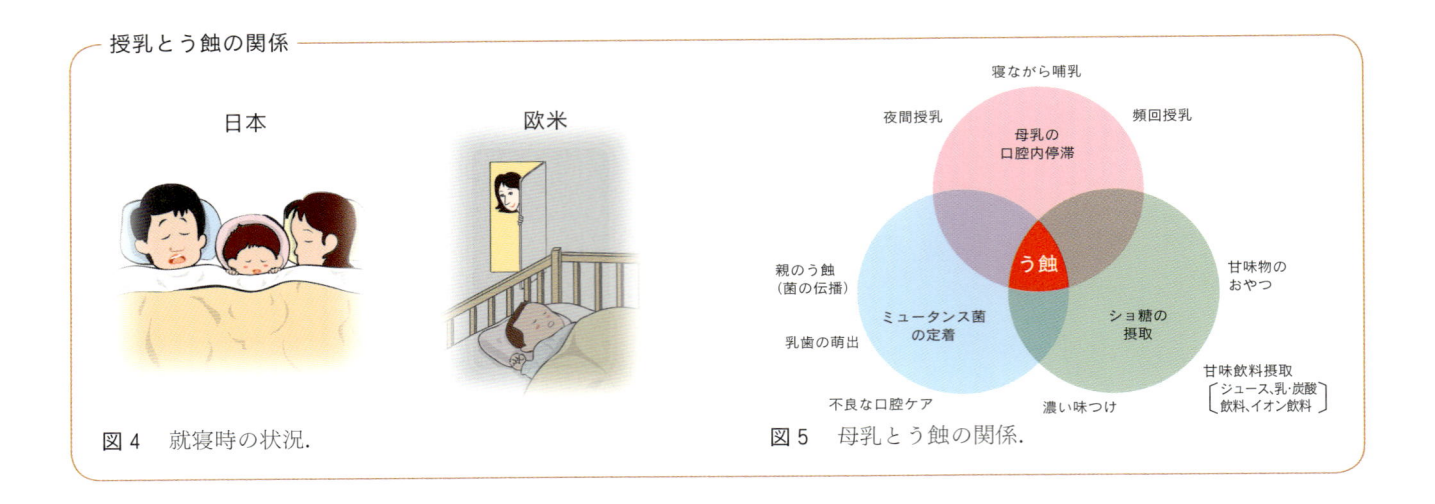

授乳とう蝕の関係

　従来，歯科では「むし歯になるから母乳や哺乳ビンの使用を早くやめさせなさい」という保健指導が行われてきた．しかし，母乳育児推進と子育て支援の流れのなかで，"母乳をやめさせる"という表現を見直す必要がでてきた．同時に，母乳や哺乳ビンのどのような点がう蝕を発生しやすくしているかを再考する必要もでてきている．米津ら[5]は，1歳6か月で母乳が継続している小児を追跡調査し，2歳時点でのう蝕罹患の有無をみたところ，「就寝時授乳」と「口腔清掃不良」が有意に関連していたことを報告している．母乳の継続児にう蝕がみられやすいという報告は日本やアジア地域に多く，欧米では少ない．日本の報告では就寝時の母乳継続がう蝕と関連しやすいことを考えると，欧米では親と子が別のベッドで寝るため就寝時の授乳習慣がないことがこれらの結果に関与しているのではないかと推察される（図4）．

　母乳とう蝕との関連については，母乳とミュータンス菌だけではう蝕はできないが，母乳とショ糖が混在した場合にはきわめてう蝕になりやすい，という実験結果がみられ[6]，また母乳がミュータンス菌の増殖を助けることも実験的に確かめられている[7]．離乳が完了して甘味飲食物を摂取するようになり，乳臼歯が萌出してミュータンス菌の歯面への定着が起こってくると，母乳継続児にう蝕が発生しやすくなるのはこのためと思われる（図5）．とくに就寝時の授乳では，睡眠中に唾液の分泌が低下するため乳汁が口腔内に長時間停滞したままになることが，さらにう蝕のリスクを高めるのであろう．

　一方，哺乳ビンの継続については，中味の飲料によってう蝕との関連は変わってくる．牛乳を飲むのに哺乳ビンを使用している小児でさほどう蝕の発生が高くならないのは，昼間に使用している場合が多いことと，母乳や人工乳に比べて牛乳の糖分含有量が低いためであろう．ジュースや乳酸飲料，イオン飲料などを哺乳ビンで飲用している場合には，明らかにう蝕の発生は高まる．これは飲料自体が酸性（pH3～4くらいのものが多い）で，哺乳ビンで長時間飲んでいるとそれだけで歯質の脱灰を招きやすいことと，糖分を多く含んでいるため口腔細菌による酸産生も生じやすいためである．

歯科からの支援

　授乳とう蝕の関連をふまえて，歯科からの

歯科からの支援

歯科の立場から

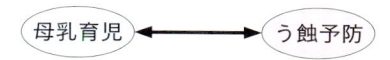

母乳育児 ↔ う蝕予防

どう両立させるかが課題

- 母子の関係性を尊重しながらう蝕の軽減をはかる．
- 子どもの発達状況に合わせた卒乳の時期を見計らう．

図6

乳児期からの支援

乳児期からの支援が望ましい

医療者 🤝 親（協働しやすい）

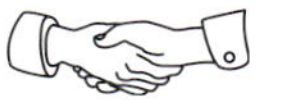

- 授乳中のコミュニケーションを大切にする．
- 歯が生えてきたら口腔ケアに心がける．
- ミュータンス菌の伝播をさけるためにも周囲の人達が口腔ケアを行い，口移しで食べ物を与えない．
- 「泣いたらすぐ授乳」や「寝かしつけるための授乳」を習慣化しないようにする．
- 1歳を過ぎたらかかりつけ歯科で健診を受ける．

図7　☆親子の状況に合わせた卒乳を選べる

育児支援型のう蝕予防

「おいしく食べて，よく遊び，口をきれいにする」

- 家族全体で食生活のリズムを整え，食事をともに楽しむ．
- 適度に身体を動かす（遊ぶ）ことで食欲を育て，また入眠をスムーズにする．
- 家族で口腔ケアを心がける．

育児支援型のう蝕予防は"食育"に通じる

図8

　授乳支援とう蝕予防を両立させることが望まれる．1歳を過ぎて，3回の食事で必要な栄養がとれるようになり，歯を使った咀嚼が可能になれば，母乳や人工乳の栄養源としての価値は失われる．反面，"しゃぶる行為"や"おっぱい"は精神的な安定を求めるためのものになり，どうやめるかは親子の関係性の問題にもなる．子どもの発達や生活状況をみながら，母乳や哺乳ビンをやめる時期を選んでいくことが望ましいが，その間にう蝕の発生を予防するための食生活や口腔ケアの工夫も必要になる．とくに母乳の場合，母子の関係性を尊重しながらう蝕のリスクを軽減させることが大切である（図6）．そのためには，母乳を続けたい親子には早期からの歯科的サポートが必要であり，母乳育児の利点とう蝕へのリスクを把握した上で，安心して母乳を与えられ，卒乳の時期を選べるような支援が望まれる（図7）．そして，授乳によるう蝕を予防するためばかりでなく，「子どもの心身の健康のためにも，口腔のケアや生活リズムの確立を図ることが重要である」という視点を親と共有しながら対応を考えていきたいものである（図8）．

参考文献

1. 日本口腔衛生学会（編）．歯科衛生の動向2007年版．東京：医歯薬出版，2007：2-3．
2. 井上美津子ほか．1歳6か月児歯科健診に関する研究 第1報　1歳6か月児の口腔内状態と食習慣について．小児歯誌 1981；19：165-177．
3. 溝口恭子ほか．関東都市部における1歳6か月時から3歳時にかけてのう蝕発生と授乳状況ならびに関連する要因の検討．日本公衆衛生雑誌 2003；50：867-878．
4. 三藤　聡．尾道市における乳幼児のう蝕有病状況に影響を与える生活・環境要因について．口腔衛生学会雑誌 2006；56：688-708．
5. Yonezu T, et al. Longitudinal study of prolonged breast - or bottle - feeding on dental caries in Japanese children. Bull Tokyo Dent Coll 2006；47：157-160.
6. Erickson PR, et al. Investigation of the role of human breast milk in caries development. Pediatric Dentistry 1999；21：86-90.
7. 高橋秀智ほか．母乳がStreptococcus mutansの発育に及ぼす影響．小児歯誌 2004；42：273（抄）．

2 乳幼児に対する行政としての取り組み

丹下貴司[1,2]／五十嵐清治[2]
[1] 北海道胆振保健福祉事務所 苫小牧地域保健部
[2] 北海道医療大学歯学部 口腔構造・機能発育学系 小児歯科学分野

母子保健行政の歩み

日本の母子保健行政は昭和22年厚労省に児童局が設置され，同局内に母子衛生課が置かれ，母子保健行政を所管することになってから大きく飛躍した．昭和23年には児童福祉法の施行，母子衛生対策要綱の決定により，現在の母子保健行政の根幹が確立された．しかし，この児童福祉法は狭義の福祉対策に重点が置かれていたため，乳児死亡や妊産婦死亡などの母子の健康に関しては，なお改善されなければならない問題も多く取り残されていた．そのため，それまでの児童と妊産婦を対象とする母子保健からさらに対象を広め，妊産婦になる前段階の女性の健康管理を含めた総合的な母子保健対策を推進することを目的として，昭和40年に母子保健法が公布された．平成6年には住民により身近な母子保健サービスの提供を目指して母子保健法が改正され，平成9年4月から1.6歳児健診，3歳児健診などの基本的な母子保健サービスは，市町村の業務として提供されるようになった．

主な母子保健対策

我が国の母子保健対策は結婚前から，妊娠・分娩・周産期・新生児期・乳幼児期を通じて一貫した体系のもとに，総合的に進められることを目指しており，それぞれの時期に最もふさわしいサービスが行われるよう体系化が図られている（表1）．

母子歯科保健行政に関する最近の動向

◎健やか親子21（2000年）

平成12年（2000）11月，20世紀中の母子保健の取り組みを踏まえ，「健やか親子21」が策定された．これは妊産婦死亡や乳幼児の事故死

表1 主な母子保健施策

(1) 保健指導	①妊娠届および母子健康手帳の交付 ②妊産婦と乳幼児の保健指導 ③保健所における母子保健事業 ④市町村における母子保健事業 　母子手帳交付，妊婦健診，両(母)親学校，乳児健診など	(3) 医療援護	①妊産婦と小児に対する医療援護 　1) 妊娠中毒症の療養の援護等 　2) 未熟児療育医療 ②小児慢性特定疾患治療研究事業 ③周産期医療対策
(2) 健康診査	①幼児健診 　1) 1歳6か月児健康診査 　2) 3歳児健康診査 ②マス・スクリーニング検査 　先天性代謝異常，先天性甲状腺機能低下症など ③B型肝炎母子感染予防対策	(4) 母子保健の基盤整備	①家族計画，思春期保健 ②生涯を通じた女性の健康づくり ③乳幼児突然死症候群(SIDS)対策 ④「食育」の推進 ⑤生殖補助医療について

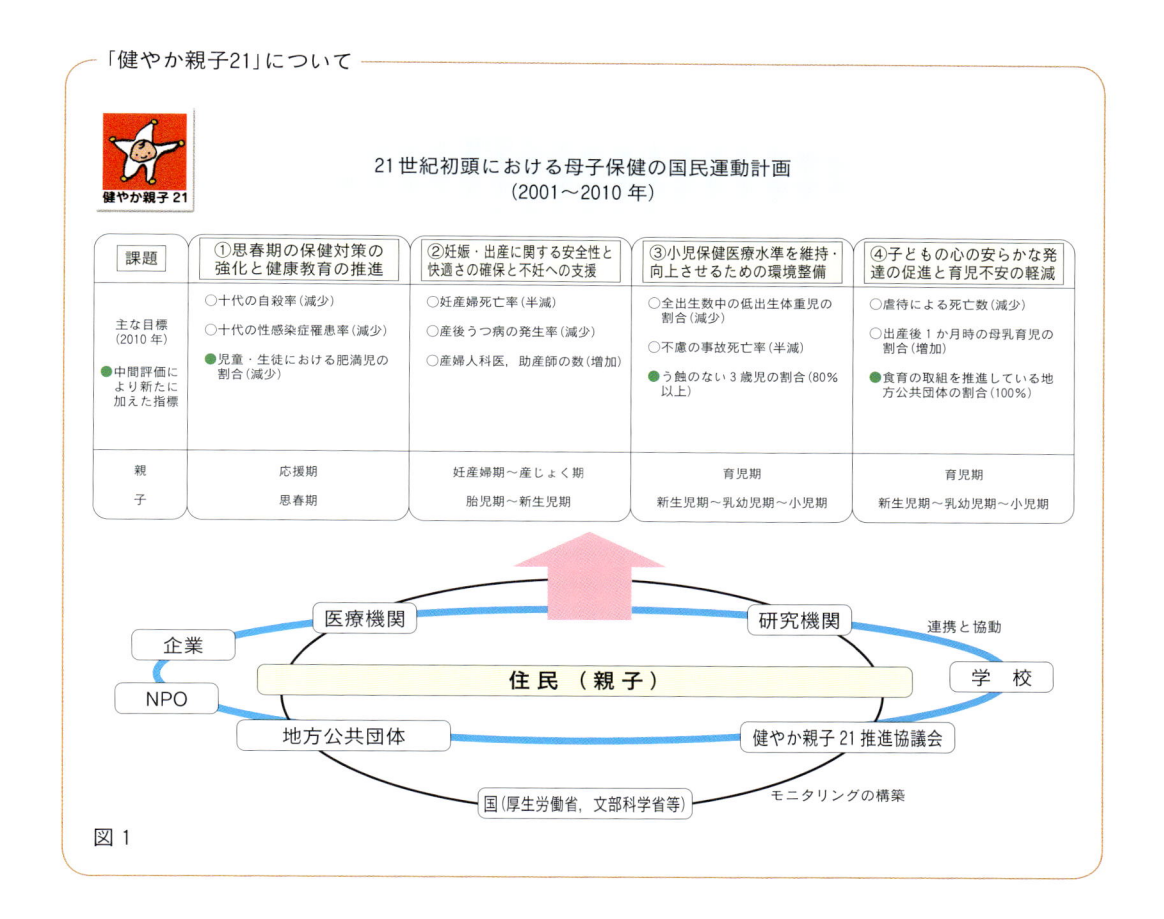

「健やか親子21」について

21世紀初頭における母子保健の国民運動計画
(2001〜2010年)

課題	①思春期の保健対策の強化と健康教育の推進	②妊娠・出産に関する安全性と快適さの確保と不妊への支援	③小児保健医療水準を維持・向上させるための環境整備	④子どもの心の安らかな発達の促進と育児不安の軽減
主な目標（2010年） ●中間評価により新たに加えた指標	○十代の自殺率（減少） ○十代の性感染症罹患率（減少） ●児童・生徒における肥満児の割合（減少）	○妊産婦死亡率（半減） ○産後うつ病の発生率（減少） ○産婦人科医，助産師の数（増加）	○全出生数中の低出生体重児の割合（減少） ○不慮の事故死亡率（半減） ●う蝕のない3歳児の割合（80％以上）	○虐待による死亡数（減少） ○出産後1か月時の母乳育児の割合（増加） ●食育の取組を推進している地方公共団体の割合（100％）
親	応援期	妊産婦期〜産じょく期	育児期	育児期
子	思春期	胎児期〜新生児期	新生児期〜乳幼児期〜小児期	新生児期〜乳幼児期〜小児期

図1

の予防，思春期における健康問題，児童虐待などの親子の心の問題の拡大などの課題，小児医療や地域母子保健活動の水準の低下を防止するなどの課題について整理したものである．換言すれば21世紀の母子保健の取り組みの方向性を示し，関係機関・団体が一体となって推進する国民運動計画が，「健やか親子21」である．この政策は安心して子どもを産み，ゆとりを持って健やかに育てるための家庭や地域の環境を整備するという少子化対策としての意義と，少子・高齢社会において国民が健康で元気に生活できる社会の実現を図るための国民健康づくり運動を目指している健康日本21の一翼も担っている．この計画の主要課題は，①思春期の保健対策の強化と健康教育の推進，②妊娠・出産に関する安全性と快適さの確保と不妊への支援，③小児保健医療水準を維持・向上させるための環境整備，④子どもの心の安らかな発達の促進と育児不安の軽減となっており，2001年から2010年までの10年間の目標として61項目の指標が設定されている．平成17年には中間評価が行われ，この中で「う歯のない3歳児の割合を80％以上にする」という数値目標が新たに追加された（図1）．

◎母子健康手帳の改正（2002年）

母子健康手帳は妊娠，出産，育児に関する一貫した健康記録であるとともに，妊娠と乳幼児に関する行政情報，保健，育児情報を提供するものである．平成14年（2002）1月，厚生労働省雇用均等・児童家庭局長通知により母子健康手帳が一部改正された．主な改正点は以下のとおりである．

①手帳の大きさの指定：従来型手帳はA6版と指定されていたが，これを撤廃し，自由な大きさに設定できるようになった．

②断乳および離乳の表記：「断乳」という表記が削除され，母乳を飲んでいるかどうかを

確認する欄に改められた．
③歯科保健：1歳6か月以降に「保護者が歯の仕上げみがきをしてあげていますか」を加えた．「健やかな妊娠と出産のために」，および「育児のしおり」の各欄の記載を修正・追加した．
④乳幼児の発達に関する質問項目の追加
⑤乳幼児身体発達曲線などの改正：3および97パーセンタイルを用いた．
⑥父親の育児参加促進：保護者欄に父親の名前などを加えた．
⑦子育て支援：児童虐待の早期発見のために「子育てに困難を感じることがありますか」を加えた．
⑧幼児期における生活リズムの形成：育児のしおりに記載を追加した．
⑨予防接種の接種勧奨：1歳6か月，3歳，6歳の健康診断の欄に予防接種の有無を確認する欄を追加した．
⑩その他：喫煙飲酒，葉酸の摂取，揺さぶられっ子症候群，チャイルドシートなどについて記載を追加した．

◎フッ化物洗口ガイドライン（2003年）

健康日本21における歯科保健目標を達成するための有効な手段として，フッ化物の応用は重要である．8020運動の推進や国民に対する歯科保健情報の提供の観点から，従来のフッ化物歯面塗布法に加え，より効果的なフッ化物洗口法の普及を図ることを目的に，平成15年（2003年）1月に厚労省から「フッ化物洗口ガイドライン」が示された．フッ化物洗口法は自らでケアするという点では自己応用法であるが，その高いう蝕予防効果や安全性，さらに高い費用便益率（Cost-Benefit Ratio）等，優れた公衆衛生学的特性を示す．また地域単位で保育所・幼稚園や小中学校で集団応用される場合には高い効果が得られる方法である．とくに4歳から14歳までの期間に実施することがう蝕予防対策として最も大きな効果があるとされている．国内では2008年3月現在，6,433施設，674,141人（日F会議らの共同調査）が集団応用しており，着実に増加してきているが今後ともその普及を推進する必要がある．

◎食育基本法（2005年）

近年，朝食欠食など食生活の乱れ，思春期の「やせ」にみられるような心と身体の健康問題などに対し，乳幼児期からの適切な食事の摂り方や望ましい食習慣の定着，食を通じた豊かな人間性の育成など，心身の健全育成を図るための食育の重要性が叫ばれている．このような背景から平成17年（2005年）に成立した食育基本法においては，食育とは生きるための基本的な知識であり，知識の教育，道徳教育，体育教育の基礎となるべきもの，と位置づけられている．歯科領域では食育推進基本計画（平成18年3月）に記載された「食生活を支える口腔機能の維持増進等について指導を推進する」との記載に基づき「食育の基本は咀嚼から」との観点から食育への関わりを進める必要がある．

◎授乳・離乳の支援ガイド（2007年）

離乳食の開始・進行については，平成7年に出された「改訂 離乳の基本」に基づき，保健・栄養指導の場面や育児雑誌等において幅広く情報提供が行われてきたが，10年以上が経過したために最新の知見を踏まえ，平成19年（2007年）3月に「授乳・離乳の支援ガイド」が厚労省より示された．この新しいガイドは妊産婦や子どもに関わる保健医療従事者が所属する施設や専門領域が異なっても，基本的事項を共有化し，支援を進めていくことができるように作成されたものである．

◎新健康フロンティア（2007年）

平成19年（2007年）4月に今後10年間の国家的健康施策方針として「新健康フロンティア戦略」が発表された．この中では「歯の健康」のほかに「メタボリックシンドロームの克服」

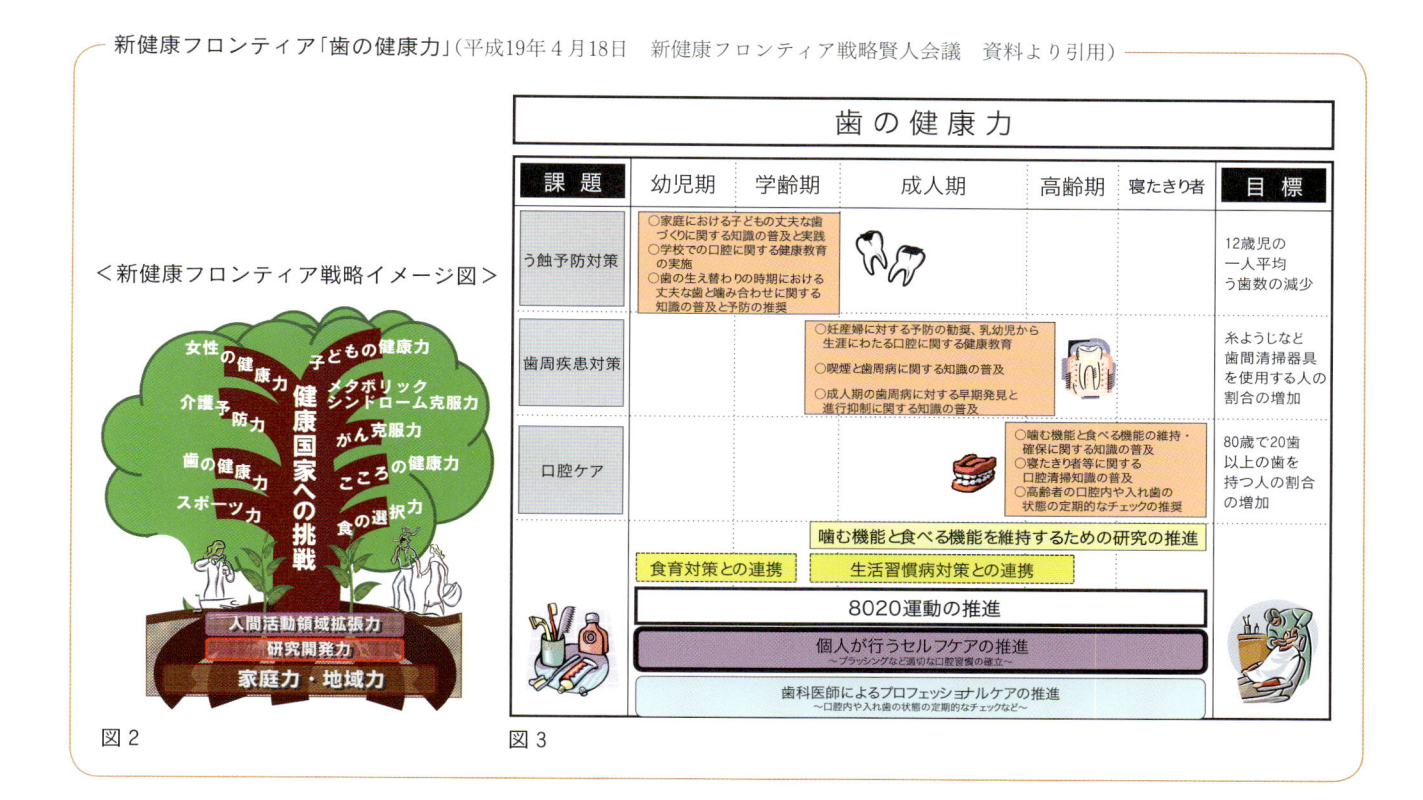

新健康フロンティア「歯の健康力」(平成19年4月18日　新健康フロンティア戦略賢人会議　資料より引用)

＜新健康フロンティア戦略イメージ図＞

図2

図3

「子どもの健康」「女性の健康」「がん克服」「こころの健康」「介護予防」「食育」「スポーツ」の9つの分野が重点項目として示された．さらに国民自らが予防を重視した健康づくりを行うための国民運動を進めるとともに，国民一人ひとりが持っている能力をフルに活用し，充実した人生を送ることを支援することにより，国民の健康寿命を延伸させることの必要性が指摘されている(図2)．同様の政策に「健康日本21」があるが，健康日本21は厚労省単独の施策であるのに対して，新健康フロンティアは政府が定めた国家戦略であるために，厚労省，財務省，農水省を始めとする多くの省庁に努力義務が課せられている点で異なっている．平成19年12月には新健康フロンティア戦略アクションプランが示され，「歯の健康力」では「歯・口腔はおいしく食べること，楽しく話すことに大きく関与しており，また，口腔内を清潔に保持することは誤嚥性肺炎の予防等にもつながることから，歯の健康はQOLに密接に関連している．歯の健康を高めていくことは健康的で質の高い生活を維持・向上していくためにとても重要である．このため幼児期・学齢期のう蝕予防，主に成人期の歯周疾患対策，主に高齢期・寝たきり者等の口腔ケアなど各々のライフステージに応じた支援を行うとともに，個人が行うプロフェッショナルケアと歯科医師等が行うプロフェッショナルケアの推進等の生涯を通じた8020運動を推進する」とされている(図3)．

参考文献
1．厚生統計協会．国民衛生の動向(厚生の指標臨時増刊)．2008；55(9)．
2．口腔保健協会(編)．2008年版　歯科保健指導関係資料．
3．中垣靖男，神原正樹，磯崎篤則(編著)．臨床家のための口腔衛生学　改訂3版．京都：永末書店，2004．

3 3歳以降の不協力児への取り組み

Tactics より"Tender loving care"という Strategy で子どもに接する

東京歯科大学 小児歯科学講座　米津卓郎

はじめに

小児歯科の命題は，子どもたちに歯科医療の経験者としての"Good start"を切らしてあげることである．しかしながら，残念なことに Start でつまずいた子どもたちも多い．そのような子どもたちに，誰が手を差しのべ，再度 Start を切るチャンスを与えてあげるか．それは対応法の種類や理論だけを熟知した歯科医ではなく，母子を絶えず励まし，慰め，支援することができる歯科医である．すなわち，さまざまな対応法は"Tactics：戦術"にすぎず，"Tender loving care"の精神（図1）こそが小児歯科医療の"Strategy：戦略"である．

そこで，本項では著者が心がけている臨床の実際について記載する．

子どもの個性を見切る

不協力児の中には，軽度発達障害（図2）や，あたかも心的外傷後ストレス障害のような状態を示す子どもが含まれている．したがって，我々はチェアー上の姿のみならず，待合室での行動などを詳細に観察し，子どもの個性を見切る必要がある．さまざまな軽度発達障害に関しては，専門書をお読みいただきたい．

恐れと不安の緩和

歯科医院は子どもにとって見知らぬ物や人だらけで，図3のような怖い光景が目に入ってくる．子どもにとって恐い場所から楽しい場所にする近道は，医療チームの優しい笑顔と穏やかな声，そして親しみやすい環境である（図4）．また，歯科医にとって一番重要なことは，母親からの信頼を得て，味方につけることである．したがって，初診時の対応は時間をかけて行わなければならない（図5）．

オペラント（ご褒美）

子どもの適応行動を伸ばす方法として，オペラント条件付けがある．「アメとムチ」ともいえるが，小児歯科医にとって言葉での賞賛といった強化（アメ）は臨床の流れの中で"当然"行っていることであり，子どもにとっては，具体的なご褒美が好まれる（図6）．

完全なる除痛

不協力な子どもに対しては，痛みを伴わない歯科治療を行うことが絶対条件である．歯科恐怖症の子どものほとんどは，痛みを伴う処置を強制的に頻回行われたという心的外傷体験に基づくストレス障害である．体験に基づく悪夢のフラッシュバックによって，治療を回避する．したがって，「少し痛いのは我慢しろ」というのは大人の都合であり，子どもには通用しない．著者はその目的で，図7～11に示す方法[1,2]を行い，良好な効果を得ている．なお，不十分な麻酔にかかわらず，「痛いわけないだろう」といった，術者の声掛けと不遜な態度が子どもの覚醒レベルを上昇させることを忘れてはならない．

Ⅰ 対応法への取り組み

- 不協力児への取り組み

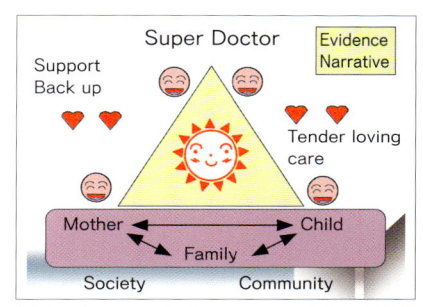

図1 Tender loving care．小児歯科臨床の基本は母子ともに支援することであり，絶えず共感的な態度で接する歯科医こそがスーパードクターである．

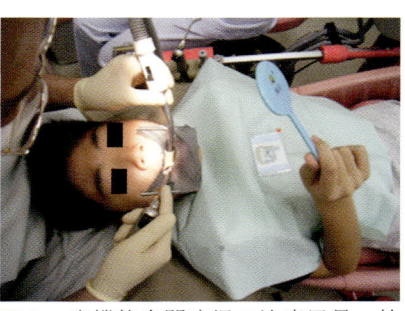

図2 高機能自閉症児の治療風景．絵カード，手鏡を用い視覚的構造化することによって段階的に治療を行う．

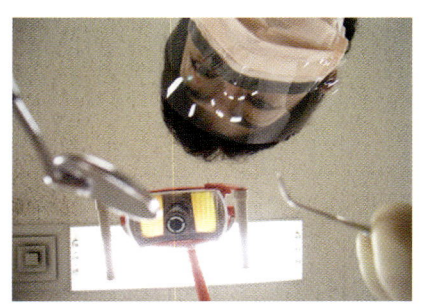

図3 子どもの目線．恐怖感を取り除くために我々は絶えず子どもが現在置かれている状況を優しく，わかりやすく説明しなければならない．

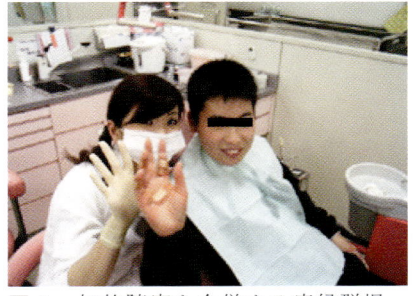

図4 知的障害を合併する症候群児．Tender loving care の第一歩は優しい笑顔と話し方である．障害があるからといって，コミュニケーションを省略することがあってはならない．

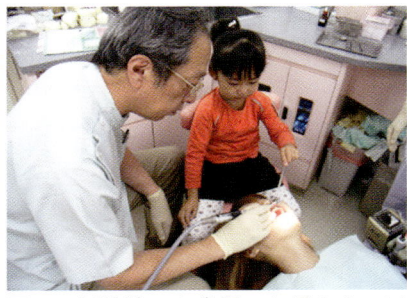

図5 初診時の3歳児．お母さんの口の中を見ながら，こうやってお口の中をきれいにするんだよ．

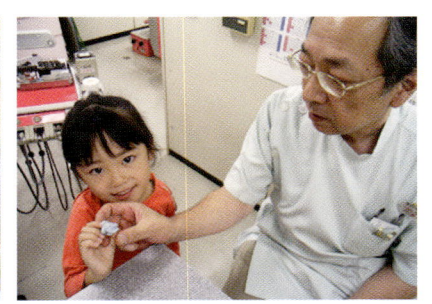

図6 オペラント条件付け．今日はよくできました．ご褒美のゾウさんです．先生はなんでも作ってくれる魔法使いです．つぎはブタさんを作ります．

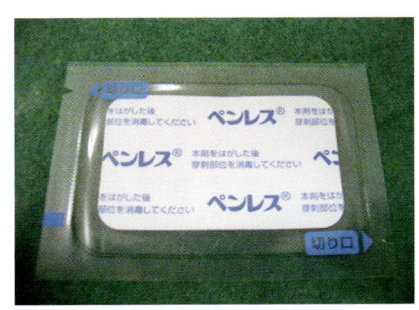

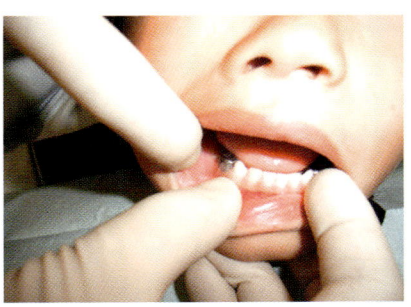

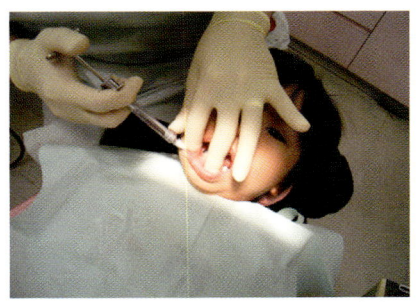

図7～9 著者が好んで行う表面麻酔法．ただし，リドカインテープを口腔内に応用するのは適応外使用となるため，患者，保護者の同意のもとに使用しなければならない．1/6程度にカットしたテープをよく乾燥した口腔粘膜に2～3分貼付する．その後，粘膜にゆっくり，弱圧で浸潤麻酔を行うと，患児はほとんど痛みを訴えない．

図10, 11 オブラート法による表面麻酔．ハリケインを貼付後，オブラートで被覆する．オブラートで被覆することによって，薬剤が拡散，漏出せず，刺入時の疼痛を有意に制御できる．また，薬剤の苦みも十分に抑制することが可能である．

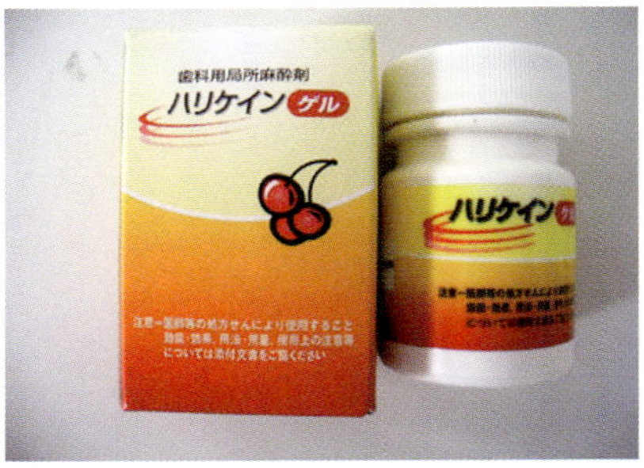

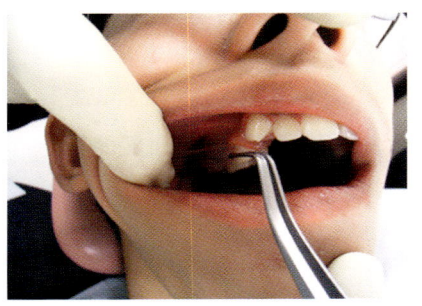

17

終了時間の見通し

図12 抜歯後の止血．タイマーを持たせ，終了時間を認識させている．

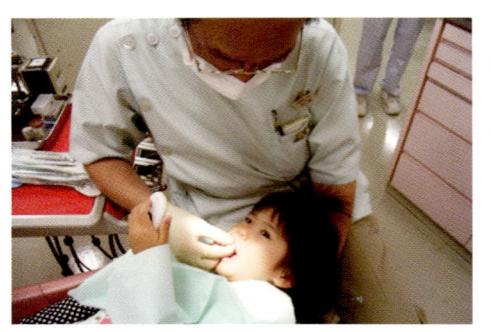

時間の見通し

治療時間中，子どもは開口を維持し，発声は規制され，不快な音を聞きながら頑張っている．したがって我々は，質の高い歯科治療をスピーディーに行う技術を身につける責務がある．加えて，子どもを飽きさせない話術と，タイマーなどで終了時間の見通しをつけさせることが必要とされる（図12）．

長期的な治療計画を立てる

最高の治療を行っても，子どもが泣きながら帰ったら，それは小児歯科医として失格である．我々の仕事は，口の中に疾患をもった"子どもというヒト"を治すことである．また，"The family as the patient."という言葉のとおり，保護者に対する配慮も必要である．我が子の泣き声とトゲのある術者の言葉に，母親は自責の念を感じたり，逆に憤りを感じることもある．

したがって，不協力児に対するステレオタイプの治療は避けるべきであり，暫間的な歯科治療，う蝕の進行抑制かつ予防（図13〜17），定期的な診察，そして本格的な治療といった柔軟かつ長期的な計画を立てる必要がある．

抑制下の歯科治療と薬理学的な対応

著者は，緊急処置を行わなければならない場合に限り，身体を抑制して歯科治療を行うが，その目的は危険回避である．そして，心掛けていることは，できるだけ短時間の処置と，完全なる除痛，そして機関銃のように連射する励ましの声掛けである．

抑制下の歯科治療（図18, 19）については賛否両論あるが，決して忘れないで頂きたいことは，術者の都合だけで抑制しないということと，抑制下の歯科治療中は脈拍数および動脈血酸素飽和濃度が大きく変動するという事実である[3]．とくに低年齢児は憤怒けいれんを起こす場合があり，対応が悪ければ致命的な結果を招く可能性がある．したがって低年齢児を長時間抑制する場合は，必ず呼吸および循環のモニタリングを行うべきである．

さらに，3歳未満で多数のう蝕のある子どもの何割か，また3歳以上であっても歯科恐怖症の小児で，フラッシュバックの消去を頻回試みても，最終的にヒステリー様のパニックを生じるといった場合，全身麻酔下の歯科治療（図20〜22）を行い，子どもたちにGood startを切らせるための環境を整えている．

おわりに

臨床は忙しい．忙しいとは心を亡くすと書くが，子どもたち，そして保護者に対する対応に"Tender loving care"の心を亡くすことがあってはならない．心のこもっていないTacticsは，子どもに見透かされるだけである．したがって，我々は絶えず自分自身の，"心"，"技術"，"知識"を自己評価し，小児歯科医としての能力をバージョンアップする必要がある．とくに"心"の面を．

参考文献

1. 小笠原　正，西連寺央康，川瀬ゆか ほか．歯肉頬移行部における60%リドカインテープの表面麻酔効果．日歯麻誌 2002；30：36-41．
2. 秋山麻美，永合徹也，佐野公人，束理十三雄．オブラート法による表面麻酔薬の効力評価に関する研究．日歯麻誌 2005；33：43-49．
3. 島村和宏，春山博貴，相澤徳久 ほか．抑制下歯科治療中の小児の脈拍数および動脈血酸素飽和度の変動について．小児歯誌 2005；43：613-618．

対応法への取り組み

暫間的なう蝕処置

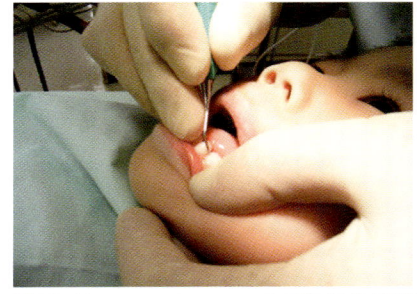

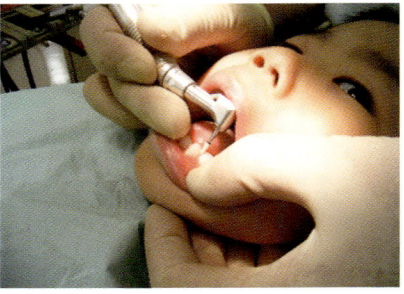

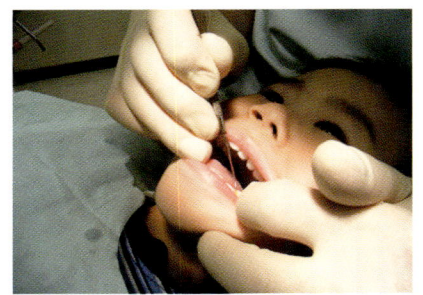

図13, 14　スーパーエッジで軟化象牙質を除去．その後グラスアイオノマーセメントを応用する．HY剤配合のカルボキシレートセメントも応用可能である．

図15　5％フッ化ナトリウムバニッシュ塗布．

図16, 17　欧米では，グラスアイオノマーセメント応用後，Duraphatが好んで応用されているが，我が国では入手困難である．そこで著者は，組成，成分がほとんど変わらないFバニッシュを好んで用いている．ただし，適応外の使用のため，十分な説明と同意が必要である．なお，CRやグラスアイオノマーセメント充填部にAPFを繰り返し塗布することは好ましくない．フィラーが溶解し，表面が粗造になるというエビデンスがある．

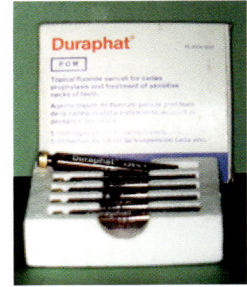

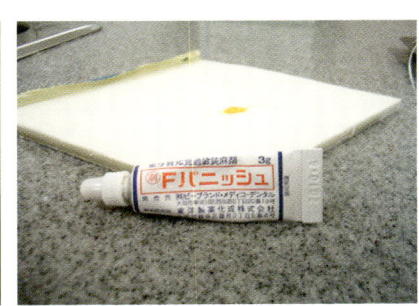

抑制下，静脈鎮静下および全身麻酔下の歯科治療

図18, 19　抑制下の歯科治療と静脈鎮静下の歯科治療．抑制下の歯科治療においても，鎮静下の歯科治療時同様，循環のモニタリングを行うことが望まれる．

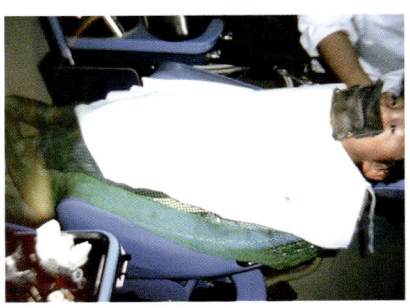

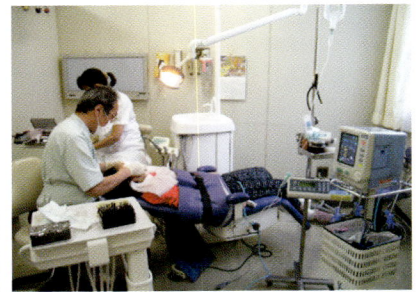

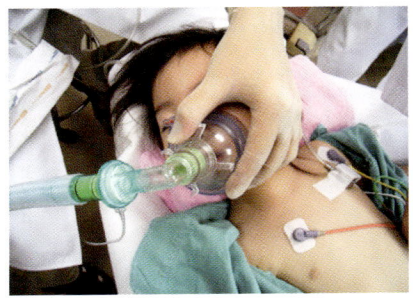

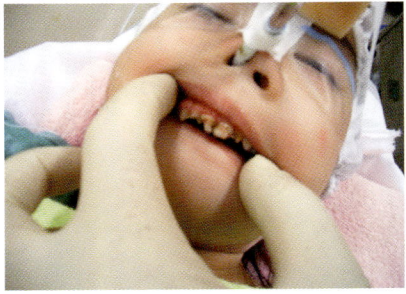

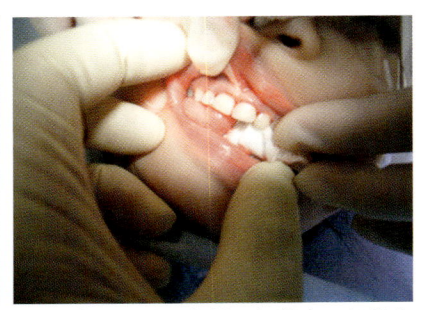

図20〜22　全身麻酔下の歯科治療．下顎4切歯を除く16歯のう蝕処置が必要であった2歳6か月の女児．午前中に処置を行い，夕方には帰宅するという外来全身麻酔で歯科治療を行った．治療時間は2時間半であり，極めてクオリティーの高い処置が行えた．

4 乳幼児期（口唇期・肛門期）から始まる子どもの自律支援

ありた小児・矯正歯科（長崎県長崎市）　有田信一

はじめに

　子どもは本来，誕生直後から，自主的に行動する能力を備えている[1,2]．しかし，そのような能力を十分に発揮させるには，各発達段階の課題を克服していく必要がある．そして，保護者（周囲の大人も含む）は子どもが克服できるように，個々の子どもの特性に見合う育児を工夫，創造していく力が必要である．しかし，核家族社会への移行は，親が家庭や地域で育児能力を学ぶ機会を減少させてきた．う蝕予防や食べる機能の発達の支援でも，親や地域の子どもを育てる力の育成が重要となっている．親は自らの「育児力」を高め，子どもは「自ら育つ力」を培うことができる小児歯科医療が求められている．

　子どもの摂食，排泄，睡眠の機能は相互に影響しあい，心理の発達過程にも影響を与えながら，発達していく．図1には摂食機能と心理発達の段階を示す．本稿では，自律や自立の学習時期として，重要な口唇期から肛門期の「口腔のケア」の考え方とその方法を紹介する．

乳歯列咬合の発育と自律過程の支援

◎口唇期（口唇―感覚期）と肛門期（筋肉―肛門期）

　口唇期と肛門期の時期は，研究者により，多少の違いがあるが，私は口唇期を誕生から1歳6か月（18か月），肛門期は1歳6か月以降から3歳までを目安としている．この時期に無歯期から徐々に乳歯が萌出し始め，そして乳歯列咬合が完成する．

　E.H.Erikson[3]は小児期に相当する口唇期，肛門期，性器期の発達段階について，口唇，排泄器官，生殖器官の発達様式を主要なものと副次的なものに分け，それぞれの器官の発達状況を説明している（図2）．そして口唇期については，乳歯萌出以前のステージ1と乳歯萌出後のステージ2に分け，主要な様式と副次的な様式で正常な発育パターンと異常なパターンを説明している．

◎口唇期の発達課題と歯科的課題（表1，2）

〈第1ステージ〉

　口唇期の課題は「安心して，取り込む」である．小児歯科における支援内容も「安心して，授乳できる保育環境への工夫」である．

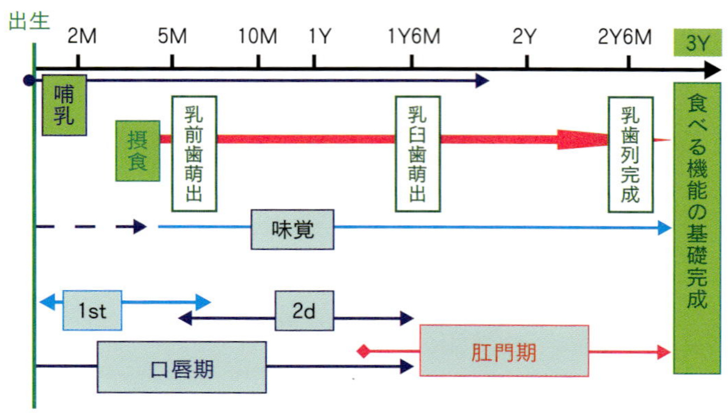

図1　摂食機能の発達，乳歯列咬合の発育時期は口唇期と肛門期に相当する．

I 対応法への取り組み

身体各部と様式の相互作用を表す図(E.H.エリクソン：幼児期と社会1．みすず書房，東京，1977より引用一部改変)

図2　I：口唇期　第1ステージ．II：口唇期　第2ステージ．III：肛門期．IV，V：性器期．
a：「口唇-感覚部位」，b：「肛門部位」(排泄器官)，c：「生殖器官」．

* 口唇期は前歯が萌出すると「噛んで取り込む」第2ステージに移行する．
* Mは男性を，Fは女性を示す．男性と女性は肛門期までは同じ発育様式であるが，性器期(第4段階)以降は，男女で異なった発達様式で説明されている(図は男性の発達様式を示す)．

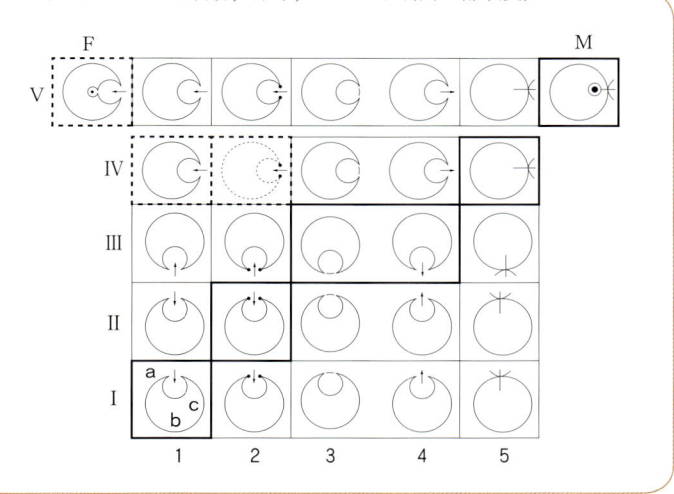

表1　各発達段階と摂食に関する達成課題

発達段階	獲得すべき機能	心理的・器官的課題	心理的達成課題	口腔機能の発達過程
第一口唇段階（口唇・呼吸・感覚的段階）	取り入れ	安心して取り込む	信頼と不信のよいバランスから生じる希望の発達	授乳
第二口唇段階（口唇・呼吸・感覚的段階）	噛むことによる取り入れ	噛まない授乳		前歯での咬断 舌食べ 歯肉食べ
肛門期（肛門-尿道-筋肉段階）	排泄と保持	意志の力で全身の筋肉を使う	自律と恥・疑惑のよいバランスから生じる自律の発達	咀嚼機能(歯根膜-咀嚼筋反射，下顎筋反射)

* 口唇期から肛門期の時期は，とくに心理的・器官的課題と口腔機能の発達は相互的関連が深い．

表2　口腔のケア(う蝕予防の場合)の留意点

発達段階	乳歯列の状況	心理的器官発達への配慮	う蝕予防の目標
第一口唇期（安心して取り込む）	無歯期	安心して，口を触られる関係作り 口腔粘膜を触られる快感を学ぶ	過敏をとる(脱感作)，果汁，砂糖の摂取の制限
第二口唇期（噛むことによる取り入れ）	乳前歯の萌出期	歯と歯肉への接触を通じた関係作り ブラッシングを通じ，噛む・噛まないのバランスを学ぶ	砂糖の摂取制限 歯ブラシを慣らす，フッ化物の応用，睡眠のリズム
肛門期（意志で筋肉を動かす）	乳白歯の萌出開始期	子どもが自ら行うブラッシングの意欲の肯定と保護者による仕上げ磨きのバランスを学ぶ	規則的な食習慣，間食の摂取の確立，ブラッシング習慣の確立，フッ化物の応用
	第一乳白歯の咬合完成期以降	舌筋と頬筋の弛緩と緊張を意識させる	咬合面へのブラッシング 頬舌側面のブラッシング

* 心理発達的器官発達へ配慮すると，子どもと親の双方にとって，気持ちよいセルフケアとなる．

【症例1:1歳6か月女児】

・過蓋咬合
・臼歯部未萌出

授乳：4回
日中3回，就寝前1回
（夜間：たまに1回）

・大人と同じ食事
・水分摂取少ない
・一口量多く，丸のみ
・苦手なもの：ご飯

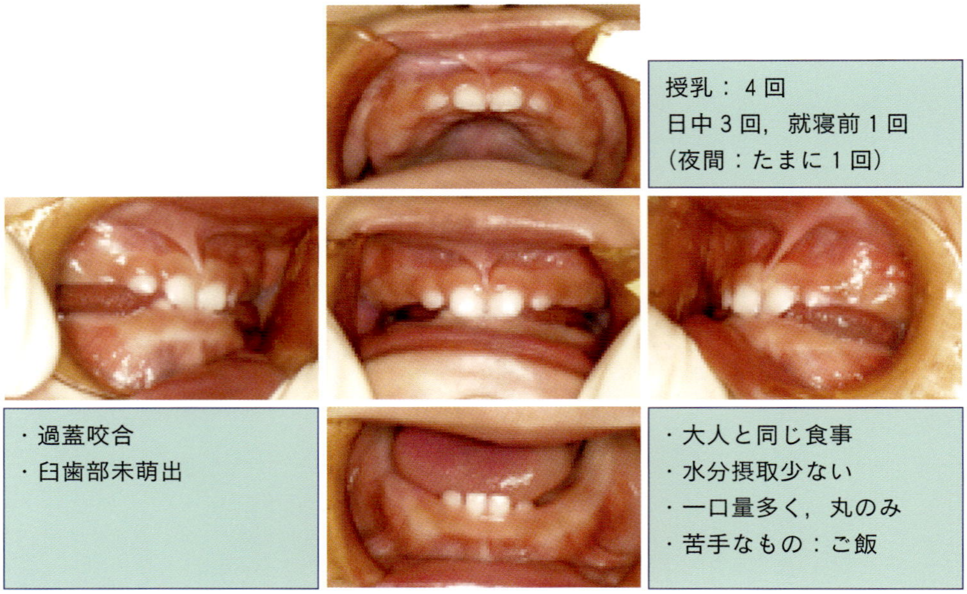

図3　現在歯は上下とも乳前歯ABのみで，乳臼歯は未萌出．

〈第2ステージ〉

　乳児は乳前歯が萌出し始めると，「噛まないで授乳する」機能を獲得しなければならない．「噛まないで授乳する」機能を獲得できない場合には，母親は乳首を噛まれる不安を，乳児は授乳が中断される不安が生まれ，「安心して，授乳する」環境が作りにくくなる．また，噛まない授乳ができた後，前歯での咬断も学ぶ必要がある．

肛門期の発達課題と歯科的課題

　肛門期の課題は肛門括約筋をはじめとする全身の筋肉を「自分の意志で」使うことを学ぶ時期であり，摂食の機能発達においては，手指と口の協調，咀嚼・嚥下に関わる筋肉群のコントロールを学ぶ時期である．また，口腔内においては，歯根膜-咀嚼筋反射や下顎反射を効率的に利用するシステムを確立する時期でもある．

　自分の意志で行うためには，親への信頼と自分の世界への信頼が前提となるので，口唇期の発達課題が解決されていない場合には，口唇期の課題の解決を優先すべきである．

当院での取り組み

　口腔成育的な観点から，育児支援を行った2つ症例を以下に示す．

【症例1:1歳6か月女児】

現症：

　現在歯は上下とも乳前歯ABのみで（図3），乳臼歯は未萌出，授乳は昼間に3回，就寝前に1回，夜中の授乳が認められた．食事の形態は成人と同じ内容だった．一口量が多く，丸のみ込み，ご飯が苦手だった．

対応：

　安心して取り込むという課題は克服していた．「自分の意志で筋肉を使う」ための工夫として，咀嚼しやすい調理形態に変更を図った（ご飯は粥状とした）．その結果，自らの力でスムーズな咀嚼パターンを獲得した．

【症例2:1歳6か月男児】

AB に CO
臼歯部は無咬合
軟飯,食事中の水分量多い,
早食い,指しゃぶりあり

授乳回数:8回(昼間,就寝前,夜中)
就寝時間:11時
昼寝(1時～4時)

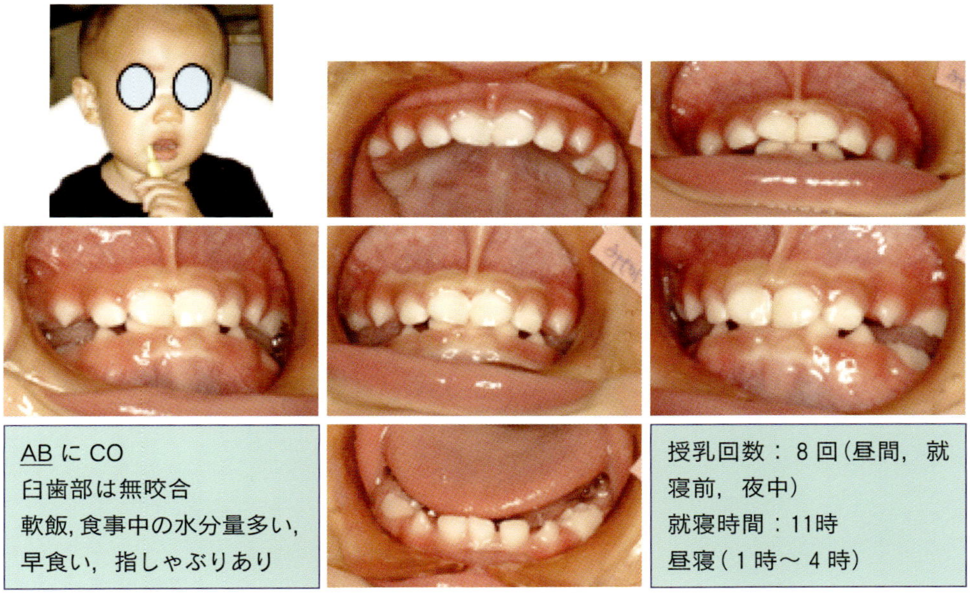

図4　現在歯は上下とも ABCD まで萌出していたが,下顎右側Aは先天性欠如.

【症例2:1歳6か月男児】

現症:

　現在歯はすでに上下とも ABCD まで萌出していたが,下顎右側Aが先天性欠如で,臼歯部は咬合していなかった(図4).授乳は昼間4回,就寝前,夜中3回,授乳していた.就寝時間は11時で昼寝を1時間以上,ときどき4時間も昼寝をしていた.食事の形態は成人と同じ内容であり,食事中の水分摂取が多く,早食いだった.う蝕は上顎 AB に CO を認め,指しゃぶりを認めた.

対応:

　安心して取り込む課題が解決されていないと判断したので,この症例においては授乳のパターンとう蝕の発症は関係が深いと思われたが,授乳回数の制限はせず,しっかり抱いて授乳することを心がけてもらった.睡眠と食事リズムについては,睡眠時に夫婦ともども一緒に寝ること,部屋を暗くすること,食事は同じ時間に摂るなどの工夫を試みてもらった.その結果,徐々に正常な睡眠リズムと食事リズムを獲得でき,卒乳も容易に迎えることができた.

　口の中で処理できる食事形態へ変更したことで,水分を摂取しない食事習慣も確立した.指しゃぶりに対しては,口唇以外の感覚器官への心地よい刺激(抱く,話しかける,笑いかけるなど)を増加させることで解決を図った.

参考文献

1. 小西行郎.赤ちゃんと脳科学.集英社新書,2003.
2. 正高信男(編).赤ちゃんの認識世界.京都:ミネルヴァ書房,1998.
3. E. H. エリクソン.幼児期と社会1.東京:みすず書房,1977.

5 遊戯期から学童期の自律・自立支援

UTAKA DENTAL OFFICE 佐々木歯科（東京都杉並区）　佐々木洋

少子核家族社会での小児医療

　身体機能や心理・行動の発達には，周囲の大人や子ども同士の相互作用が不可欠である．多彩な出会いの中で切磋琢磨また支えられて子どもは育つものだが，少子社会ではその機会は激減している．加えて，核家族で育ち育児体験の乏しい保護者にとっては，頼れる相談相手が身近にいなければ，不安ばかりが募る毎日となる．

　このような育児環境下で，支援職には「個々の生活状況にあった顔の見える支援」が求められている．では，小児医療職の役割とは何だろう．少子核家族社会の臨床では，従来の疾患・傷害の予防や治療あるいは機能発達支援だけでなく，親の育児行動を変容強化し，セルフケア確立や治療経験を通じて子どもの自律や自立を促す支援が課題である．さらには家族の抱える問題を一緒に考え解決の道を探るなど，子どもと保護者を主体とする連携のナビゲートやコーディネートも小児医療職の役目である．Family Pediatricsとして20世紀末から広まってきたこの理念は，歯科においても「口腔成育」として定着してきた．

　障害や疾患の有無にかかわらず，子どもが持つ『口』の働きが十分に活かされ，子どもの心身が健康に育つよう養育者と一緒に考え，育児・子育て支援と子育ち支援を行う．これが，口腔成育の要点である[1]．

子どもの発達段階と心理的課題

　ライフサイクルに沿った心理発達をまとめたE.H.Erikson[2]は，発達段階をそのステージで克服すべき危機(crisis)で特徴づけた（表1）．各段階に発達の原則である順序性や感受性期（臨界期：critical period）が存在する．つまり乳幼児期の基本的信頼や愛着の形成がなければ，その後の自分の意思により行動する自律性や主体的判断にもとづく自主性は生まれず，これらを基盤として学童期につくられる適正（生活）能力の獲得も困難となる．

　さらに，外から見た自己と内在する自己との不一致を抱えながら成長する思春期に，アイデンティティ（自己同一性）が確立され，自尊心や他者に対する思いやりが育つのは，それまでに備わった主体的判断や適正（生活）能力があればこそである．

　これらの危機（課題）と順序性を意識して，表2にライフステージに沿った口腔のケアの課題と支援のポイントをまとめた[3,4]．本稿では，遊戯期（就学前）と学童期の具体的な支援について記載する．思春期の支援の詳細については末尾掲載の拙著を参照されたい．

就学前の課題と支援

　幼児期から就学前までの具体的な支援課題として，まず規律のある生活リズムの確立が挙げられる．そのための鍵は，早起きと朝ごはんで，①夜更かしし易い体内時計の修正は

表1 Eriksonの心理的発達段階（E. H. Erikson & J. M. Erikson 1997）[2]　＊本稿筆者による注釈

ライフステージ	心理・性的な段階と様式	心理・社会的危機 （課題と発達段階）	重要な関係の範囲	基本的強さ
Ⅰ 乳児期	口唇-呼吸器的，感覚-筋肉運動的（取り入れ的）	基本的信頼／信頼欠除 期待と希望の発達	母親的人物	希望
Ⅱ 幼児初期	肛門-尿道的，筋肉的 （把持-排泄的）	自律性／恥（＊ためらい），疑念 意志と自律性の発達	親的人物	意志
Ⅲ 遊戯期 （就学前-低学年）	幼児-性器的，移動的 （侵入的，包含的）	自主性／罪悪感 良心と決断力の発達	基本的家族	目的
Ⅳ 学童期	「潜伏期」	勤勉さ／劣等感 適格性（＊適正生活能力）の発達	「近隣」，学校	適格
Ⅴ 青年期 （思春期）	思春期	自己同一性／自己同一性の混乱 実行力と協調性の発達	仲間集団と外集団：リーダーシップの諸モデル	忠誠
Ⅵ 前成人期	性器期	親密（＊交）／孤立 大人の愛情発達	友情，性愛，競争，協力関係におけるパートナー	愛
Ⅶ 成人期	（子孫を生み出す）	生殖／停滞性（＊活力不足） 世話（＊次世代のケアと継承）	（分担する）労働と（共有する）家庭	世話
Ⅷ 老年期	（感性的モードの普遍化）	統合（＊高潔）／絶望 英知の発達	「人類」，「私の種属」	英知

表2 ライフステージに沿った口腔のケアの課題と支援のポイント[3, 4]

ライフステージ	獲得したい生活機能	口腔のケアの課題	臨床での支援のポイント
Ⅰ 乳児期	授乳から安心と期待 口や手の協調運動	タッチから始める口腔ケア 離乳後の授乳頻度調整	母乳育児支援と離乳支援：口腔ケアの準備と離乳相談・保健行動を促す知識と情報提供
Ⅱ 幼児期初期	食の自立（ひとり食べ） 生活リズムの獲得	咀嚼を促す食習慣 保健行動の意欲を育てる	発達にあった食形態の情報提供と仕上げ磨き 生活リズム（食べる／遊ぶ／出す／眠る）の検証
Ⅲ 就学前 低学年	規律ある生活習慣 食の自律（社会食べ）	手洗い・歯磨き習慣 空腹がうまれる生活習慣	スキルアップを介した第三者との関係構築 身体や健康状態について客観的判断を促す
Ⅳ 学童期	適正な生活能力 自己評価と自信	セルフケアの確立 自己評価と工夫	支援職との関係継続，行動変容療法 問題の認知と解決への主体的判断を待つ
Ⅴ 思春期	自尊心 他者への思いやり	自己同一性（identity） 食の自律	二面性を受容し，「嘘をつかない」「待つ」姿勢 ・共感を鍵に，陽性の行動変容を促す

早起きから，②朝日を浴び午前中から体を使った遊びと空腹を覚え，③睡眠の質低下と朝の欠食を招く就寝前の摂食を避け，④昼寝よりも9時前に就寝の習慣を身に付ける．

この時期には，食習慣の基本がつくられる．⑤食事中はテレビやビデオを消して，さまざまなもの（人物・食物）との出会いを味わえる想像力を，⑥共食と薄味で食べる楽しさと食域の拡大を，⑦「いただきます」と「ごちそうさま」で感謝の心を，「おいしい！」の感動とともに育てたい．

また善悪の判断力が育つこの時期，⑧前頭連合野の発達を阻害するテレビやゲームの視聴時間を制限し，⑨直面する問題にも，単に指示を与えるのではなく，子どもの主体的判断と行動を促すことが肝要である．

歯科疾患への介入が余儀なくされる子どもが増えてくるこの時期の臨床では，⑨は重要な課題である．ともすれば医療職は，生活者にとって幸せに暮すための手段に過ぎない治療や予防を，目的化してしまう．たとえば，むし歯があってもおいしく食べて楽しく話せればよいわけだが，「むし歯ゼロ」を目標に掲げると，子どもの心が見えてこない．むしろ，むし歯を契機に，セルフケアの志向が昇華するほうが望ましい．

私の子どもの歯とおとなの歯	母親の「気持ちいい！」に思わず乗り出す
図1	図2

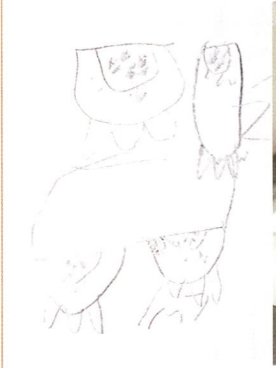

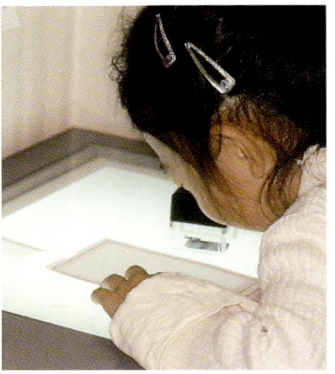

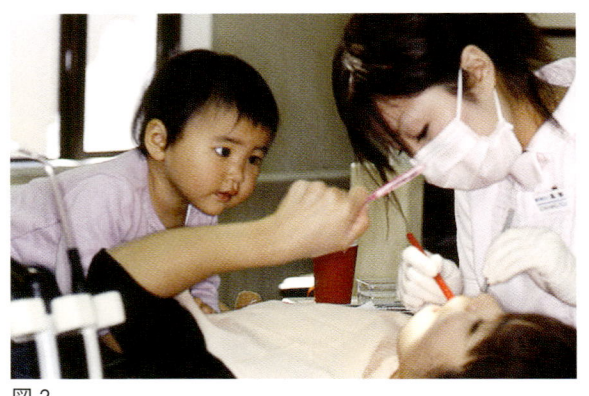

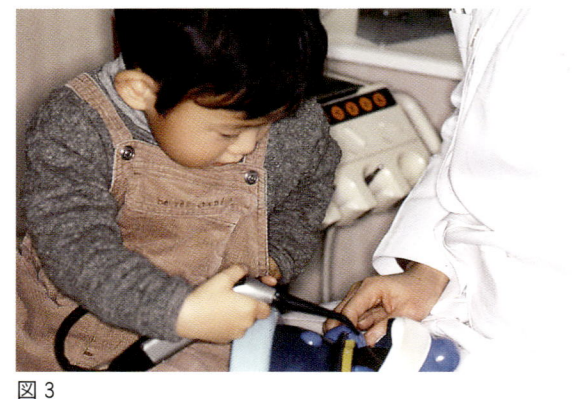

プロ仕様にわくわく	お父さんの手を握って
図3	図4

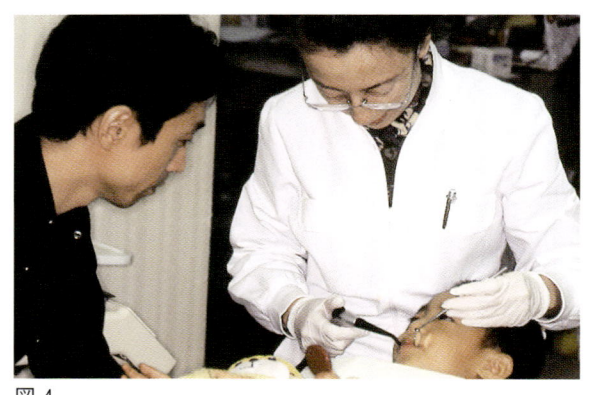

　それには，客観的評価と主体的判断を促すシナリオが有効である．エックス線写真で状況が読めるう蝕や歯の交換，あるいは染め出されたプラークなら，観察し判断する時間を与え，どのような結論であっても待つ姿勢を大切にしたい（図1）．

　ケアとキュアの接点でもある，服薬／安静／訓練といった自身の問題解決のための保健行動も，このような保護者や専門職との相互作用から育つ．また，第三者との協働作業が，その後のステージでの関係継続の基盤となることも重要である．

　こうした継続的なケア支援は，出生前から始まる．出生後の支援情報を妊婦に伝え，出産後の定期診査時に積極的に子どもを連れてきてもらうと，非日常的な診療室が，母親との一体感で安心できる，他の子どもや大人あるいは私たち専門職との出会いの場となる[5]．母親の受診の様子への興味がうまれると，母親の「気持ちいい」の言葉が強化因子となり，模倣が始まる（図2）．やがて，擬似的診療体験（図3）が心の障壁を溶かしていくと，術者とのコミュニケーションをとりながら行動を続けることが可能となる．このときには，父親や兄姉の存在が強い強化因子である[6]（図4，表1参照）．

　チェアサイドでの行動変容の手法としてよく使われる"Tell-Show-Do"も，子どもを主体

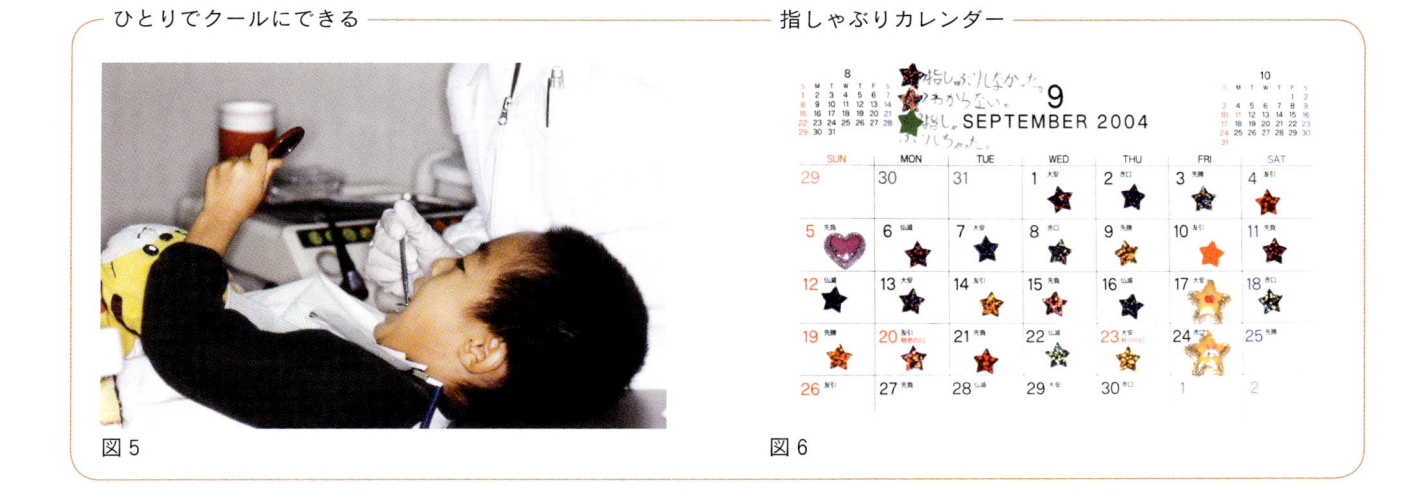

ひとりでクールにできる　　　　　　　　　　　　　指しゃぶりカレンダー

図5　　　　　　　　　　　　　　　　　　　　　　図6

者としたインフォームドコンセントを生むための手段と考えるとわかりやすい(図5).いま行われている協同作業から,次の問題解決につながる判断力と自身を身につける過程にほかならないからである.

学童期の課題と支援

生活場面で考えると,学童期は適正生活能力の獲得時期,言い換えると,①セルフケアが習慣化し,②思春期を迎える前に自分と他者の心と身体を大事にする志向が定着する過程といえる.また,③学童期に専門職との関係を構築・継続できると,心身が激しく変動する思春期にも,相談や支援を求められる第三者との接点が続く.つまり学童期は,思春期の課題に取り組むための実力とバックグラウンドを,じっくりと養成する期間で,「潜伏期(表1)」の別名も納得できる.

支援のポイントは,問題の客観的認知と判断,また解決への主体的行動を待つことにある.実際の生活の場で役立つ思考と行動は,コミュニティに参加し,その営みを見て聞き手伝い,時に痛みを感じて鍛えられていく[7].社会で活動するには,こうした実践的な学習が欠かせない.指示されたまま行動するのではなく,評価や行動のための工夫から,視野が広がる.達成したことを積極的に自他から評価できることの繰り返しが,行動変容の原動力となる(図6).

また学童期は,究極のセルフケアともいえる生活機能である「食べる」にも配慮したい時期である.単に身体によい食物を選ぶ力だけでなく,食材を作った人や調理した方の真心,また他の生物を摂ることで自分の命が支えられているという生命の循環や他者との相互関係を意識できる力を身につけたい.

参考文献

1. 佐々木洋.口腔成育の概念.口腔の成育をはかる(第3巻).東京:医歯薬出版,p1-8,2004.
2. E.H. Erikson & J.M. Erikson(著).村瀬孝雄,近藤邦夫(訳).ライフサイクル,その完結<増補版>.東京:みすず書房,2001.
3. 佐々木洋.ライフサイクルを通じた口腔の継続的ケア.口腔の成育をはかる(第3巻).東京:医歯薬出版,p84-93,2004.
4. 佐々木洋.口から育つセルフケアのこころ.小児科臨床 2008;61(5):931-936.
5. 佐々木洋.治療を嫌がる子どもでも大丈夫.すこやかな口元気な子ども.東京:医歯薬出版,2007.
6. 佐々木洋,佐々木美喜乃.小児歯科外来で育つ子どもの主体的判断と行動-家族が参加する臨床の意義.チャイルドヘルス 2008;11(9):655-660.
7. 佐伯胖.考えるとはどういうことか.教育と医学 2005;53(2):4-13.

6 小児歯科診療とストレス

齊藤正人[1,3]／松岡紘史[2]／安彦善裕[1]／五十嵐清治[3]
1）北海道医療大学 個体差医療科学センター・歯学部門
2）北海道医療大学病院 医療心理室／北海道医療大学大学院 心理科学研究科
3）北海道医療大学歯学部 口腔構造・機能発育学系 小児歯科学分野

はじめに

　ストレスとは，環境からの刺激（ストレッサー）によって生じた，悩み・緊張・疲労の状態など，いわゆる生体の中に起こる生理的・心理的な歪みのことである（図1）．適度な刺激は心身にとって有益に働くが，一般にいわれるストレスは，脅威やプレッシャーとして現われる心理的および生理的現象であり，ストレスの対処法は我々ヒトの一生涯の課題である．しかし心身が未熟でさまざまな経験が少ない小児は，成人と比べ対処法の種類が少なく，むしろ成人よりもストレスの耐性は低い．

小児のストレスに対する生理学的反応

　ストレスに対する生理学的変化は，生体の防御反応である．ストレスは大脳辺縁系で認識され，その情報が視床下部へ送られ，下垂体から副腎皮質を介して糖質コルチゾールを放出する体液性調節と，交感神経から副腎髄質を介してカテコールアミンの放出による神経性調節の2つの経路で免疫系に影響を与える（Tsuda and Tanaka, 1990）（図2）．ストレスを個人がどのように認知し，どのように対処したかにより，ストレスに対する生態としての反応は異なり，上記の調整機構にも影響すると考えられている．ストレスをコントロール可能なものと認知した場合，その問題への対処法が選択され，免疫系へポジティブな影響を及ぼすが，逆にストレスはコントロール不可能で不快なものと認知し，回避もしくは逃避型の対処法が選択されると，免疫系に対してネガティブな影響を与えると考えられている．

　小児の場合，発達過程にあるため対処の仕方が未熟であり，ストレスに対してはコントロール不可能で，回避・逃避型の対処が採用されることも多い．こうした小児のストレスに対する反応が調整機構に悪影響を及ぼし，副腎皮質からコルチゾール（Cortisol）が放出される．コルチゾールはストレスホルモンとして最初に特定されたものであり，抗炎症作用を有しているが，同時に免疫抑制作用を併せ持っている．もし小児が長期間なんらかのストレスにさらされている場合，極端に感染症の罹患が増し，口腔内の状態も悪化することが考えられる．

図1 ストレッサーとストレス

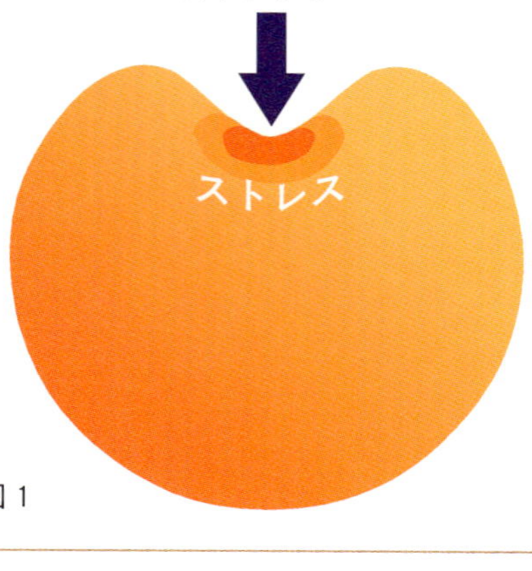

ストレスに対する生理学的反応

図2

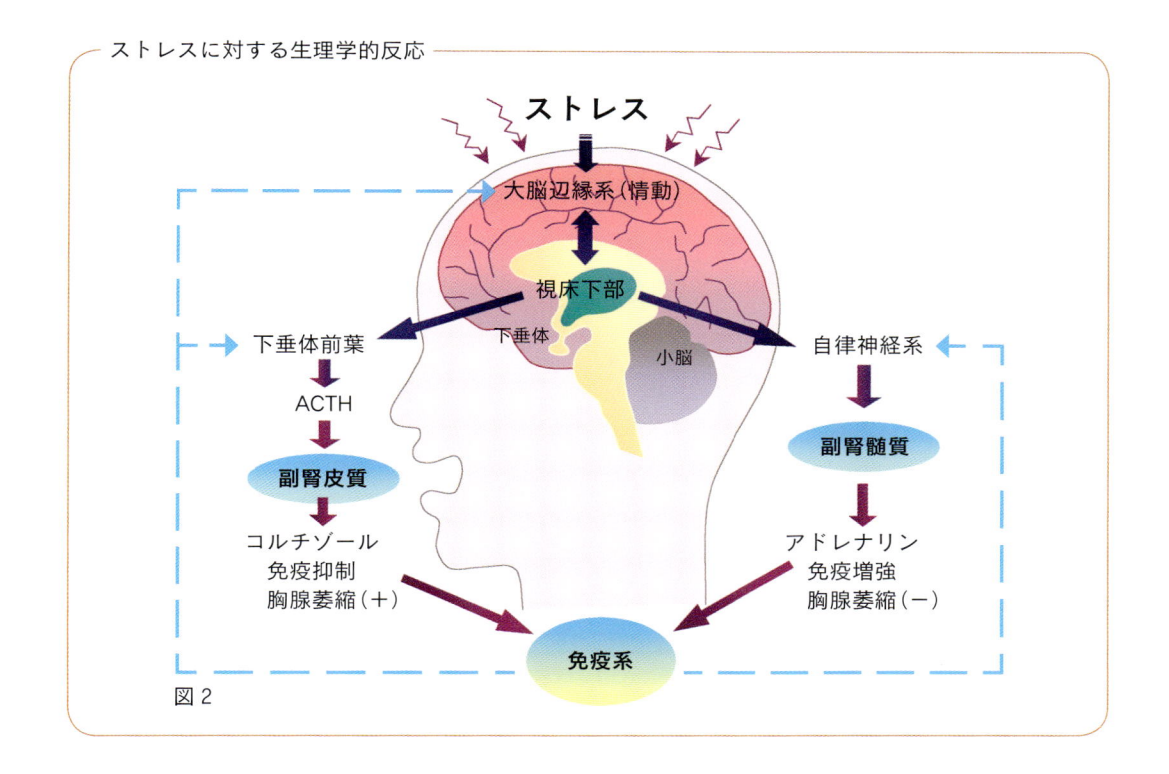

小児のストレス関連疾患

歯科外来においてストレス関連疾患，とくに心身症の患者を診療する機会は多い．とくに小児は心身の相関が強く，なんらかの要因で心に緊張と不安や葛藤が生じると，身体症状や問題行動が現われやすい．身体症状や問題行動の出現には，年齢による特徴がある（表1）．これらの多くは予後が良好であるが，思春期から青年期になると解決困難なものが多くなる．

1970年代頃までは，小児は成人と同様のうつ病は極めて稀であるとする見解が主流であったが，精神障害の診断と統計の手引き-Ⅲ（DSM-Ⅲ）において診断基準が明確に示されたことを契機として，小児のうつ病に関す

表1　小児の心身症

乳児期	幼児期前半	幼児期後半	学童期	思春期
吐乳 夜泣き 食欲がない	人見知りが強い 親から離れない 夜驚 臍疝痛 憤怒けいれん 便秘 下痢 異食症 心因性嘔吐 呑気症	周期性嘔吐症 反復性腹痛 心因性頻尿 昼間遺尿 遺糞症 吃音 緘黙 爪かみ 指しゃぶり 性器いじり	チック 心因性発熱 起立調節障害 気管支喘息 心因性咳嗽 胃・十二指腸潰瘍 過敏性腸症候群 めまい 反復性頭痛 心因性視力障害 抜毛症 夜尿症 転換ヒステリー反応	過換気症候群 神経性食欲不振症 過食症 月経前症候群 月経痛 転換ヒステリー反応

（「小児心身症対策の推進に関する研究」班 編：子どもの心の健康問題　ハンドブック，2002より改変）[3]

表2　子どものうつ病の症状

精神症状
＜中核症状＞ 　興味・関心の減退：好きなことも楽しめない，趣味にも気持ちが向かない 　意欲・気力の減退：何をするのも億劫，気力がわかない，何事も面倒 　知的活動の減退：何も頭に入らない，能率低下，集中力低下，学業成績の低下 ＜二次症状＞ 　抑制的な表情・態度：しゃべらない，表情が乏しい，生き生きした表情の欠如 　抑うつ気分：落ち込み，憂うつ，悲哀感，淋しさ，希望がない，涙もろい 　不安・不穏：いらいら，そわそわ，落ち着かない，興奮 　思考の障害：思考制止，決断不能，自責感，微少妄想，罪業妄想，心気妄想，貧困妄想
身体症状
＜中核症状＞ 　睡眠障害：途中で目が覚める(中途覚醒)，早朝に目が覚める(早朝覚醒)，寝つきが悪い，ぐっすり 　　　　　寝た気がしない，時に眠り過ぎる(過眠) 　食欲障害：食欲低下，体重減少(子どもの場合，期待される体重増加がない)，時に食欲亢進，体重 　　　　　増加 　身体のだるさ：全身が重い，疲れやすい，身体の力が抜けたような感じ 　日内変動：朝が最も悪く，夕方から楽になる ＜二次症状＞ 　その他の症状：頭痛，頭重感，肩こり，胸が締めつけられて苦しい，動悸，口渇，発汗，寝汗，悪心， 　　　　　　　嘔吐，胃部不快感，腹部膨満感，めまい，手足の冷え，知覚異常，四肢痛，便秘， 　　　　　　　下痢
行動症状
＜二次症状＞ 　行動抑制：動作が緩慢，動きが少なくなる 　学業問題：不登校，社会的引きこもり 　落ち着きのなさ：多動，徘徊，じっとしていられない 　問題行動：攻撃的言動，衝動性，自殺企図，自傷行為，非行，行為障害

(傳田，2002を改変)[10]

る調査が数多く実施された．これらの調査によると，学童期の一般児童のおおむね2〜4％がうつ病性障害があるとみられている(表2)．また，最近では不安障害に対する調査も行われており，DSM‐Ⅳの診断基準により，不安障害にあてはまる小児は10％弱であるといわれている．

小児歯科診療とストレス

小児歯科が他科と異なる特徴として，患者(小児)への対応が挙げられる．「ムシバの洪水」といわれた1950年代後半から1960年代前半，今の団塊の世代が小中学生の頃，一般の歯科医院では長い間小児以外の大人(成人・高齢者)と一緒に待たされたあげく，無理矢理成人と同じように治療された子どもたちは少なくない．歯科治療は痛い・怖いという固定概念は，この頃を経験した世代，およびそのことを聞かされて育った世代の間で育まれたことが，その一因と考えられる．

小児に対する無理な歯科治療は，容易にストレスに結びつき，最悪の場合，歯科恐怖症等に至ることはよく知られている．これらの経験をふまえ，現在，小児の対応にはさまざまな工夫がされているが，小児個々のストレス耐性も調査しておくのが望ましいと思われる．発達障害の小児などは，歯科治療におけるストレスの耐性が著しく低いことが予測さ

れるが，すべての小児に対しての予測は困難である．問診の際に表1に示したような身体症状や問題行動について質問したりするなど，問診を工夫する必要がある．

思春期は身体と心の変化が激しく，自立を模索する反面，自立による不安定さに怯える独立と依存との葛藤状態にある．この時期は非常にストレスがかかり，さまざまな問題が生じやすくなる．とくに不安障害に罹患しやすく，歯科領域においても妄想口臭症(口臭恐怖症，自臭症)や身体醜形障害の好発時期である．妄想口臭症は，他人に感じられる明らかな口臭がないにも関わらず，執拗に口臭を気にすることで，口臭を主訴に歯科に受診することが多い．身体醜形障害は，外見の欠陥を想像したり，わずかな欠陥について著しく過剰に心配する．歯科においてはホワイトニングや歯列矯正等の審美歯科治療を希望し，実際治療すると症状はさらに悪化することが多いとの調査結果がある．小児歯科医は歯科心身医学または口腔内科学的な知識を常に有している必要がある．

歯科医療従事者のストレスマネジメント

歯科医師を含め医療職はストレスの強い職業であることはよく知られている．最近の全国保険医団体連合会(保団連)の調査で，開業医や開業歯科医の4人に1人はうつ傾向にあ

ストレス発生のプロセス(嶋田・鈴木，2004を改変)[11]

図3

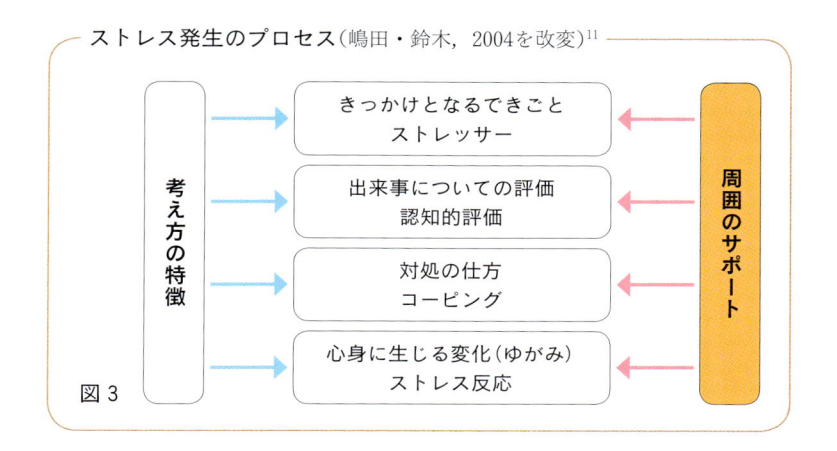

るといわれている．歯科の場合，歯科医師数の過剰による収入の問題が大きいと考えられるが，小児の治療，あるいは保護者への対応は歯科医師に強いストレスを与えているとの報告がある．歯科医師自身もストレスに向き合い，上手につきあうこと，すなわちストレスマネジメントが必要であり，とくに重要となるのが他者からの援助(ソーシャルサポート)といわれている(図3)．歯科医療におけるソーシャルサポートとは，歯科衛生士等のスタッフと問題を共有し，連携を図ることであり，小児歯科診療を行う上でスタッフの援助は必要不可欠である．小児歯科治療に際しては，小児はストレスの耐性が低く，ストレスに対処することが難しいということを認識し，歯科医師のみならずスタッフと緊密に連携し，小児に対してもソーシャルサポートを行えることが重要である．

引用・参考文献

1. Tsuda A, Tanaka M. Neurochemical characteristics of rats exposed to activity stress. Ann N Y Acad Sci. 1990 ; 597 : 146-158.
2. Frankenhaeuser M. A psychobiological framework for research to human stress and coping. In Appley, MH and Trumbull, R(Eds.). Dynamics of stress. Plenum. 1986.
3. 「小児心身症対策の推進に関する研究」班 編．「子どもの心の健康問題 ハンドブック」．平成14年度厚生科学研究費補助金(子ども家庭総合研究事業)，2002．
4. 竹中晃二．シリーズ こころとからだの処方箋① ストレスマネージメント -「これまで」と「これから」-．東京，ゆまに書房，2005．
5. 藤本修・藤井久和．新版 メンタルヘルス入門 -事例と対応法-．大阪：創元社，2002．
6. 佐藤寛・嶋田洋徳．児童の抑うつに対する認知行動療法の研究動向．行動療法研究 2006 ; 32 : 31-44.
7. 北川信樹．児童・青年期のうつ病性障害に対する精神療法 -主に認知行動療法について-．児童青年精神医学とその近接領域 2008 ; 49 : 126-137.
8. 石川信一・坂野雄二．児童期の不安障害に対する認知行動療法の展望．行動療法研究 2004 ; 30 : 125-136.
9. 簡妙蓉・佐牟田毅・石川隆義・長坂信夫．小児歯科診療時に母親が術者に及ぼす心理的ストレスに関する研究 第2報 心理的ストレス得点と状態・特性不安との関連性について．広大歯誌 1996 ; 28 : 320-325.
10. 傳田健三．子どものうつ病．見逃されてきた重大な疾患．東京：金剛出版，2002．
11. 嶋田洋徳・鈴木伸一．学校，職場，地域におけるストレスマネジメント実践マニュアル．京都：北大路書房，2004．

7 食育支援と小児歯科医の取り組み・最新情報

「食べ方」を通した食育推進

昭和大学歯学部 口腔衛生学教室／内閣府食育推進会議専門委員　向井美惠

はじめに

　平成17年7月に食育基本法が施行され，18年3月に「食育推進基本計画」が内閣府から提示された．「食育推進基本計画」では，健康づくりや教育等の食育推進に「何を」「どのくらい」食べるかという栄養中心の課題や食文化や食物への感謝の項目が中心になっている．加えて「どのようにして食べるか」という食べ方の視点からの課題も必要であるとのことから，日本歯科医師会は日本歯科医学会など歯科系4団体で平成19年6月に「食育推進宣言」を発表した．

　この宣言は，食育の推進にあたっては，五感を通じた味わいやくつろぎなどの食べ方を知識と体験を通して育むことが必要で，食べ物と食べ方の知識と体験があってはじめて，食が健全な心身の糧となり，豊かな人間性を育むことができる，としている．安全で心の和むおいしい食べ方，飲み方などに関する「食べ方」については，食育の大きな柱として明確に位置付けられる．

「食べ方」を通した食育推進

　「食べ方」は乳幼児期，学童期に口の成長に伴って発達する．この時期の噛み方，飲み方，味わい方などの「食べ方」の機能発達期に本人や家庭への「食べ方」を主とした食育が必要である（図1）．肥満や生活習慣病も「早食い」「丸のみ」などの食べ方が大きく関与している．

小児期からの健康づくりに「食べ方」を含めた健康な食習慣づくりの推進と，ライフサイクルに応じて健康診断や保健教育を介した「食べ方」の食育の推進が，多くの領域と連携しながらなされることが大切である．

　平成20年10月，学校給食で小学6年生がパンにより窒息死した．早食いなどの原因が報道されているが，どのような状況であれ，給食のパンで窒息死した事実は，給食に提供される食品でも食べ方によって危険があることを示している．その数週間前には1歳9か月の幼児が冷やした「こんにゃく入りゼリー」を食べて窒息死した．また，市販されている0歳児向けのベビー菓子の摂食時の事故についても報告されている．これらは，発達途上の子どもに合った食品の選択の誤りと食べ方の不適による事故と考えられる．

　このように日常生活の中で食物による小児の事故は絶えることがない．どの領域が中心になってこのような事故の予防に取り組むかは明白である．成長変化する子どもの歯列・咬合状態と摂食・嚥下機能状態の診断を基にした食べ方の指導は，食育推進宣言にもあるように歯科領域が「食べ方」の問題として担当する必要がある（図2）．

◎小児歯科医による食育の推進

　「食べ方」は乳幼児期，学童期に口の成長に伴って発達する．歯の生える時期と歯の生え変わる時期は，成長変化に合わせて食べる機能の獲得（再獲得）がなされる時期である．噛

食べ方の発達と支援のポイント

哺乳のみの動きが少なくなってきたら，離乳食を開始

時期	乳歯の発達	食べ方の発達	支援のポイント
離乳食の開始	乳歯が生え始める （生えてくる時期の平均） 下：男子8か月ころ 　　女子9か月ころ 上：男女10か月ころ	◆口に入った食べものをえん下（飲み込む）反射が出る位置まで送ることを覚える	・赤ちゃんの姿勢を少し後ろに傾けるようにする ・口に入った食べものが口の前から奥へと少しずつ移動ができるなめらかにすりつぶした状態（ポタージュぐらいの状態）
7，8か月頃	上あごと下あごがあわさるようになる ※前歯が生えるにしたがって，前歯でかじりとって一口量を学習していく．	◆口の前のほうを使って食べものを取り込み，舌と上あごでつぶしていく動きを覚える	・平らなスプーンを下くちびるにのせ，上くちびるが閉じるのを待つ ・舌でつぶせる固さ（豆腐ぐらいが目安） ・つぶした食べものをひとまとめにする動きを覚えはじめるので，飲み込みやすいようにとろみをつける工夫も必要
9～11か月頃	前歯が8本生えそうのは，1歳前後 奥歯（第一乳臼歯）が生え始める	◆舌と上あごでつぶせないものを歯ぐきの上でつぶすことを覚える	・丸み（くぼみ）のあるスプーンを下くちびるの上にのせ，上くちびるが閉じるのを待つ ・やわらかめのものを前歯でかじりとらせる ・歯ぐきで押しつぶせる固さ（指でつぶせるバナナぐらいが目安）
12～18か月頃	（生えてくる時期の平均） 上：男女1歳4か月ころ 下：男子1歳5か月ころ 　　女子1歳5か月ころ ※奥歯が生えてくるが，かむ力はまだ強くない． 奥歯が生えそうのは2歳6か月～3歳6か月頃	◆口へ詰め込みすぎたり，食べこぼしをしながら，一口量を覚える ◆手づかみ食べが上手になるとともに，食具を使った食べる動きを覚える	・手づかみ食べを十分にさせる ・歯ぐきでかみつぶせる固さ（肉だんごぐらいが目安）

図1

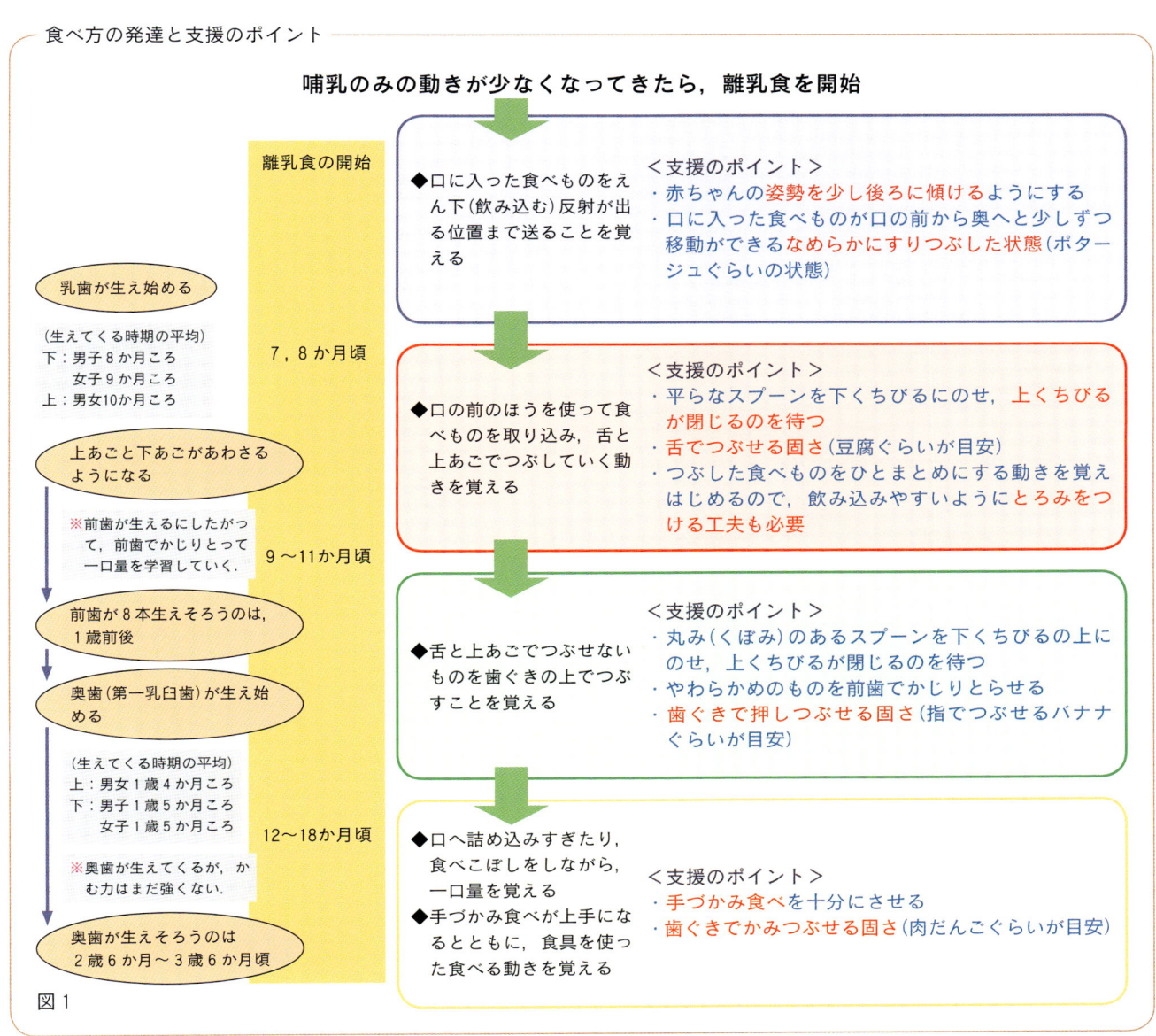

（授乳・離乳の支援ガイド．厚生労働省雇用均等・児童家庭局母子保健課，2007より引用）

み方，飲み方，味わい方などの「食べ方」が発達する．この時期に安全においしく食べるための「食べ方」の育成を通して，本人や家庭への「食べ方」を主とした食育が望まれる．食べ物と食べ方の知識と体験があってはじめて，食が健全な心身の糧となり，豊かな人間性を育むことができるといっても過言ではない．

肥満や生活習慣病も「早食い」「丸のみ」などの食べ方が大きく関与している．むし歯や歯周病の予防を含めて，小児期からの健康づくりに「食べ方」を含めた健康な食習慣づくりについて，専門の立場からの小児歯科医による食育の推進への積極的な関与が望まれる．一人ひとりが豊かで健全な食生活を実践して，心豊かで健康な生涯を送ることができるよう，とくに子どもの毎日の生活の場でヘルスプロモーションの一環である食育推進活動を牽引していく歯科医療従事者としての意識の向上，推進活動への積極的な参加の必要性がこれからの課題である．

安全な食べ方の指導

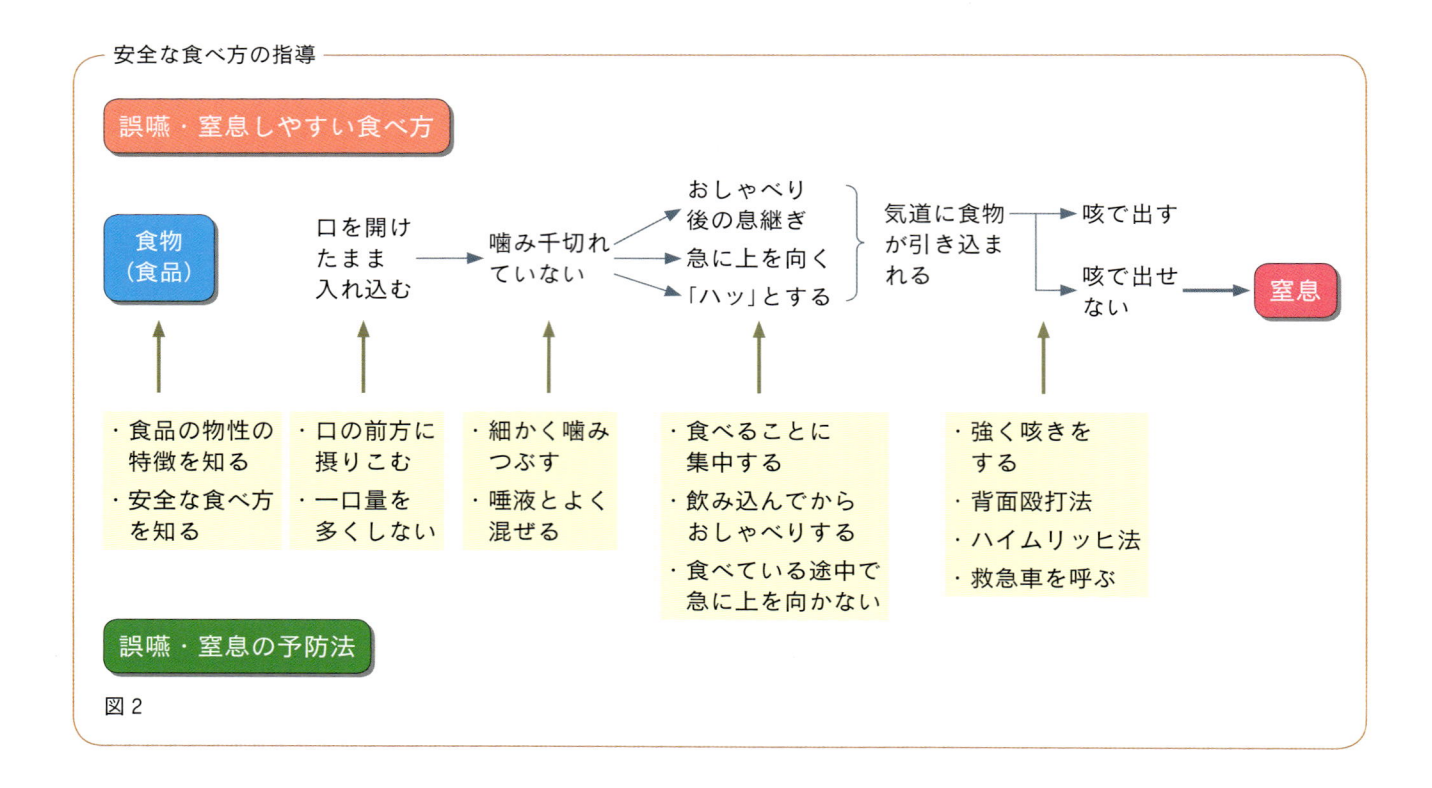

誤嚥・窒息しやすい食べ方

食物（食品） → 口を開けたまま入れ込む → 噛み千切れていない → おしゃべり後の息継ぎ／急に上を向く／「ハッ」とする → 気道に食物が引き込まれる → 咳で出す／咳で出せない → 窒息

誤嚥・窒息の予防法

- ・食品の物性の特徴を知る
- ・安全な食べ方を知る

- ・口の前方に摂りこむ
- ・一口量を多くしない

- ・細かく噛みつぶす
- ・唾液とよく混ぜる

- ・食べることに集中する
- ・飲み込んでからおしゃべりする
- ・食べている途中で急に上を向かない

- ・強く咳きをする
- ・背面殴打法
- ・ハイムリッヒ法
- ・救急車を呼ぶ

図2

食べ方による事故の予防

　食物による気道閉塞が原因で死亡する事例は，近年4千例を超え，年々増加の傾向にある．食品の窒息事故の原因となる食品は，周知されている餅ばかりでなく，日常の主食であるご飯，パン，飴，団子などが挙げられている．

　小児の場合は，歯の萌出途上であり，咀嚼・嚥下機能の発達途上にある．粘着性の強い食品や噛み切りにくい弾性の強く硬い食品，形が崩れないまま咽頭に送られる危険のある飴などの食品が窒息のリスクの高い食品である．

　小児歯科医が食育支援として，乳児期のベビー菓子の与える時期や乳歯列完成前の咀嚼力に応じた食物の選択など，保護者や育児関連職種に対する指導が求められる．窒息は気管に食べ物が引き込まれることによって引き起こされる場合が多い．食べるときにはおしゃべりしないで，飲み込んでからおしゃべりする食べ方など，おいしく安全に事故を予防する食べ方（図2）について，小児歯科医からの食育指導が育児の場で展開されることが望まれる．

II

う蝕処置への取り組み

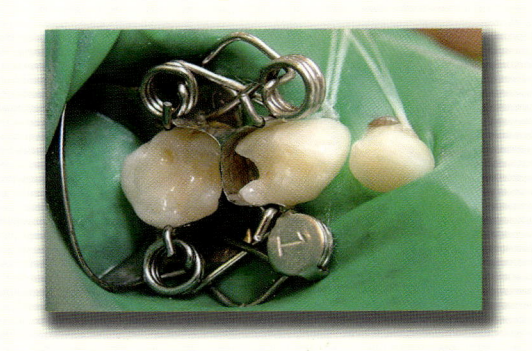

1 ラバーダム防湿の実際と注意点

いぬづか子供歯科クリニック（静岡県浜松市）　犬塚勝昭

はじめに

　一般的にラバーダム防湿法の利点として唾液による汚染を防止するだけでなく，術野が明瞭になる，周囲軟組織を保護できる，誤飲を防止できる，小児の協力が得られやすくなり処置時間が短縮できる，などが記載されている．また，コンポジットレジン（CR）充填における接着阻害因子として，湿度の上昇があるが，ラバーダム防湿により持続的な湿度の低下が維持できるという報告[1]もある．

　全身状態の把握，呼吸の管理，嘔吐やクランプによる疼痛への対応など配慮すべきこともあるが，とくに小児歯科診療では安全面の確保のためにもラバーダム装着は必要不可欠なものであり，国際標準となっている．

ラバーダム防湿に関する調査

　全国小児歯科開業医会（JSPP）の調査[2]では，ラバーダムシートの大きさはほとんど5×5か，6×6インチを使用しており，なかにはロール上のシートを切って活用している歯科医院もあった．ラバーの厚みはThinが多く，色は薄いライトが多く使用されていた．クランプの種類に関しては，無翼型の#26，有翼型では三金乳歯用，#201，#205，ディスタルクランプなどが多く使われ，第一大臼歯には#14，半萌出歯には#14Aがよく使われていた（図1）．

　ラバーアレルギーの患者さん用に非ラテックスの使用もみられた．また，興味ある報告として舌排除，防湿治療に多機能バキュームチップZooという器具を使っている医院もあった．小孔のあいたシリコンチューブは頬舌を圧排し，唾液を吸引し，バネ部分は開口器の役目をするので歯の萌出量が少なく，クランプがかけにくい症例などには便利である（図2）．

各種クランプ

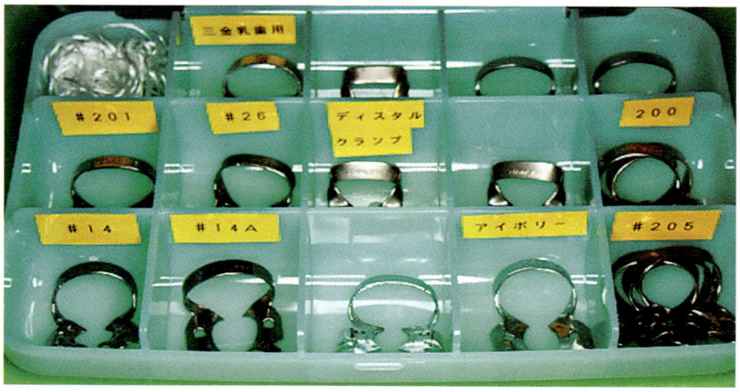

図1　#26，#14，#14A，三金乳歯用，#201，#205，ディスタルクランプなどの使用頻度が高い．

多機能バキュームチップ Zoo

図2 小孔のあいたシリコンチューブは頬舌を圧排しながら唾液を吸引し，バネ部分は開口器の役目をする．

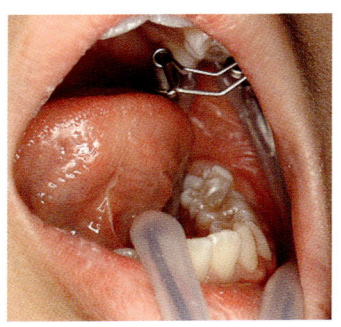

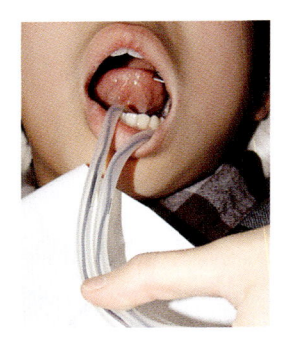

ラバーダム防湿に用いる器材一式

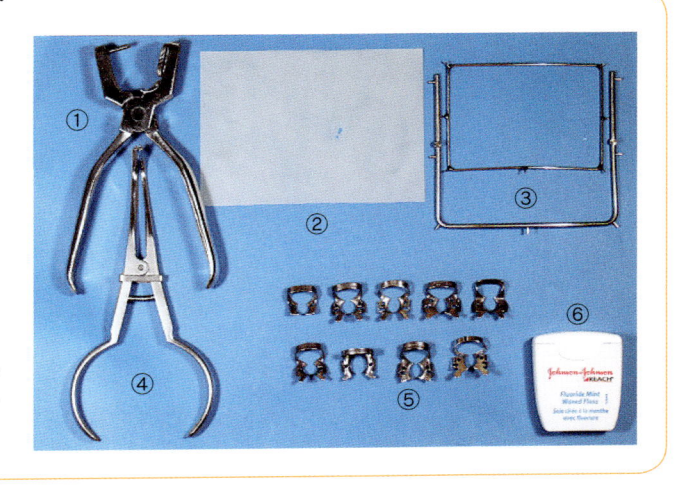

図3 ①ラバーダムパンチ，②ラバーダムシート，③ラバーダムフレーム，④クランプフォーセプス，⑤ラバーダムクランプ，⑥デンタルフロス．

ラバーダム防湿の準備と手順

　ラバーダム防湿に用いる器材は図3に示すとおりである．小児歯科では，あらかじめフレームにラバーダムシートを装着し，クランプには誤飲防止のため必ずフロスを通して準備してある（図4）．また，ラバーダムシートには図5のようにあらかじめラバーダムパンチで穴を開けておくと便利である．小児は歯科衛生士に対してはあまり警戒心を持たないので，補助者のほうがラバーダム防湿をスムーズに行えることが多い．浸潤麻酔を使用しないケースにおいては，クランプを装着する前に歯冠周囲の歯肉に綿球やエキスカベーターにて表面麻酔剤を塗布しておくと装着時の疼痛や不快感を軽減できる（図6）．有翼型ではラバーダムシートのパンチ穴へクランプをかけておき，クランプフォーセプスでクランプを把持し，拡大しながら最後方歯に徐々に適合させ（図7，8），ゆっくりとクランプフォーセプスをはずす．無翼型では先にクランプだけ装着し（図9），その後ラバーダムシートのパンチ穴を広げるようにしながらクランプの上から挿入する（図10，11）．

　クランプにはフロスが通してあり，図12のように最後方臼歯にクランプをかけ，必要な歯をワックスタイプのデンタルフロスで結紮しておけば，ラバーダムシートのパンチ穴と歯との隙間から唾液も入りにくく，ラバーダムシートが浮いてはずれることもない．

ラバーダム防湿の手順

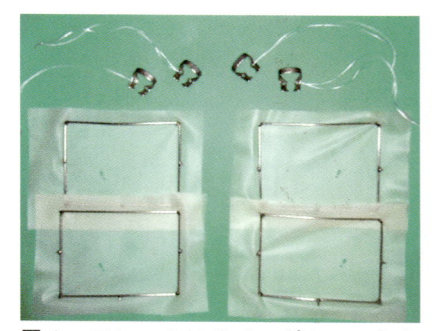

図4 フレームにラバーダムシートを装着してある．クランプにはフロスが通してある．

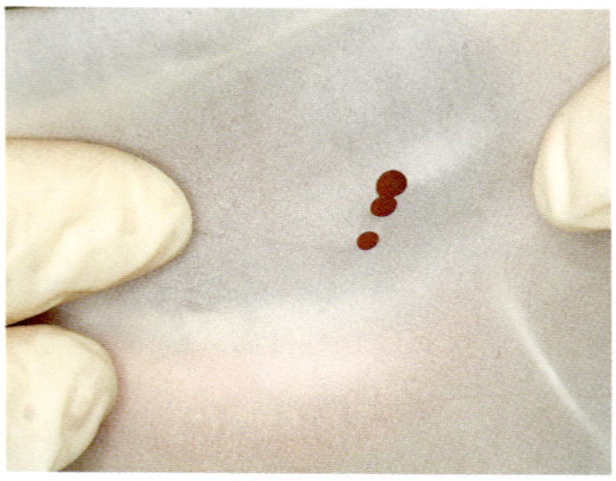

図5 ラバーダムシートにあらかじめラバーダムパンチで穴を開けておく．

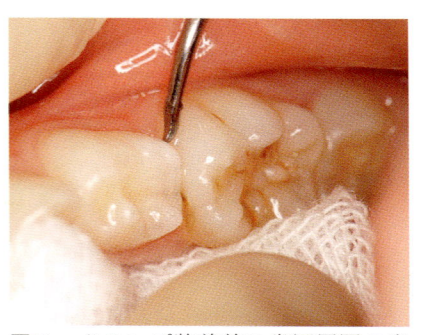

図6 クランプ装着前に歯冠周囲の歯肉に綿球やエキスカベーターにて表面麻酔剤を塗布しておく．

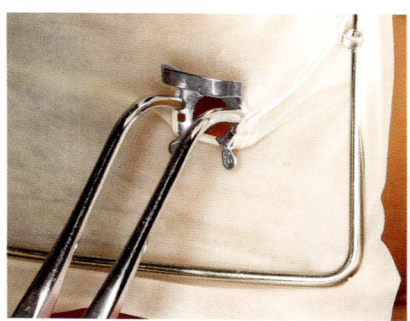

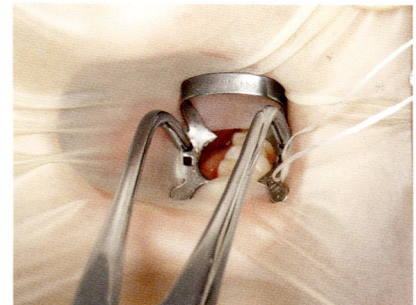

図7,8 有翼型ではラバーダムシートの穿孔部へクランプをかけておき，クランプフォーセップスでクランプを把持拡大しながら適合させる．

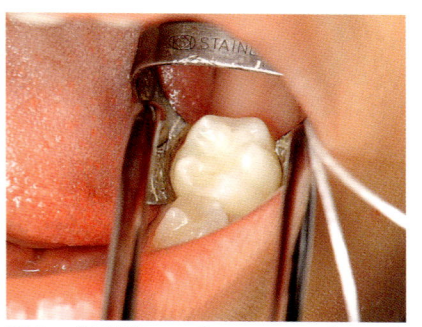

図9 無翼型では先にクランプだけ装着する．

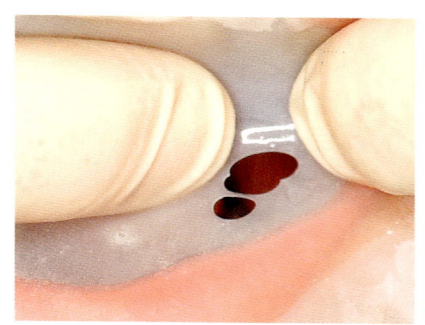

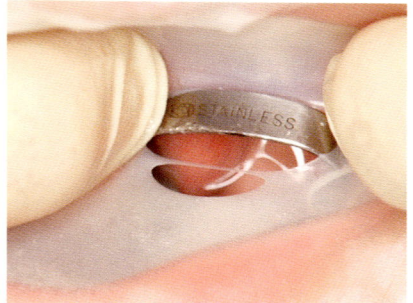

図10,11 その後，ラバーダムシートの穴を広げるようにしながら，クランプの上から挿入する．

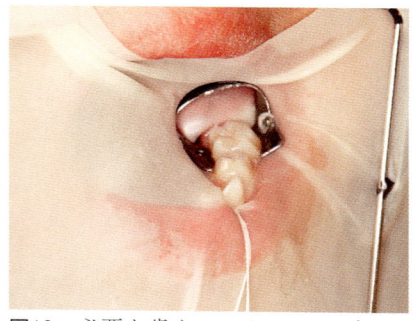

図12 必要な歯をワックスタイプのデンタルフロスで結紮しておけば，ラバーダムシートが浮いてはずれることもない．

ラバーダム防湿の注意点

ラバーダムシートの色は舌が透けて見えるような薄い半透明色を使用し，また唇の状態が直接観察できるように口唇の一部は露出させ，嘔吐にも対応できるように隙間を作り，しかも鼻呼吸ができない子どもでも口で呼吸ができるような配慮が必要である（図13）．

自分から口を開けてくれない場合には，開口器（バイトブロック）を入れてからラバーダムを装着する（図14）．

開口器（バイトブロック）が口腔内に入っ

ラバーダム防湿の注意点

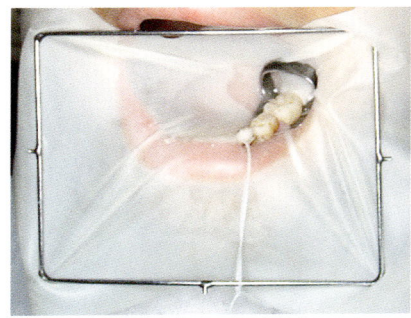

図13 唇の状態が直接観察できるように上口唇は覆わず、口呼吸にも対応できるように隙間を作り配慮している．

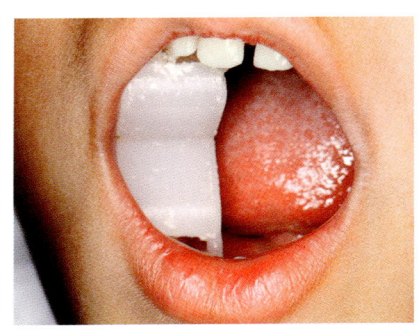

図14 自分から口を開けてくれない場合には開口器（バイトブロック）を入れてからラバーダムを装着．

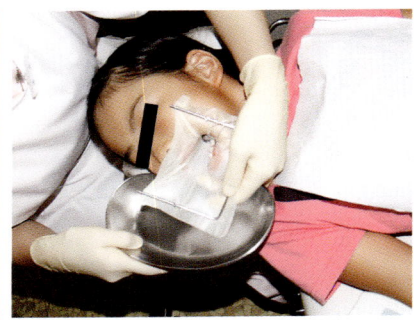

図15 嘔吐したときはバイトブロックをすぐにはずし、顔を横に向け、嘔吐物を膿盆で受け止める．

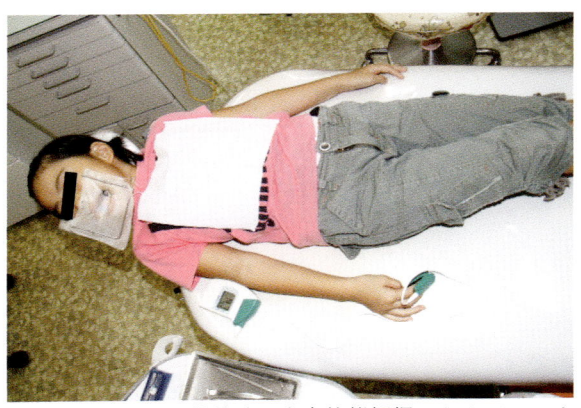

図16 ラバーダム装着時、全身状態把握のためパルスオキシメーターを使用．

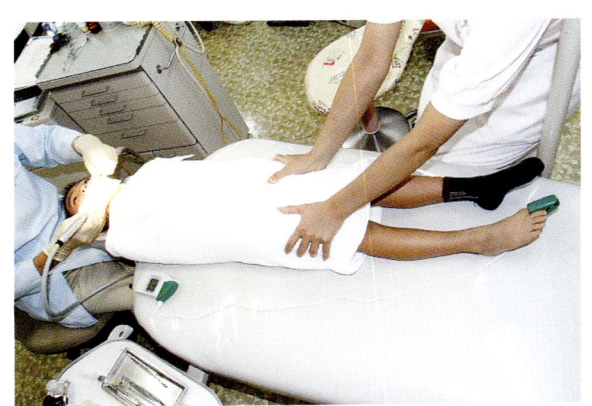

図17 タオルで巻いて抑制する場合、センサーは足指に装着する．

ている場合は嚥下が困難なため、唾液はバキュームにて常に吸引し、嘔吐された場合はバイトブロックをすぐにはずし、顔を横に向け、嘔吐物を膿盆で受け止めるように訓練しておくことも重要である（図15）．

局所麻酔時やラバーダム装着時には患児の全身状態を正確に把握するため、モニター管理が望ましい．具体的にはパルスオキシメーターによって酸素飽和度（SpO_2）と脈拍数を測定することである（図16）．

やむを得ずタオルなどで巻いて抑制する場合、通常は手指に装着するセンサーは足指に装着する（図17）．

ラバーダム防湿時には、小児が静かに眠っている場合でも安心せず、常に患児の顔貌・口唇を観察しながら、さらにパルスオキシメーターによるモニタリングが有効と考えられる．

参考文献

1. 波部剛，高森一乗．口腔内の温・湿度分布とエア・ブロー，サクション，ラバーダム防湿の影響．日歯保存誌 2008；51：256-265．
2. 全国小児歯科開業医会理事会．ラバーダム防湿，このような工夫はいかがですか．小児歯科臨床 2007；12（8）：6-11．

2 Minimal Intervention を考慮した修復治療

全国小児歯科開業医会 JSPP のアンケート調査を含む

マリン小児歯科クリニック(神奈川県茅ヶ崎市)　國本洋志

はじめに

近年の著しいう蝕の減少や，患者，保護者の方の口腔内に対する関心の高まりから，健康な歯はなるべく削らないほうがよいという思考の変化，さらには歯科材料や接着技術の改良進歩に伴い，小児歯科臨床での保存修復の体系が変化してきている．

2000年にFDI(国際歯科連盟)がMinimal Intervention(MIと略す)という予防的な概念を提言した．「最小の侵襲」と和訳されているが，個々の患者のう蝕傾向を理解した上で，正しい診断と治療計画に基づき，できるだけ歯質の削除を少なくした修復処置を行おうというものである．今回これらのことを踏まえつつ，今の臨床小児歯科医たちがどのような考えで実際の診療にあたっているかを，全国小児歯科開業医会(JSPP)の協力のもとアンケートによる調査を行い，そこから得られた回答のうちからMIに関連している部分をもとに，実際の臨床でのMI的修復治療についてまとめた．

日常臨床(JSPP)での修復治療の実態

小児歯科の臨床で行われる修復治療も，明らかなう蝕の軽減化により，何らかの影響を受けているのではないかと考えられ，実態調査を行った．

その結果，コンポジットレジン(CR)による充填処置が全体の修復処置の81％を占め(図1)，日常的に行われている修復処置はCR充填が中心であることがわかった．またその一方で，乳歯冠の頻度が少ないのはう蝕の軽減化と，それに伴う乳歯歯髄処置が少な

JSPPのアンケート結果①

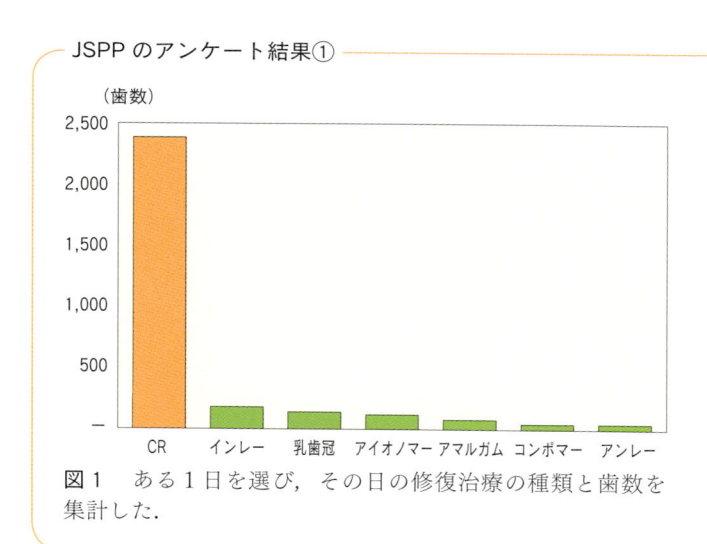

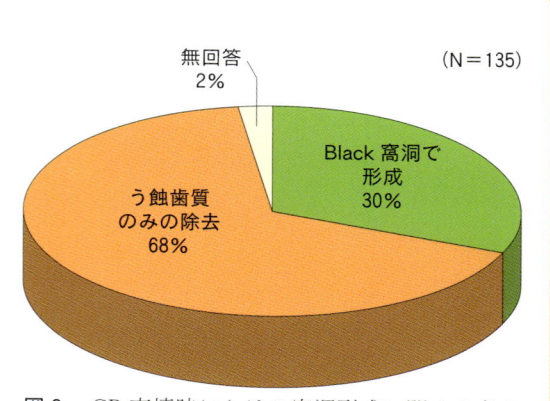

図1　ある1日を選び，その日の修復治療の種類と歯数を集計した．

図2　CR充填時における窩洞形成に関する考え方．
- Black窩洞で形成 30％
- う蝕歯質のみの除去 68％
- 無回答 2％
- (N=135)

Ⅱ　う蝕処置への取り組み

従来のⅡ級レジン充填窩洞とMIによる窩洞の違い

《従来のⅡ級レジン充填窩洞》

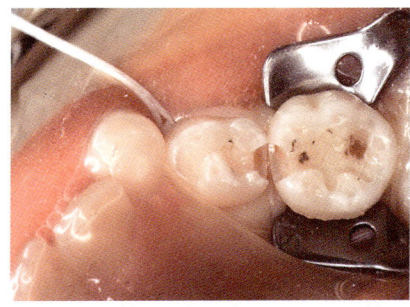

図3　典型的な乳臼歯のBlack Ⅱ級レジン窩洞．

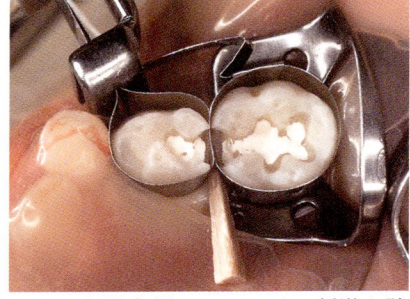

図4　窩洞底部には，レジン刺激を防ぐためのダイカルを敷いてある．

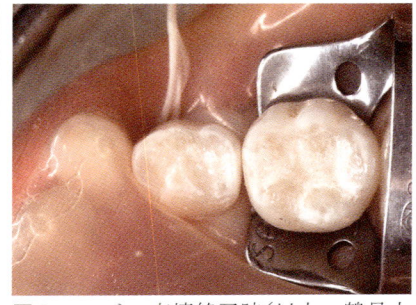

図5　レジン充填終了時（以上，鶴見大学歯学部小児歯科学教室より）．

《MIによる窩洞》

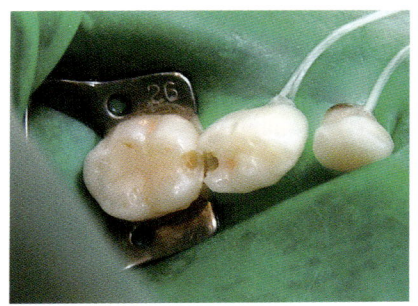

図6　MI的なレジン充填窩洞．う窩の開口時．

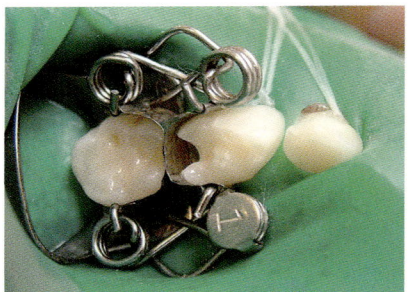

図7　う蝕のみの除去を行った窩洞．ワルサーマトリックスが挿入された充填前．

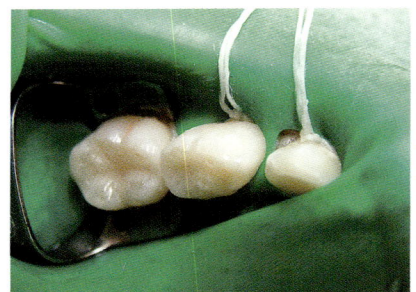

図8　レジン充填終了時．

くなってきていることなどが関連していると考えられる．

修復処置における窩洞形態について

接着技術が存在しなかった時代には，修復物の機械的な維持を図るための窩洞形態が重要であった．しかし，接着歯学の発達により，軟化象牙質のみの除去と，必要最小限の歯質削除が通常の窩洞形成になってきているのは自然な流れと考えられる．

臨床小児歯科医への修復治療の際の窩洞形態についてのアンケートからも，Blackの窩洞にこだわらず，う蝕歯質のみの削除を基本にしているという回答が68％であった（図2）．この数字からMIによる修復治療はかなり浸透，実践されていると思われ，今後さらに増加していくことが予想される．

一方，多数歯面に渡るう蝕によるインレーやアンレーなどの処置が必要な症例が存在する以上，ともすれば軟化象牙質除去のみの安易な形成に陥る危険性もあり，鋳造歯冠修復のための窩洞形成に習熟することも大切である．ここに一例として，かつての典型的なⅡ級レジン充填窩洞と，MIによるレジン充填窩洞の違いを図3～8に示す．

レジン材料の使い分けによるMIへの配慮

近年，各種のレジン材料が市販されている．これらのレジン材料を使い分けることにより，MIを考慮した修復治療が必要と考えられる．臨床小児歯科医からの回答でも，切削量の軽減を目的にレジン材料が使い分けられている

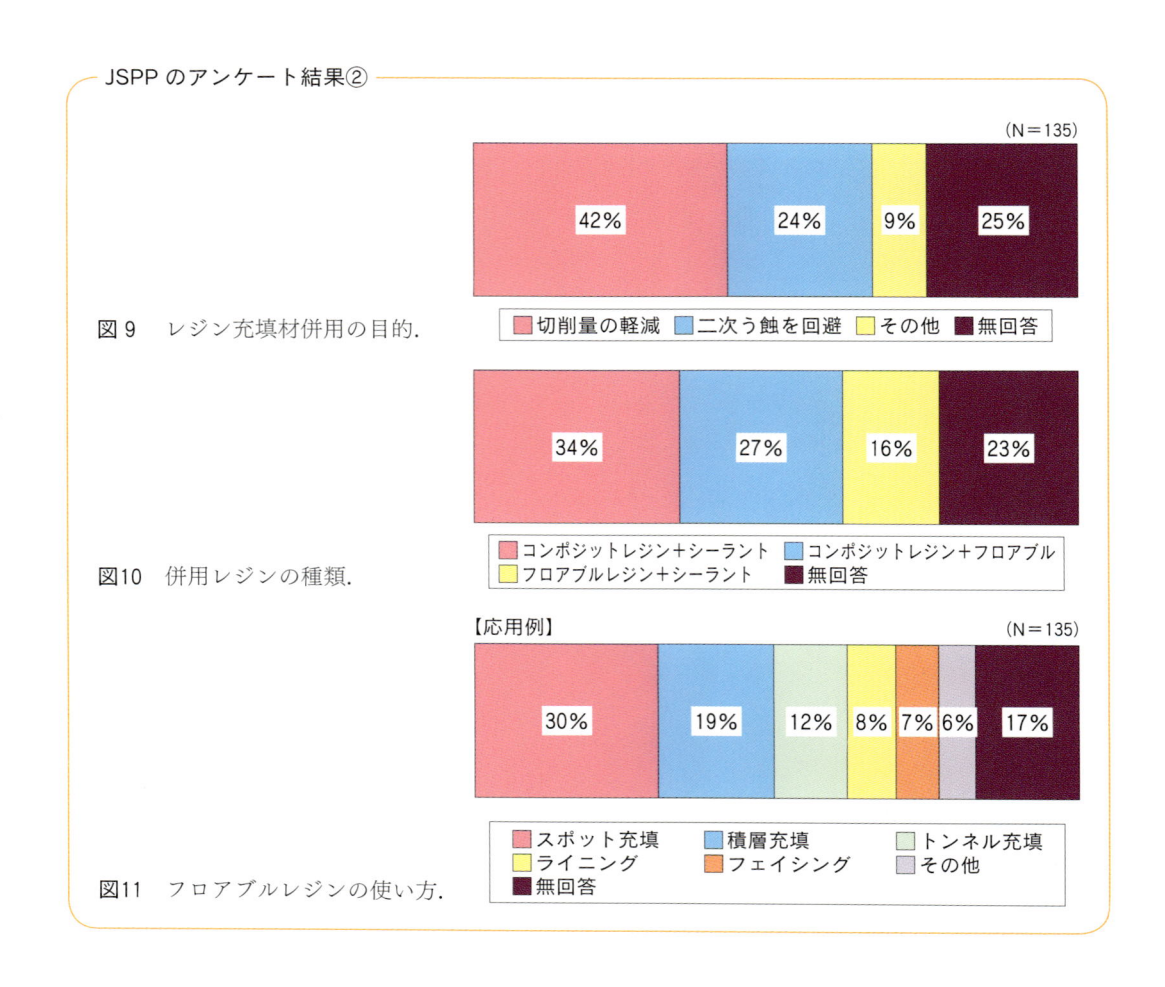

JSPPのアンケート結果②

図9　レジン充填材併用の目的.
42%　切削量の軽減 ／ 24%　二次う蝕を回避 ／ 9%　その他 ／ 25%　無回答　(N=135)

図10　併用レジンの種類.
34%　コンポジットレジン＋シーラント ／ 27%　コンポジットレジン＋フロアブル ／ 16%　フロアブルレジン＋シーラント ／ 23%　無回答

【応用例】(N=135)
30%　スポット充填 ／ 19%　積層充填 ／ 12%　トンネル充填 ／ 8%　ライニング ／ 7%　フェイシング ／ 6%　その他 ／ 17%　無回答

図11　フロアブルレジンの使い方.

のがわかる(図9, 10). その中でも最近使用頻度の高いフロアブルレジンとの併用も多く(図11), このフロアブルレジンとシーラント材を組み合わせ, 咬合面の一部のみ充填をする予防充填に近いスポット窩洞(図12)や, 側方から形成するトンネル窩洞(図13)などⅡ級, Ⅲ級以外でのMI的な修復窩洞としてはさまざまな窩洞が臨床で応用され, 小児歯科臨床にMIの概念が日常化されてきているのがわかる.

MI修復に必要なツール

MI修復を成功させるためには, う蝕罹患範囲の正確な診断と, それを基に行う確実な軟化象牙質の除去が必要である. これら一連の流れで行われる小児歯科の臨床手段としては,

①ラバーダム防湿
②レントゲン検査(とくにバイトウイング法)
③レーザーによるう蝕検知器

また, 軟化象牙歯質の確実な除去手段として,

④子どもに痛くない麻酔
⑤マイクロプレパレイション用バー
⑥う蝕検知液
⑦歯科用テレスコープ

などがある.

これらは別項で取り上げられているが, とくにこの中で小児歯科では必須ともいえるラバーダム防湿の使用頻度についての回答データを図14に示す.「必ず使う」「症例に応じて使う」を含めると86%の回答があり, 小児歯科臨床医のラバーダムの使用頻度の高さと必要性が確認できる.

スポット窩洞

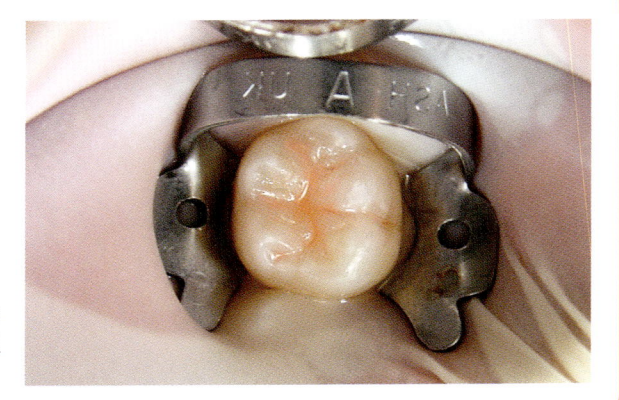

図12 いわゆるスポット窩洞で行ったシーラントとレジン充填の併用．一見シーラント填塞に見える．

トンネル窩洞

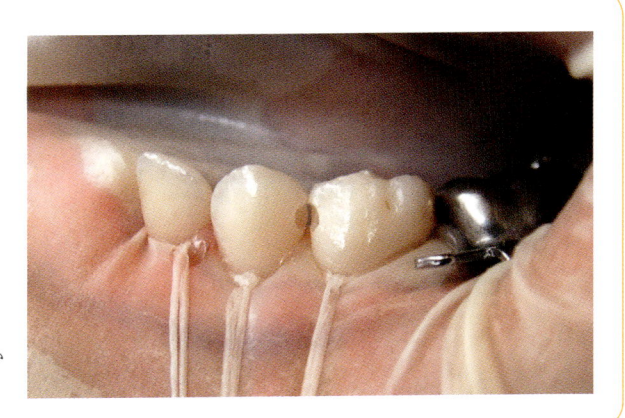

図13 咬合面を削ることなく，頬側からのトンネル窩洞．

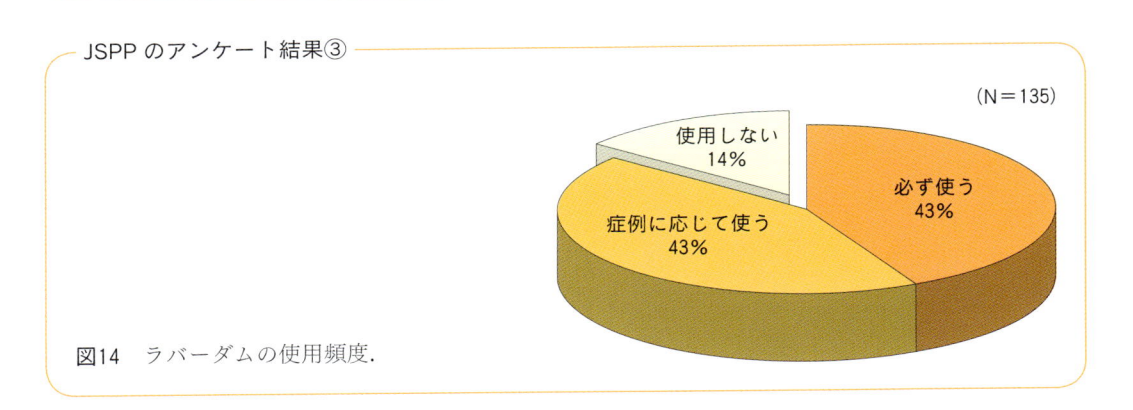

JSPPのアンケート結果③

(N＝135)
使用しない 14%
必ず使う 43%
症例に応じて使う 43%

図14 ラバーダムの使用頻度．

おわりに

小児歯科の臨床医にとってMinimal Interventionの概念は確実な修復やチェアータイムの短縮など実際の利点も大きいばかりでなく，Maximum Support(最大の支援)の概念とともに，将来の予防を中心にした小児歯科医療の根幹をなすものであり，今後ますます応用範囲が拡大していくことが期待される．

なお，本稿で使用したJSPPのデータは，2004年日本小児歯科学(於 福岡)で発表されたものである．

3 ここまで来たか接着理論の実際

北海道医療大学歯学部 生体材料工学分野　橋本正則／大野弘機／遠藤一彦

歯質接着性レジンシステムの分類

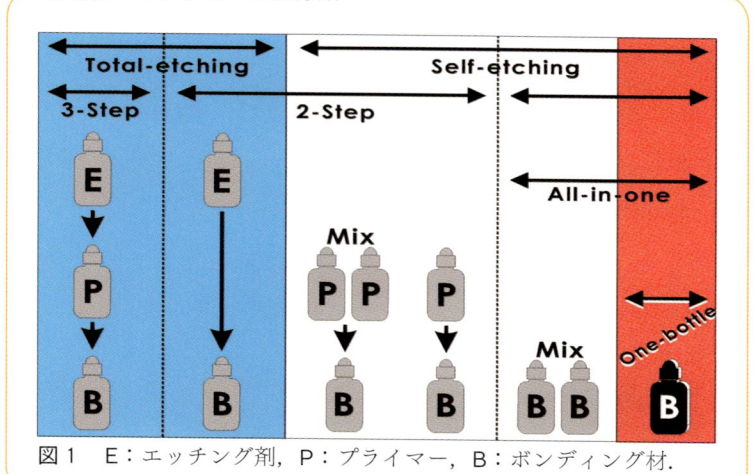

現在の接着性レジンシステムは，トータルエッチングとセルフエッチングシステムに二分することができる（図1）．トータルエッチングにおいては，エッチング剤によりコラーゲン線維を露出させる．その後，塗布するレジンがコラーゲン線維を包含することによって樹脂含浸層が形成され接着力を発現する．一方，セルフエッチングシステムにおいては，象牙質に塗布する酸性モノマー（pH 約1〜2）を含むプライマーやボンディング材が象牙質基質を溶かしながら浸透，硬化し，レジン・コラーゲン線維・硬組織複合体からなる樹脂含浸層を形成する．さらに，操作時間の短縮を目指してエッチング，プライミングおよびボンディングを同時に行うワンボトル・セルフエッチングシステムが開発され臨床応用されている．

象牙質接着におけるバイオデグラデーション

トータルエッチングにおいては，レジンのコラーゲン線維層への浸透が不十分な場合，レジンに包含されていないコラーゲン（露出コラーゲン）が接着界面に残留する．この脆弱層は長期的には，接着界面への水分浸透を許し，コラーゲン線維の加水分解を誘発する[1〜3]．図2はレジン修復されたヒト乳臼歯を交換期に抜去し，接着界面を電子顕微鏡で観察したin vivoでの実験結果である．図2のaは接着24時間後の破断面で緻密な樹脂含浸層が観察される．しかし，口腔内で2年間経過したものでは，樹脂含浸層のコラーゲン線維網の崩壊が観察される（図2のb）．これらの残留露出コラーゲン線維は口腔内の唾液由来の酵素によって消化されるものと推測できる．さらに，接着界面におけるコラーゲン線維の長期的変化は，樹脂含浸層近傍の象牙質基質からごくわずかに放出されるMMP（matrix metalloproteinase）によって消化される"自己免疫疾患"であるという概念も提唱されている[4]．このように，トータルエッチングシステムにおいては，コラーゲン線維の加水分解が接着強さ低下の主要な要因となっている．

セルフエッチングにより形成された接着構造は，露出コラーゲン層を形成しない点において，トータルエッチングと比較すると強固

図1　E：エッチング剤，P：プライマー，B：ボンディング材．

ヒト乳臼歯の接着試験片の破断面

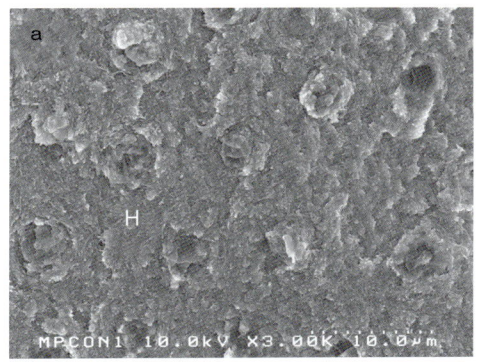

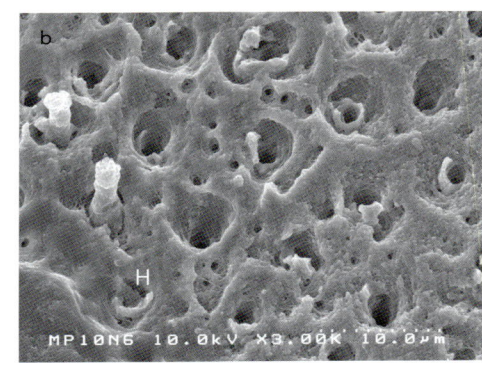

図2　a：接着24時間後においては緻密な樹脂含浸層が観察される．b：接着後2年間ヒト口腔内で経過した試料．樹脂含浸層のコラーゲン線維網の崩壊が観察され，象牙細管側枝も観察される．H：樹脂含浸層．

である．耐久性試験によってセルフエッチングシステムにおいて樹脂含浸層からのレジンの溶出が報告された[5]．接着性レジンは硬化後においても，ナノリーケージ（nano-leakage：1億分の1の単位の漏洩）をレジン硬化体内部で生じている．図3に硝酸銀染色を施した接着界面の走査型電子顕微鏡（SEM：scanning electron microscope）および透過電子顕微鏡（TEM：transmission electron microscope）像を示す．トータルエッチングにおいては，硝酸銀が樹脂含浸層に特異的に沈着している．一方，セルフエッチングにおいては樹脂含浸層だけでなくボンディングレジン層にもリーケージ（leakage：漏洩）が生じている（図3のb，c）．これらのナノリーケージは，接着界面における水分浸透の経路となり，接着強さの低下をもたらす[6]．セルフエッチングにおいてはこの劣化機序が主要なものである．

セルフエッチングにおいては，酸性モノマーのイオン化によって歯質硬組織を脱灰するため，水の含有が必要となる．さらにワンボトル接着性レジンでは油脂成分であるレジ

接着界面のSEM・TEM像，硝酸銀トレーサーによるナノリーケージの染色試料

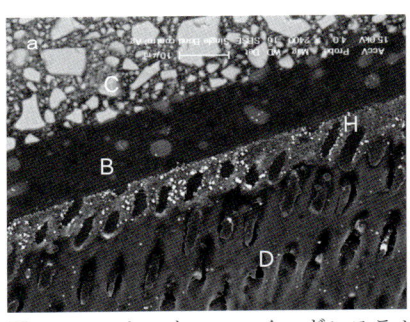

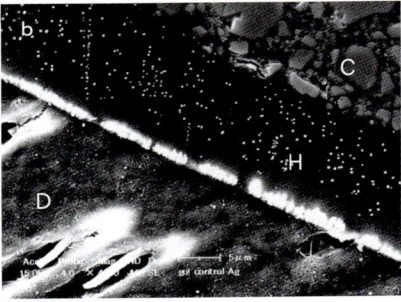

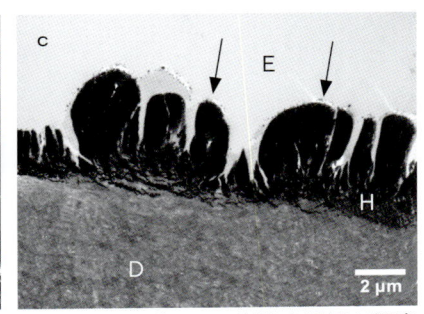

図3　a：トータルエッチングシステムの接着界面（SEM像），ボンディング層と象牙質の間に数μmの樹脂含浸層が観察される．樹脂含浸層は特異的に硝酸銀粒子による染色が観察されるが，ボンディングレジン層の染色はわずかである．b：セルフエッチングシステムの接着界面（SEM像），樹脂含浸層は全層染色されていて，ボンディングレジン層に多数のスポット状（spot-mode nanoleakage）の染色が観察される．c：セルフエッチングシステムの接着界面（TEM像），樹脂含浸層上部にバルーン状の染色（矢印：water tree）が観察される．B：ボンディングレジン，C：コンポジットレジン，D：象牙質，H：樹脂含浸層，E：エポキシレジン．

ワンボトル・セルフエッチングシステムで作られたレジン象牙質接着試験片を300日間水中浸漬後，破壊した破断面のSEM像

図4　ボンディングレジンとコンポジットレジンの境界で破壊が起こっている．ボンディングレジンとコンポジットレジンのフィラーの境界での破壊が特徴的である．

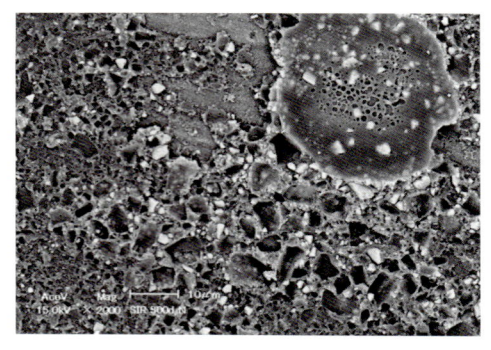

ンモノマーと水の相分離を防ぐことを目的として，アセトンやエタノールなどの溶媒が多量(40%程度)に含有されている．さらにレジンの歯質への塗布・光照射後，レジン表層に大気中の酸素の作用による数μm(1000分の1mm)の未重合層が形成される．この未重合層はワンボトルシステムのような多量に水や溶媒を含む低粘度のレジンに形成されやすい．実際，長期水中浸漬試料において，ボンディング・コンポジットレジン境界部での加水分解が特異的に観察される(図4)．このように，レジンシステムの機能・組成変化に伴って，その劣化機序も推移した．しかし，残念ながら操作ステップの簡略化をもたらした使いやすい新規レジンシステムにおいて，初期接着強さや耐久性が向上した事実はない．現時点においては，初期接着強さが高い，疎水性のセルフエッチングシステムが最も長期耐久性に優れる接着性レジンであると考えられている．

自己修復型レジンシステム

著者らは接着性レジンの硬化体が歯質とのギャップにおいて結晶性物質を形成することをSEM(図5)およびラマン光度計(図6)を用いて観察した．ラマン分析から30cm^{-1}のシフトの相違があるエナメル質類似の石灰化物であることが判明した(図6)．さらにバイオグラス(Na_2-CaO-SiO_2-P_2O_5系)添加型レジンが，わずか数か月の水中浸漬によって多量の石灰化物を形成する事実を確認している．バ

石灰化物

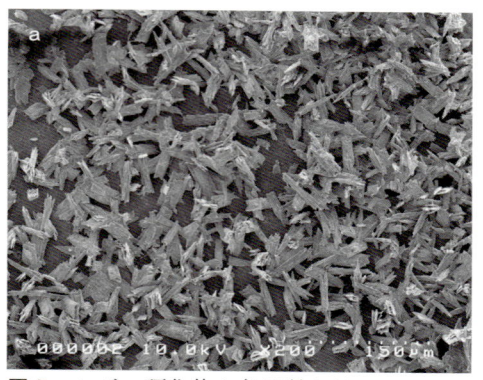

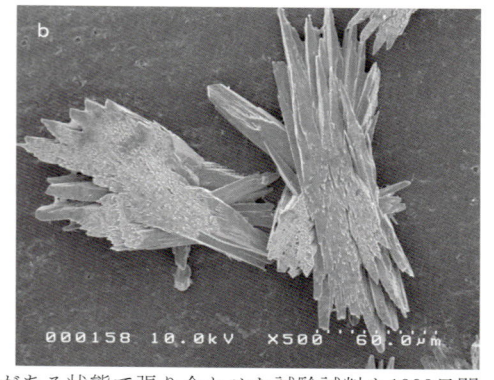

図5　レジン硬化体と象牙質を40μmのスペースがある状態で張り合わせた試験試料を1000日間水中浸漬し，そのスペースに形成された石灰化物．多数の板状(a)，および針状(b)結晶が観察される．

ラマンスペクトル

図6 レジン硬化体と象牙質を40μmのスペースがある状態で張り合わせた試験試料を1000日間水中浸漬し，そのスペースに形成された石灰化物を約1μmの分析領域にて分光分析した．石灰化物から得られたスペクトルはエナメル・象牙質に特徴的に見られるピークと30cm^{-1}のシフトの相違がある．

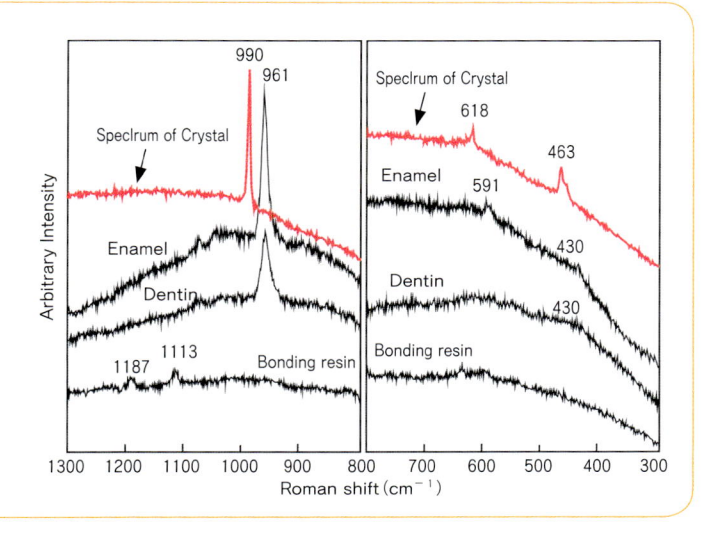

イオグラスの石灰化物誘導能はリーケージを二次的に閉鎖する"自己修復能"と定義できる．

バイオグラス(図7)やバイオセメントが整形外科領域においてすでに臨床応用されている．骨に移植されたバイオグラスは徐々に減成し，カルシウムを放出して本来の骨組織を再構築する．近年，3CaO・SiO$_2$や3CaO・Al$_2$O$_3$などを主成分とするポルトランドセメントが接着界面のナノリーケージを石灰化物で封鎖するという興味深いin vitroでの研究結果が報告されている[8]．このような観点から，接着性レジンシに自己修復機能を付与して，臨床応用可能なレベルまで向上する試みが脚光を浴びている．

バイオグラスのSEM像

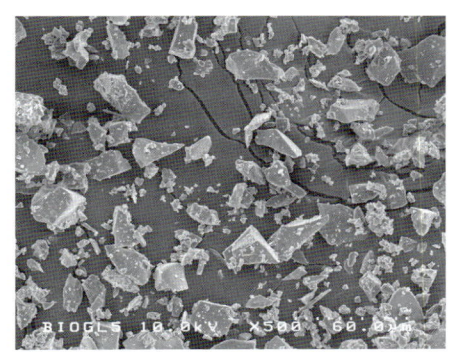

図7 ナノサイズからマイクロサイズの粒子(Na$_2$-CaO-SiO$_2$-P$_2$O$_5$系)が混在している．

参考文献

1. Hashimoto M, Ohno H, Kaga M, Endo K, Sano H, Oguchi H. In vivo degradation of resin-dentin bonds in humans over 1 to 3 years. J Dent Res 2000；79：1385-1391.

2. Hashimoto M, Ohno H, Sano H, Kaga M, Oguchi H. In vitro degradation of resin-dentin bonds analyzed by microtensile bond test, scanning and transmission electron microscopy. Biomater 2003；24：3795-803.

3. De Munck Y, Van Meerbeek B, Yoshida Y, Inoue S, Vargas M, Suzuki K, Lambrechts P, Vanherle G.. Four-year water degradation of total-etch adhesives bonded to dentin. J Dent Res 2003；82：136-140.

4. Pashley DH, Tay FR, Yiu CKY, Hashimoto M, Breschi L, Carvalho RM, Ito S. Collagen degradation by host-derived enzymes during aging. J Dent Res 2004；83：216-221.

5. Sano H, Yoshikawa T, Pereira PNR, Kanemura N, Morigami M, Tagami J, Pashley DH. Long-term durability of dentin bonds made with a self-etching primer, in vivo. J Dent Res 1999；78：906-911.

6. Hashimoto M, Ohno H, Sano H, Kaga M, Oguchi H. Degradation patterns of different adhesives and bonding procedures. J Biomed Mater Res 2003；66：324-30.

7. Hashimoto M, Fujita S, Kaga M, Yawaka Y. In vitro durability of one-bottle resin adhesives bonded to dentin. Dent Mater J 2007；26：677-86.

8. Tay FR, Pashley DH. Guided tissue remineralisation of partially demineralised human dentine. Biomater 2008；29：1127-37.

4 小児歯科における歯髄処置，根管処置の実際

過去の経緯と今日

フジイ歯科医院(千葉県船橋市)／東京歯科大学非常勤講師　藤居弘通

　乳歯，幼若永久歯に対し歯内療法処置を行うには，表1に示すように成人の歯根完成永久歯の場合とは異なる配慮が必要となる．乳歯が歯髄炎に罹患し，感染が冠部歯髄に限局している場合は，根部歯髄を生活したまま保存し，生理的歯根吸収を順調に営ませることができる生活歯髄切断法の応用が望ましい．

表1　乳歯，幼若永久歯に対する歯内療法処置の選択
- できるだけ歯髄を保存し，乳歯においては生理的歯根吸収を順調に営ませ，幼若永久歯においては歯根を完成させる方向での処置法の選択が望まれる．
- 処置法の選択は歯髄の生死，感染範囲によって決定される．したがって，露髄部位，大きさ，歯髄の生存範囲などから，一部でも保存できるか慎重に判断する．

　歯髄切断法は欧米ではFC法が広く応用されているが，治癒機転は好ましいとはいえない．図1は乳歯に対するFC歯髄切断法応用例と，Calvital生活歯髄切断法応用例の組織像である．FC歯髄切断法の経緯および現状については表2，3に記した．表4には水酸化カルシウム製剤応用に関する経緯を記した．過去の研究において，水酸化カルシウム単味に精製水を加えて使用した場合は種々な不快症状の発現が確認されているが，これを改良した製剤を用いた場合，良好な結果が得られる．

　図2，3は乳歯で多くみられる慢性潰瘍性歯髄炎の波及範囲について示した．表5は生活歯髄切断法の術式について示した．図4は

FC歯髄切断法とCalvital生活歯髄切断法の組織像

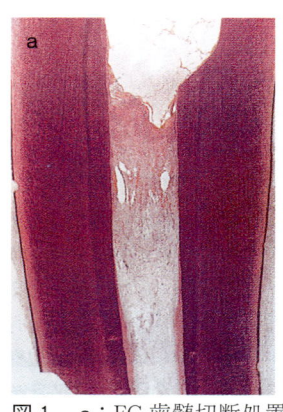

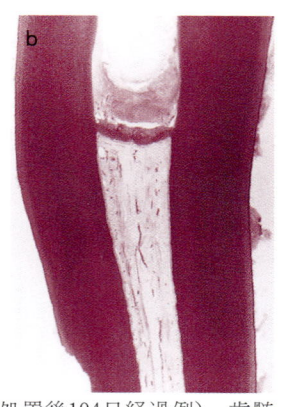

図1　a：FC歯髄切断処置後の組織像(処置後104日経過例)．歯髄の大半は炎症性変化が著しい．b：Calvital生活歯髄切断処置後の組織像(aと同一個体の反対側同名歯；処置後104日経過例)．被蓋硬組織が形成され，以下の歯髄は健康な像を示す(原図：町田ら[1]より引用)．

表2　FC歯髄切断法の経緯
- Sweet(1930)が複数回処置FC歯髄切断法を紹介．
- McDonaldの指導下に，Doyle et al.(1962)はFC法2回治療法を，Spedding et al.(1965)は1回治療法を，それぞれ水酸化カルシウム法と比較検討．
- Formaldehydeの発癌性，催奇形性が報告[2]されてからは，FCの希釈使用や，FCに代わる薬剤(glutaraldehyde, ferric sulfate)，手段(electrosurgery, laser)の検討が行われている[3,4]．
- 現在欧米では，FCは5倍希釈のもの，切断糊剤にはFCを加えない，亜鉛華ユージノール単独のものを用いるのが主流[5]．

表3 FC歯髄切断法の現状
- 臨床成績が優れているため，広く使われてきたFC法ではあるが，発癌性や催奇形性などのFormaldehydeが有する為害作用を考えたとき，生体へのFCの使用が躊躇される．
- そこで欧米では，FCに代わる方法を模索する研究報告が数多く認められ，その危機感を窺い知ることができる．
- 現在欧米では，乳歯に対する水酸化カルシウム法はあまり用いられていないが，FC法に代わる手段を模索するうちに，歯髄があるべき姿を考えたとき，水酸化カルシウム法への回帰が一部にみられるとの報告がある[6,7]．

表4 水酸化カルシウム製剤応用の経緯
- Hermann(1930)が水酸化カルシウムを覆髄剤として用い，Teuscher and Zander(1938)は生活歯髄切断糊剤として用いた．
- 本邦でも，花沢ら(1941)，関根ら(1943)によって研究され，その後も関根らにより，水酸化カルシウム製剤の欠点を補うべく，引き続き検討が加えられた．その結果をもとに製品化されたのが，CalvitalやVitapex等である．
- 欧米に比べ本邦では乳歯，幼若永久歯ともに水酸化カルシウム製剤が広く応用されている．

乳歯慢性潰瘍性歯髄炎の波及範囲

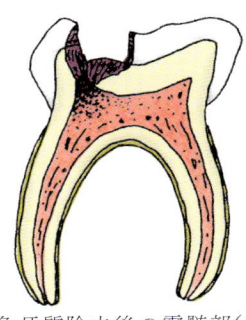

図2 軟化象牙質除去後の露髄部（潰瘍面）から2〜3mm深部までと考えられる．したがって，この図の場合は生活歯髄切断法の適応症となる（原図：町田ら[1]より引用）．

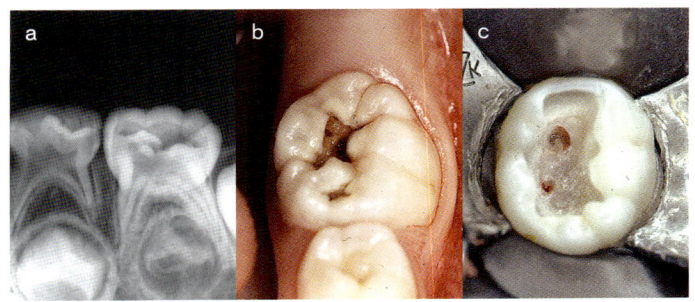

図3 a：慢性潰瘍性歯髄炎に罹患した乳歯のエックス線写真．b：同，軟化象牙質除去前の口腔内写真．c：軟化象牙質除去後の歯髄露出部と潰瘍面．この症例は生活歯髄切断法の適応症と考えられる．

表5 生活歯髄切断法の術式
（各ステップを確実に行うこと）
①除痛
②ラバーダム防湿，患歯ならびに手術野の清掃，消毒および乾燥
③(a)う窩の開拡
　(b)天蓋の除去
　(c)髄室の開拡
　この各段階の処置において清掃，消毒を繰り返し，滅菌した器材（バー）に交換
④(d)最後に滅菌した器材（バー）に交換し，歯髄切断を行う
⑤薬剤の包摂，裏装

滅菌ラウンドバーの交換

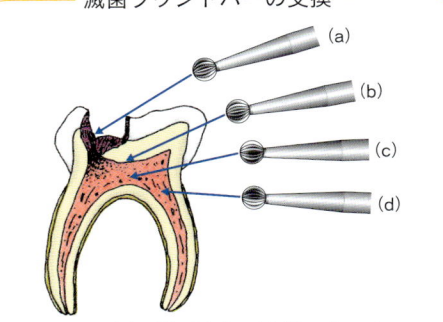

図4 生活歯髄切断時の滅菌ラウンドバーの交換．a：軟化象牙質除去時．b：天蓋除去時．c：冠部歯髄除去時．d：歯髄切断時（原図：町田ら[1]より引用）．

生活歯髄切断処置時に，感染物質を深部に持ち込まないために行うべき，滅菌ラウンドバーの交換について示した．本法を成功に導くには，適応症の選択を誤らないことと，術式の各ステップを確実に行うことが重要である．

図5は乳歯に対するCalvital生活歯髄切断法応用例の術中の写真を示す．図6は処置後の経過を示すエックス線写真を示す．

図7は乳歯に対し麻酔抜髄後，図8は乳歯に対し感染根管処置後にVitapexを根管充填し，経過観察を行った症例のエックス線写真を示す．感染性歯髄炎において歯髄のほぼ全

Calvital を用いた乳歯生活歯髄切断法

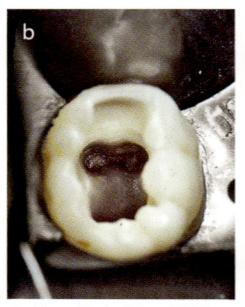

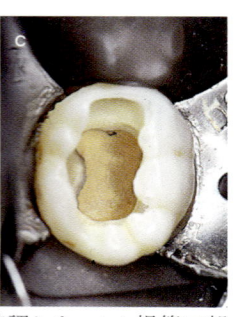

図5 a：軟化象牙質除去後，髄角部に露髄を確認した．b：根管口部における歯髄切断直後．c：髄床底に副根管が存在することがあるので，髄床底を糊剤ですべて被う．

乳歯生活歯髄切断法処置後の経過

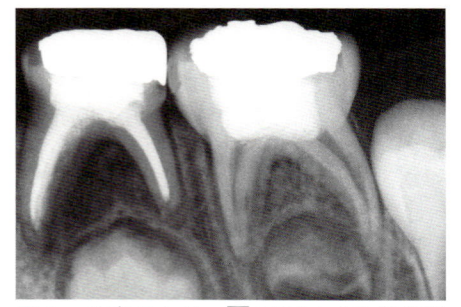

図6 3歳7か月．E：Calvital 生活歯髄切断処置後5か月；被蓋硬組織の形成がわずかに確認できる．

麻酔抜髄後 Vitapex で根管充填を行った乳歯

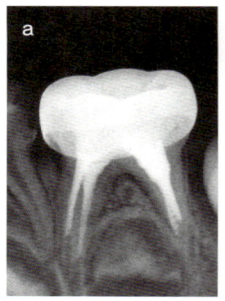

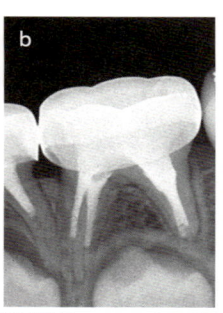

図7 a：抜髄根管充填処置後のエックス線像（4歳2か月；E）．b：生理的歯根吸収開始時のエックス線像（7歳9か月）．第二小臼歯歯胚の発育に伴い，歯根吸収の開始が認められる．

感染根管処置後に Vitapex で根管充填を行った乳歯

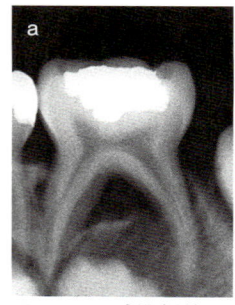

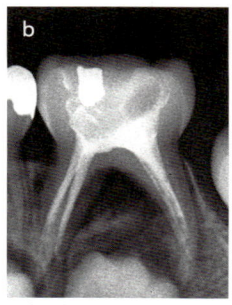

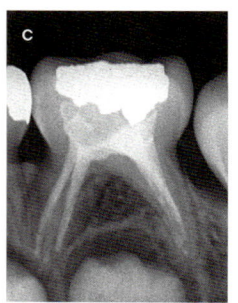

図8 a：感染根管処置開始時のエックス線像（6歳2か月；E）．b：根管充填時のエックス線像．c：経過観察時のエックス線像（6歳9か月）．分岐部の透過像が消失し，病変の治癒が認められる．

体に炎症が波及している場合で，歯根安定期にあるものならびに歯根の吸収程度が約1/4以下のものは抜髄法が適応され，歯髄壊疽あるいは根端性歯周組織炎と診断されたもの，歯髄の大部分が化膿崩壊したもののうち，歯根安定期にあるものならびに歯根の吸収程度が約1/4以下のもの．エックス線写真により根端病巣が根端部先端に限局しているものが感染根管治療の適応症となりうる．

乳歯に用いる根管充填剤は，生理的歯根吸収と同じ速度で吸収されるものが理想的である．現在これを満たすものはないが，水酸化カルシウム製剤ならびにヨードホルム加水酸化カルシウム製剤（Vitapex）がこれに近い．

図9は歯根未完成永久歯における Apexogenesis の治癒経過を示す図で，図10は歯根未完成永久歯に対し Calvital を用いて生活歯髄切断を行ったエックス線写真である．欧米の教科書の一部に，本法応用は根管狭窄を来すため，歯根完成後に抜髄を行うと記されていたが，著者らが Calvital を用いて行った症例では根管狭窄を来したものは一例もないため，処置後の抜髄は必要ないものと考える．

図11は歯根未完成永久歯における Apexification の治癒経過を示す図である．本法に関しては Frank（1966）の報告が知られているが，Frank が用いた水酸化カルシウム CMCP ペーストは操作性が悪く，また著者が行っ

Apexogenesis を示す治癒状態

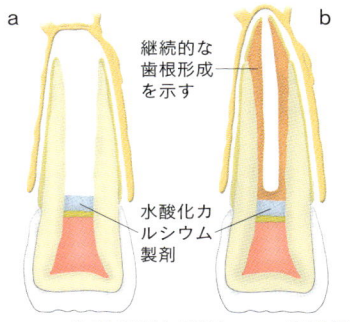

図9 a:生活歯髄切断時.b:経過観察時.継続的な歯根形成が確認される.

生活歯髄切断後の治癒状態（Apexogenesis）

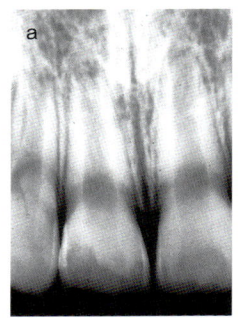

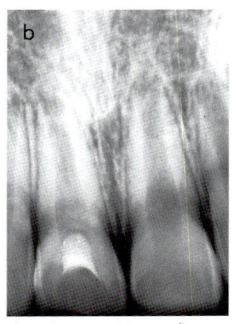

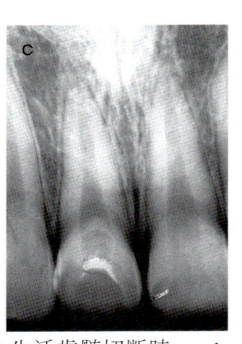

図10 a:初回来院時.（9歳0か月；1｜）.b:生活歯髄切断時.c:経過観察時(11歳9か月).被蓋硬組織と継続的な歯根の形成が認められる.

Apexification を示す治癒状態

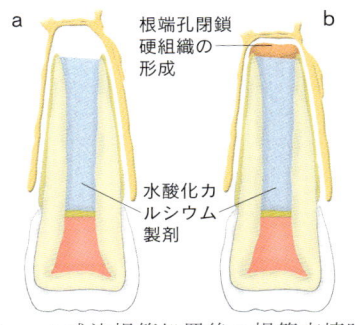

図11 a:感染根管処置後の根管充填時.b:経過観察時.根端孔閉鎖硬組織の形成が確認される.

感染根管処置,根充後の治癒状態（Apexification）

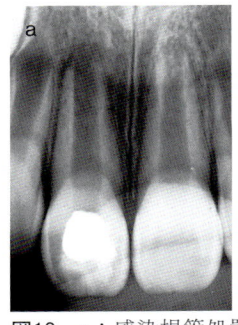

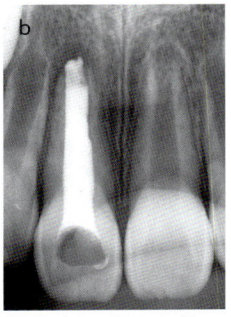

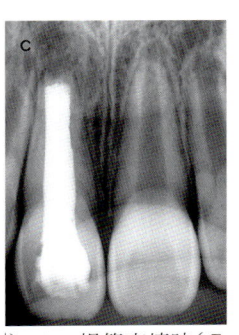

図12 a:感染根管処置開始時（7歳3か月；1｜）.b:根管充填時（7歳4か月）.c:経過観察時（7歳9か月）.根端孔閉鎖硬組織の形成が確認される.

た実験[8]の結果,長期安定性がなく,総合的にみて Vitapex より劣る成績であった.図12は歯根未完成永久歯に対し感染根管処置後に Vitapex を用いて根管充填を行ったエックス線写真である.Apexification は,歯根未完成永久歯の持つ解剖学的形態を考慮しながら,FC など刺激性の強い薬剤の使用は避けて根管治療を行い,自覚症状の消失,滲出液による悪臭および綿栓の着色がなくなったら Vitapex を根管充填し,経過観察を行う.

参考文献

1. 町田幸雄,藤居弘通(共著).小児歯科疾患の治療 診査・診断・処置.V小児の歯髄疾患の診査・診断と処置[根端(尖)性歯周炎を含む].京都:永末書店,1999；85-112.
2. Lewis BB. Formaldehyde in dentistry: a review of mutagenic and carcinogenic potential. J. Amer. dent. Assoc 1981；103(3)：429-434.
3. Ketley CE. Goodman JR.Formocresol toxicity: is there a suitable alternative for pulpotomy of primary molars, Inter. J. Paediatr. Dent 1991；2 67-72.
4. Srinivasan V, Patchett CL, Waterhouse PJ. Is there life after Buckley's Formocresol? Part I-A narrative review of alternative interventions and materials,Inter. J. Paediatr. Dent 2006；16：117-127.
5. Duston B, Coll JA. A survey of primary tooth pulp therapy as taught in US dental schools and practiced by diplomats of the American Board of Pediatric Dentistry, Ped. Dent 2008；30(1)：42-48.
6. Waterhouse PJ, Nunn JH, Whitworth JM. An investigation of the relative efficacy of Buckley's Formocresol and calcium hydroxide in primary molar vital pulp therapy, Brit. dent. J 2000；188(1)：32-36.
7. Huth KC, Paschos E, Hajek-Al-Khatar N, Hollweck R, Crispin A, Hickel R, Folwaczny M. Effectiveness of 4 pulpotomy techniques-randomized controlled trial, J. dent. Res 2005；84(12)：1144-1148.
8. 藤居弘通.歯根未完成永久歯に対する感染根管治療後の根管充填に関する実験的研究.歯科学報 1984；84(3)：479-513.

5 乳歯の生理的歯根吸収と歯内療法の最新情報

北海道大学大学院歯学研究科 口腔機能学講座 小児・障害者歯科学教室　八若保孝

乳歯の歯根吸収

乳歯と後継永久歯の交換現象のときに乳歯歯根の吸収が観察される(図1)．歯根吸収には，他に病的吸収として炎症性吸収と置換性吸収がある．

生理的歯根吸収は，一般的に多核の巨細胞として知られる破歯細胞(図2)が司る．細胞質中には，豊富なミトコンドリア，空胞などが観察され，波状縁と明帯という特徴的な構造を有する．また酒石酸耐性酸性フォスファターゼ活性を特異的に有しており，標識酵素として各種研究に利用されている．破歯細胞は，歯質に密着し，明帯により周囲環境から吸収部分を隔離し，波状縁部分から分泌されるH^+と酵素により，歯根の無機質の脱灰と有機質の溶解を行い，吸収窩を形成する．

自然脱落した乳前歯

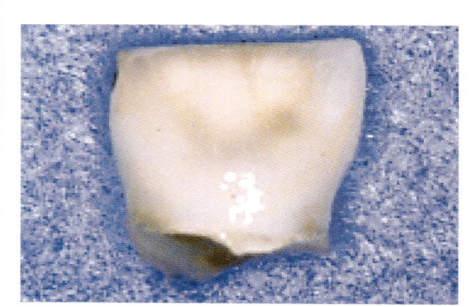

図1　生理的歯根吸収により，乳前歯の歯根は観察されない．

破歯細胞

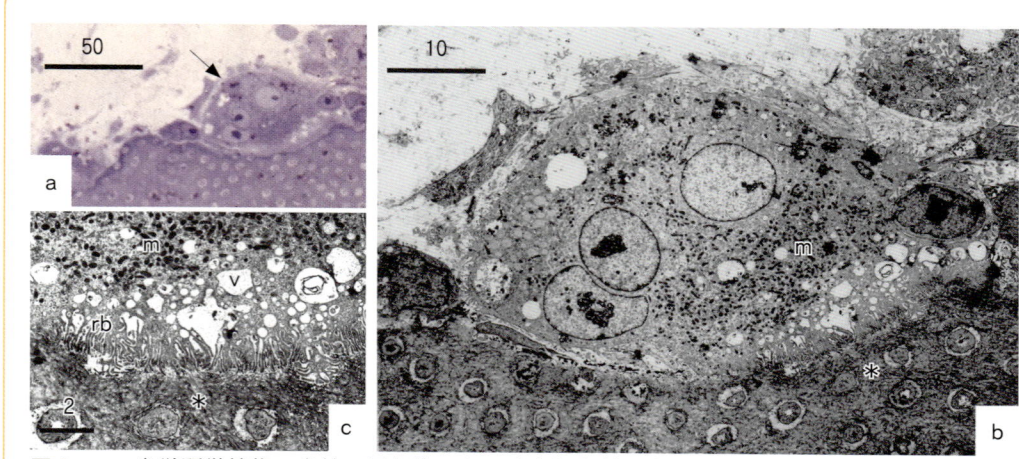

図2　a：光学顕微鏡像．多核の巨細胞である破歯細胞(矢印)が象牙質上に観察される．b：aの破歯細胞の透過型電子顕微鏡像．破歯細胞は，豊富なミトコンドリア(m)を細胞質中に有し，象牙質に接して吸収窩(*)を形成している．c：bの吸収窩部分の拡大．吸収窩(*)に接して波状縁(rb)と空胞(v)，ミトコンドリア(m)が観察される．スケールバーの単位：μm．

表1　歯科治療における注意点

〈予防処置〜修復処置〉
　とくに制限はなく，交換間近であれば行う必要はない
〈歯内療法〉
　生活歯髄切断：生理的歯根吸収が歯根の1/2まで
　抜髄：生理的歯根吸収が歯根の1/3まで
　感染根管治療：生理的歯根吸収が歯根の1/3まで．病的歯根吸収の把握が必要
〈抜歯〉
　吸収によって薄くなった歯根歯質があるため，歯根破折に注意
〈咬合誘導〉
　移動させる必要性がなく固定源としても使用不可

乳臼歯根管の断面

図3　根管の断面形態は複雑であり，樋状部分（矢印）も観察される．このような根管に対する完璧な物理的清掃は困難である．

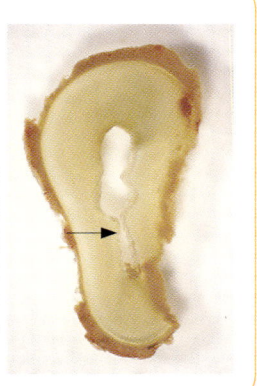

　乳歯の生理的歯根吸収の進行程度により，歯科治療の適応が大きく変化する．よって，動揺度，エックス線写真などを参考に，生理的歯根吸収の状態を十分に把握した上での対応が必要である．表1に注意点等を示す．

乳歯の歯内療法

①複雑な根管系と物理的清掃の限界

　乳歯根管は弯曲を示し，樋状の部分が存在する（図3）．根尖領域には側枝が多く，乳臼歯部髄床底には副根管が認められる症例もある．このような複雑な根管系に対するリーマー，ファイルによる完璧な物理的清掃は困難である．さらに，乳臼歯部では，歯根の厚みと弯曲の関係から，根尖までの十分なリーミング・ファイリングは35〜40号までと制限される．これ以上の拡大は，根管途中での穿孔につながってしまう．

②感染根管における細菌の局在

　乳歯感染根管の根尖領域での細菌の局在は，永久歯と異なることが報告されている．永久歯では，根管内，根管壁および象牙細管内に

根尖性歯周炎を有する乳歯の根尖領域での細菌の局在

図4　症例1　a：根尖部の光学顕微鏡像．歯根象牙質（D），根管（RC）．b：同部位の透過型電子顕微鏡像．象牙細管内への細菌の侵入は観察されない．症例2　c：根尖部の光学顕微鏡像．根管（RC）内に細菌塊（B）が，根管壁に薄い帯状の濃染層（＊）が観察される．d：同部位の透過型電子顕微鏡像．根管（RC）内に細菌（B）が，根管壁に薄い帯状の濃染層（＊）が観察される．象牙細管（T）内への細菌の侵入は観察されない．歯根象牙質（D）．スケールバーの単位：μm．

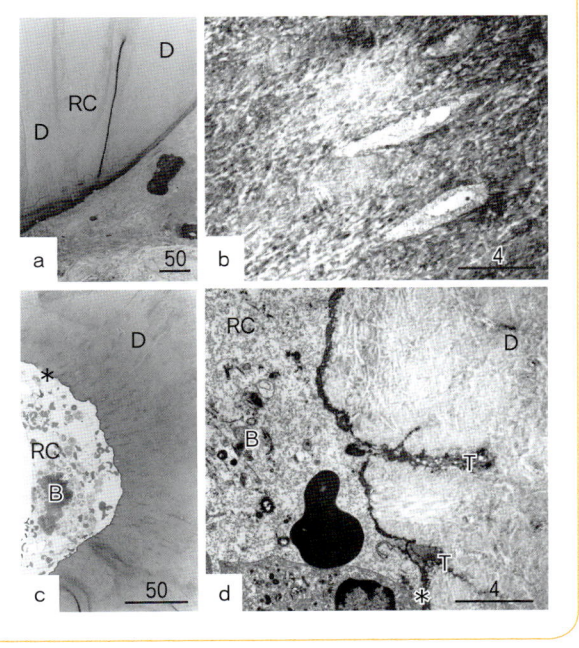

> 根管壁に形成されたスメア層

図5 リーミング・ファイリングによって根管壁に形成されたスメア層の走査型電子顕微鏡像．スメア層に被覆されて，象牙細管はまったく観察されない．

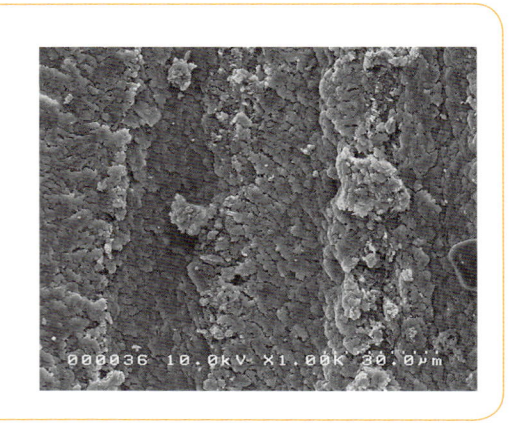

細菌が侵入して観察されるのに対し，乳歯では，根管内および根管壁に局在しているものの，象牙細管内への細菌の侵入は観察されない（図4）．よって，象牙細管内に細菌が侵入する前の早い時期に根尖病巣が生じるようである．

③スメア層

リーミング・ファイリングによる根管拡大により，根管壁にスメア層ができてしまう（図5）．このスメア層は，歯質の削片だけでなく細菌とその産生物から構成されており，根管壁を被覆する．そのため，根管壁，象牙細管や側枝への貼薬剤の効果が障害されてしまう．現在の根管洗浄は，いかにこのスメア層を除去するかに要点が置かれている．

④超音波を使用した根管洗浄

根尖領域の細菌は象牙細管内へは侵入していないため，永久歯のような確実な根管拡大は必要ない．しかし，根管洗浄剤が樋状部や側枝にまで広くいきわたる可能性は少なく，良好な細菌の除去，洗浄とはならない．このため，超音波の利用が最近普及してきた．ルートチップを装着した多目的超音波治療器（図6）により，根管内に満たした洗浄剤を振動させ，樋状部や側枝にまで，薬液を浸透させることが可能となる（図7）．有機質溶解作用を持つ次亜塩素酸ナトリウムと超音波により，根管内および根管壁に存在する細菌は溶解される．また，キレート剤であるEDTAと超音波，次亜塩素酸ナトリウムと超音波の2種

> 多目的超音波治療器

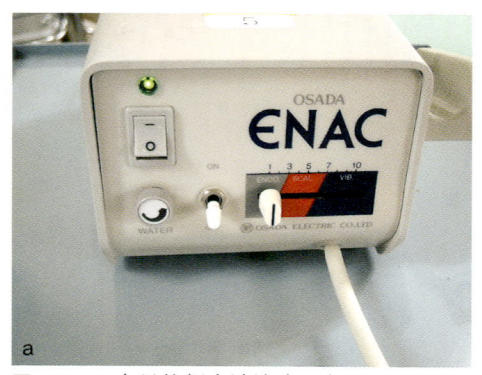

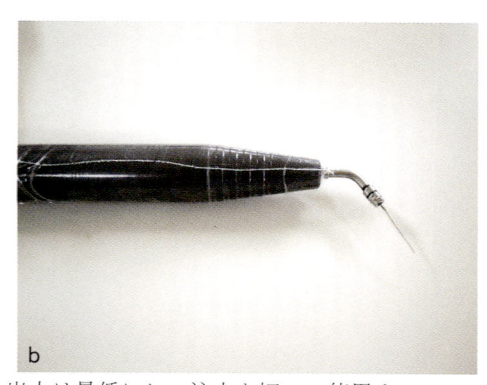

図6　a：多目的超音波治療器（OSADA ENAC）．出力は最低にし，注水を切って使用する．b：エンドチップ．根管長測定を確実に行い，チップの先端が根尖から突き出ないように注意する．

次亜塩素酸ナトリウムと超音波による根管洗浄

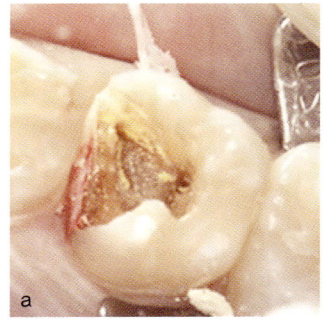

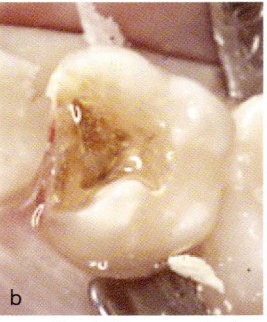

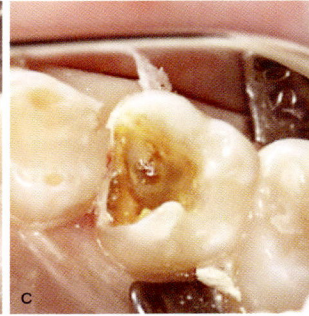

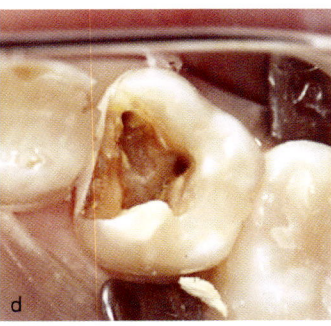

図7　a：リーミング・ファイリング後，削片などが観察される．b：次亜塩素酸ナトリウムを根管に満たす．c：ルートチップを根管に挿入し，超音波をかける．次亜塩素酸ナトリウムが根管内の有機質を溶解して気泡が発生する．d：数回繰り返した後，次亜塩素酸ナトリウムと過酸化水素水による交互洗浄を行うと，より有効な根管洗浄となる．

洗浄後の根尖領域の根管壁

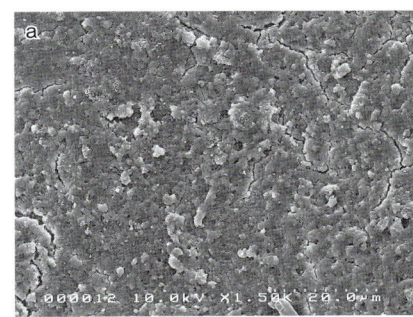

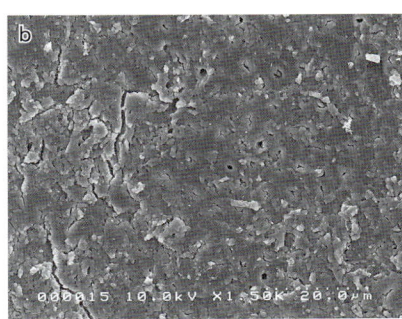

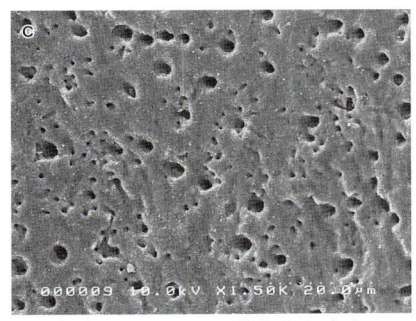

図8　3種類の根管洗浄法による根尖領域の根管壁の走査型電子顕微鏡像．a：次亜塩素酸ナトリウムと過酸化水素水によるシリンジ使用の交互洗浄．スメア層により，象牙細管はほとんど観察されない．b：次亜塩素酸ナトリウムによる超音波使用の洗浄後，次亜塩素酸ナトリウムと過酸化水素水によるシリンジ使用の交互洗浄．スメア層が残存しているが，除去された部分で象牙細管が観察される．c：次亜塩素酸ナトリウムによる超音波使用の洗浄，続いてEDTAによる超音波使用の洗浄後，次亜塩素酸ナトリウムと過酸化水素水によるシリンジ使用の交互洗浄．スメア層が除去されて，象牙細管が明瞭に観察される．

類を使用することで，スメア層の除去が可能となる（図8）．

このような根管洗浄により，複雑な乳歯根管系の清掃がより有効になり，乳歯の根管治療の予後が向上する．しかし，根尖外にエンドチップを突き出すと，根尖領域に多大な侵襲が加わるため，根管長を確認した上での慎重な操作が必要である．

⑤水酸化カルシウム製剤

水酸化カルシウム製剤（図9）は，乳歯の根充材あるいは生活歯髄切断法の糊材として使用されている．現在は，根尖領域の被覆組織の誘導（図10）を意図した根管貼薬剤として，また歯根外部吸収抑制にも応用されている．象牙細管を介して水酸化カルシウム製剤のアルカリ性が拡散して，酸性環境にある吸収部位を中和することにより，吸収が抑制される（図11）．また最近，アルカリ性の歯科用セメントとしてMTA（mineral trioxide aggregate）（図12）が，永久歯の歯内療法に臨床応用されてきており，乳歯においては直接覆髄法や生活歯髄切断法への応用が研究されている．

水酸化カルシウム製剤

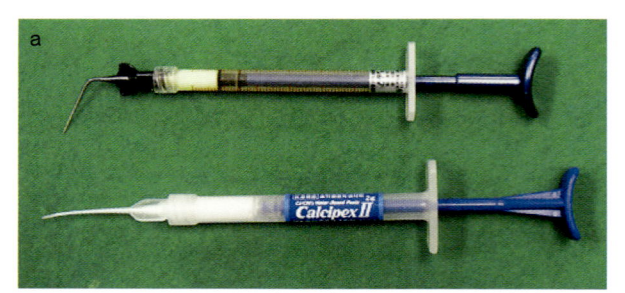

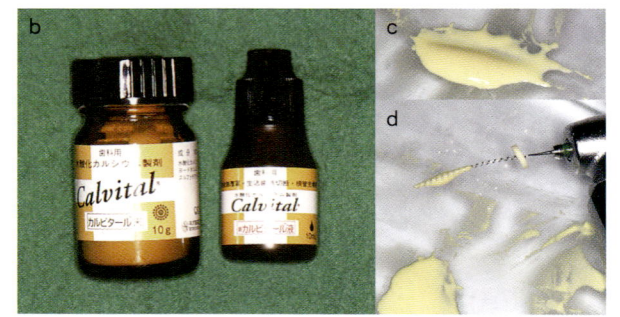

図9　a：シリンジタイプの水酸化カルシウム製剤（上：ビタペックス，下：カルシペックス）．シリンジタイプのため，使用が容易である．強圧での使用は，根尖外への過度の漏出になるので注意が必要である．b～d：混和タイプの水酸化カルシウム製剤（カルビタール）．b：粉と液の混和により使用する．c：ガラス練板上でよく練り込んで使用する．生活歯髄切断法に使用するときの硬さとは異なることに注意する．d：でき上がったカルビタールは，レンツロを使用して根管充填・貼薬を行う．細い根管，弯曲の強い根管への使用は困難である．

水酸化カルシウム製剤の根尖歯周組織の治癒促進効果

図10　感染の拡大により生じた根尖病巣は細菌，血液，膿汁などを含有し，周囲の歯槽骨を吸収する．感染根管治療による根管拡大，根管清掃と貼薬剤により根尖性歯周炎は消炎傾向を示す．この段階で水酸化カルシウム製剤を貼薬することにより，根尖から軽度漏出した水酸化カルシウム製剤の効果（主にアルカリ性）により周囲組織から線維芽細胞などが遊走してくる．これらの細胞は水酸化カルシウム製剤の周囲に線維性の被膜組織を形成し根尖部の修復が始まる．

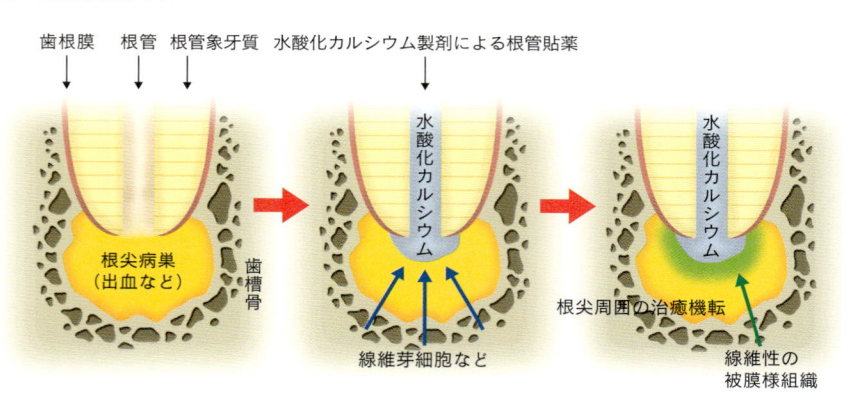

水酸化カルシウム製剤による外部吸収抑制

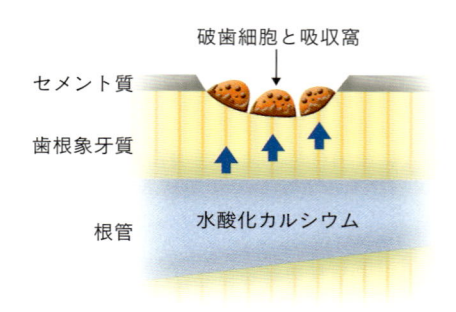

矢印：象牙細胞を介してのアルカリ性の拡散

図11　根管に水酸化カルシウム製剤を貼薬することにより，水酸化カルシウムのアルカリ性が，象牙細管を介して歯根外部吸収が生じている部分へ拡散し，破歯細胞が作り出す酸性環境を中和する．これにより，無機質の脱灰が阻害されるため，吸収は抑制される．

MTA（mineral trioxide aggregate）

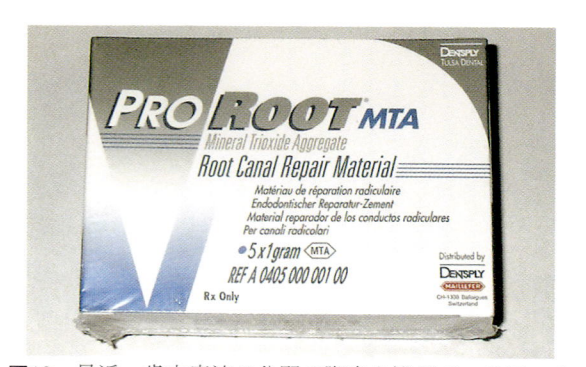

図12　最近，歯内療法の分野で脚光を浴びているアルカリ性のセメントであり，日本では，2007年春に根管の穿孔に対する修復材および直接覆髄材として認可された．生活歯髄切断，根管充填，アペキソゲネーシス，アペキシフィケーションなどへの応用が研究されている．

III

口腔外傷への取り組み

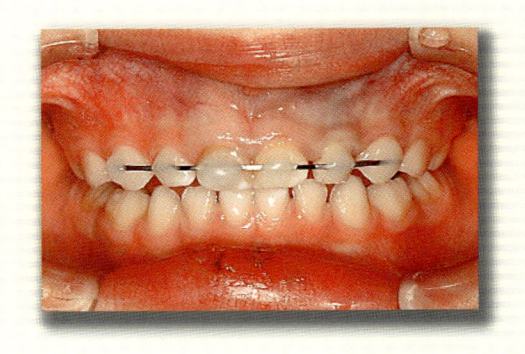

1 乳歯外傷への取り組み

福岡歯科大学 成長発達歯科学講座 成育小児歯科学分野　本川　渉／馬場篤子／尾崎正雄

はじめに

　乳歯の外傷は，小児が運動の活発化のわりには動作が未熟であることから，1～3歳の男児に多い．上顎乳中切歯に好発し，その原因は転倒が約半数以上を占め，破折より脱臼が多い．

　また，歯の外傷で来院する小児患者の多くは，急患として来院する場合がほとんどである．外傷により患児，保護者とも冷静さを失い，なかには十分に問診がとれないほどに子どもの怪我で気が動転している母親もいる．

　保護者には患児の口腔内の状況についてエックス線等を用いて説明し，処置内容，受傷乳歯の予後そして乳歯外傷の後遺症，つまり後継永久歯への悪影響について十分に説明を行い，乳歯外傷の治療は後継永久歯が健全に成長するまで長期間を要することを理解してもらうことが大切である．

　したがって，普段からの外傷に対する十分な知識を持ち，術者やスタッフの冷静な対応や，診療室の態勢を整えておくことが重要であると思われる．

　以下に外傷の分類とその処置を述べる．

乳歯外傷の分類

◎歯冠破折

①エナメル質破折
・破折が小さい場合：辺縁を研磨し，形態を整える．
・破折が大きい場合：破折片を持参した場合は接着性レジンを用いて再付着する．
・破折片がない場合：接着性レジンを用いて歯冠修復を行う．

②象牙質破折
　局所麻酔後，破折面を清掃する．間接覆髄を行ったのち，コンポジットレジンによる歯冠修復を行う．

③露髄を認める破折
　受傷後数時間以内で生活歯なら局所麻酔下にて直接覆髄，部分的生活歯髄切断または生活歯髄切断後，コンポジットレジンによる歯冠修復を行う．また露髄面が大きく，受傷後長時間が経過したため失活している場合，局所麻酔下にて抜髄もしくは感染根管処置・根管充填を行う．

　また，歯頸部での横破折や歯冠中央部での縦破折，歯冠修復が不可能な破折の場合は抜歯を行う（図1）．

◎歯根破折

①根尖側1/3
　動揺を認める場合は，局所麻酔下にて固定を行う．生理的動揺の範囲内の場合は経過観察とする．根尖は自然に吸収される．

②根中央1/3
　動揺を認めるので，局所麻酔下にて8～16週間の固定を行うが，予後不良の場合は抜歯の適応となる．

③歯頸側1/3
　抜歯の適応となる（図2）．

III 口腔外傷への取り組み

1歳4か月男児，歯冠破折症例

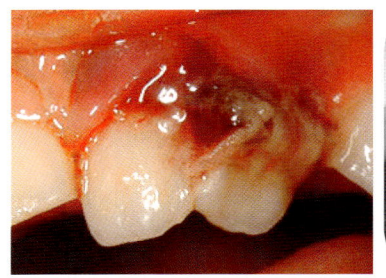

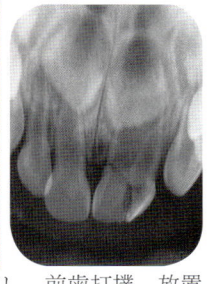

図1 車のドアを開けたときに転落し，前歯打撲．放置していたが，歯肉に傷がついていることに気付き，翌日近医受診．紹介により来院となる．保存不能なため抜歯．

4歳1か月男児，歯根破折症例

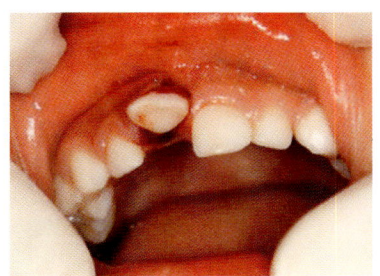

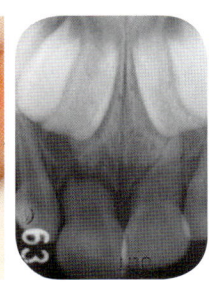

図2 幼稚園室内で転落．オルガンに前歯を打撲し来院．保存不可能なため抜歯．

2歳7か月女児，振盪症例

・初診時の口腔内写真およびデンタル

・2週間後，変色が強くなり歯内療法へ

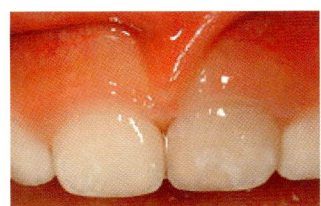

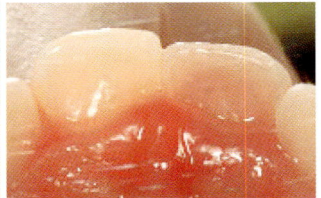

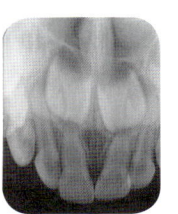

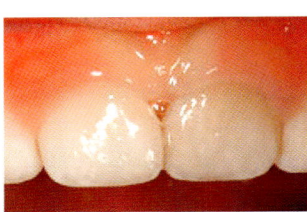

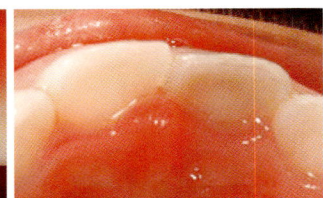

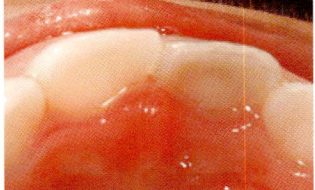

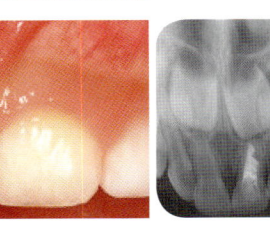

・歯内療法終了4か月後

図3 10日前，団地の階段から転落し，A| 打撲したため近医受診．10日後A|に変色を認めたため，紹介来院となる．やや変色を認めるが動揺なし．

◎振盪
　動揺・転位は認められないが経過観察が必要である．受傷後，歯冠の変色を認めることがあるが，歯冠舌側面に顕著に現われるため慎重な診査が必要である．変色が改善されなければ電気歯髄診などで歯髄の生死を確認し，必要に応じて歯内治療へと移行する（図3）．

◎亜脱臼
　転位はなく，動揺が認められる場合は，局所麻酔下にて10日～2週間の固定を行う（図4）．

4歳9か月男児，亜脱臼症例

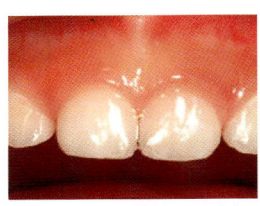

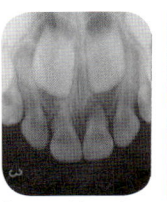

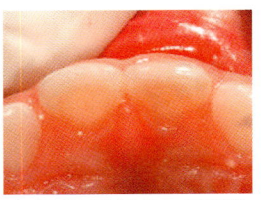

図4 3週間前，公園のジャングルジムより転落（半年前に同部位受傷の既往あるが，その際は経過観察）．放置していたが，患歯の疼痛および動揺を認めたため来院．|A の暫間固定を行った．固定2週間後|Aの歯内療法を行う．固定を3週間行い，経過観察を行った．7歳1か月時，|1は異常を認めなかった．

2歳6か月男児，陥入症例

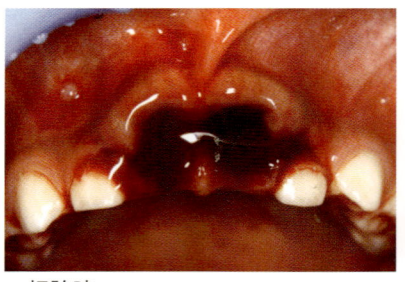

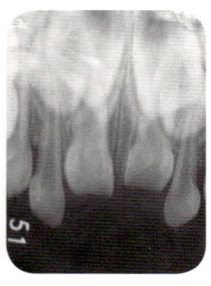

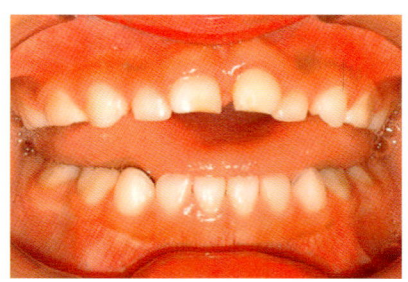

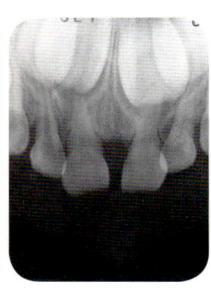

・初診時
・受傷1年7か月後

図5　公園の鉄棒に顔面を強打．前歯が脱落したと思い歯を捜すが見つからず来院．エックス線写真よりA|Aの陥入を認めた．受傷4か月には再萌出を認めた．

0歳11か月男児，挺出症例

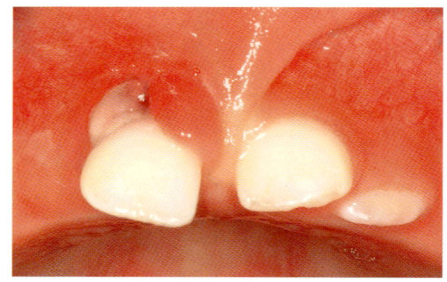

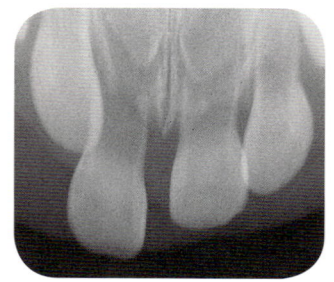

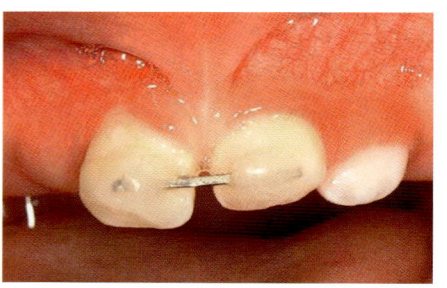

図6　4日前に自宅で転倒し近医へ受診．経過観察としていたが，挺出と動揺が改善されないため当科へ紹介．2週間の固定を行った．

1歳2か月女児，唇側転位症例

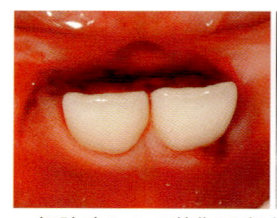

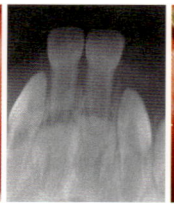

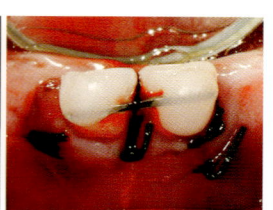

・初診時および整復固定直後

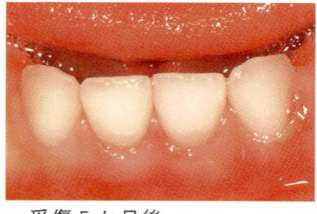

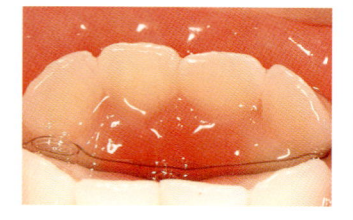

・受傷5か月後

図7　自宅で転倒した際，机の角で下顎を強打．口腔内から出血するために受診．固定を約1か月行い，受傷5か月経過後も歯冠変色は認められず良好である．

◎**不完全脱臼**

　陥入の場合(図5)は，まず経過観察し，自然萌出を待つ．再萌出が認められず，形成中の後継永久歯歯胚を障害している場合や，転位が著しい場合は抜歯を行う．

　挺出(図6)・転位(図7)・捻転の場合は，局所麻酔下にて整復後約2週間程度の固定を行う．

◎**完全脱臼**

　局所麻酔下にて再植後約2週間程度の固定を行う(図8)．しかし，脱落後長時間経過した歯は再植不可能であるので，小児義歯などの保隙装置を装着する(図9)．

Ⅲ 口腔外傷への取り組み

3歳1か月男児,完全脱落症例

・初診時の口腔内写真および脱臼歯

・再植,固定直後の口腔内および咬合法

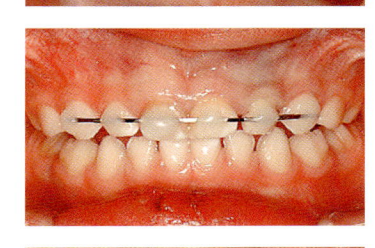

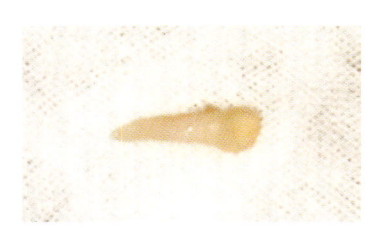

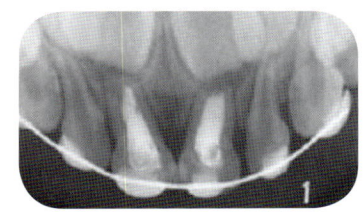

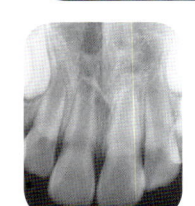

・受傷3年6か月の口腔内およびデンタル

図8 保育園で転倒しブロックにて強打した際,B̲が脱落したため当科を受診.脱落歯を牛乳に保存し,受傷部を氷水で冷やしながら来院.受傷後30分で再植.2̲に異常は認められない.

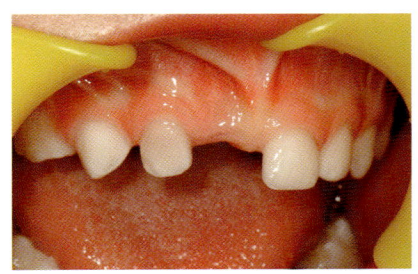

2歳7か月男児,完全脱落症例

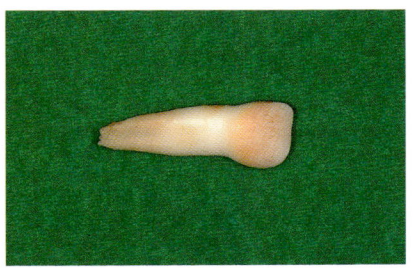

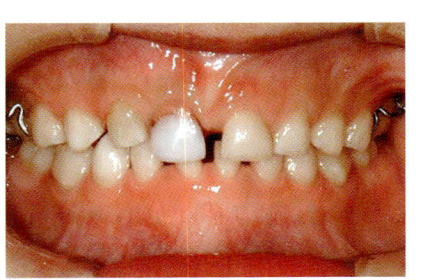

図9 4か月前,自宅で布団につまずき机の角で上顎前歯を打撲.脱落歯(A̲)は見つからず,持参なしの状態で近医受診.歯は翌日母親が発見したが再植不可能.A̲の早期脱落のため,小児義歯を装着した.

受傷乳歯の予後

受傷歯のみならず,その両隣接歯や対合歯も同様に予後観察を行う.

歯髄の変化:

歯冠の変色がみられる.①ピンクは歯髄充血,②黄色は歯髄の石灰化による閉塞,③灰色は歯髄壊死を示すが,乳歯の変色は必ずしも失活というわけではないので,変色を認めても,しばらくは経過観察を行う.

歯根吸収:

定期的にエックス線診査を行い,後継永久歯に悪影響を及ぼす場合は抜歯の適応となる.アンキローシスも同様とする.

後継永久歯への影響:

①エナメル質の白斑や黄斑,②エナメル質,象牙質の減形成,③歯冠や歯根の彎曲,④歯根の発育不全,⑤萌出異常などが生じる可能性がある.

2 永久歯外傷への取り組み：修復および固定

東京医科歯科大学大学院 医歯学総合研究科 小児歯科学分野　宮新美智世／高木裕三

はじめに

幼若永久歯の外傷における症形分類と治療法の対応は一定のコンセンサスが得られている[1]．このうち最も頻度の高い治療法である修復と固定について述べる．

歯冠の破折と修復

◎亀裂・破折

歯冠の亀裂は，近年，歯髄へ冷刺激などを伝え，細菌の進入経路になることや，外力が加わった場合に歯根破折の糸口となることが指摘されてきた[2]．肉眼で見えても，記録しにくく，歯軸方向に光線を当てるなどの工夫がいる（図1）[3]が，接着性レジンでなるべく早期に被覆することが推奨されており，レジンは亀裂の深部まで侵入する[4]．さらに歯冠破折の場合は放置されると，1か月後には根尖性歯周炎が生じることがあり，破折部の被覆は急務である．また，歯冠破折の辺縁は白く不透明で，微小な不完全破折が多数走ることが示された（図2）[5]．したがって，修復に先立って，破折辺縁部の不完全破折を削除し，窩縁斜面を形成し，亀裂の部位を含め外側にもコンポジットレジンを塗布するなどの補強が望ましい[5]．

◎修復物の咬合

側方歯の交換期には前歯と大臼歯が側方運動も誘導する．したがって前歯の修復物（コンポジットレジンなど）が対咬歯を急速に咬耗

歯冠の亀裂・破折

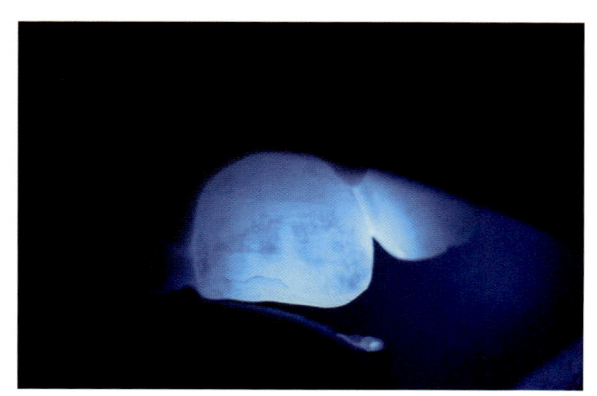

図1　外傷により脱臼した左側上顎中切歯にみられた歯冠亀裂．切縁の舌側から青色の光源を当てて撮影したもの．唇面中央切縁寄りに亀裂が円弧を描いているのがわかる．

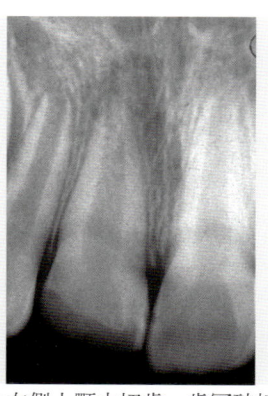

図2　9歳児の右側上顎中切歯．歯冠破折の1か月後に観察された根尖部骨透過像．歯肉には膿瘍が形成された．電気診に反応がなく，切削痛がなく，壊死した歯髄が根管内に確認された．

修復物の咬合

図3　上顎中切歯が外傷により破折し，コンポジットレジン修復を受けた症例の下顎切歯．著しい咬耗が観察され，冷水違和感がある．

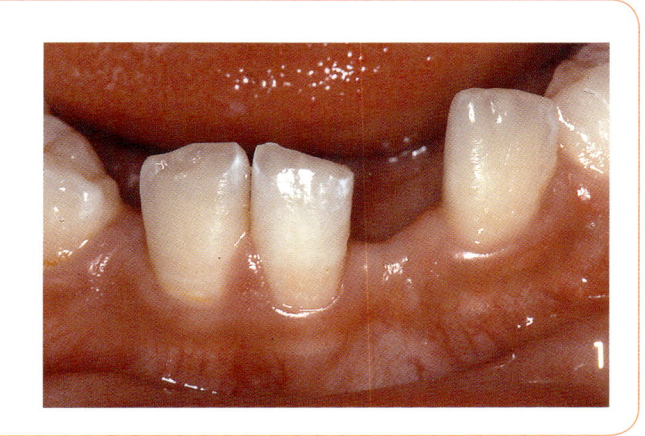

外傷による位置変位と整復法

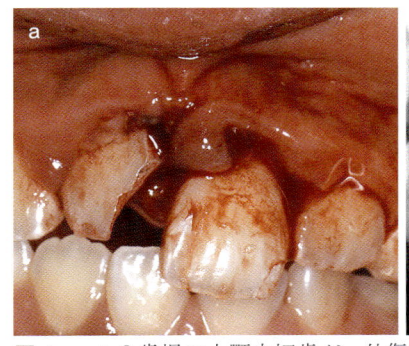

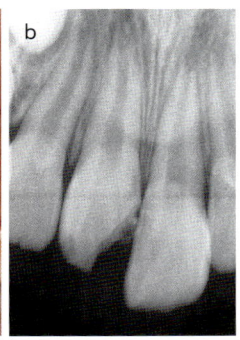

図4　a：8歳児の上顎中切歯が，外傷により舌側傾斜した．左側は挺出，右側は陥入と歯冠破折を併発している．b：受傷当日のエックス線写真．両側上顎中切歯の根尖部骨透過像は，舌側傾斜に伴って観察されるものである．

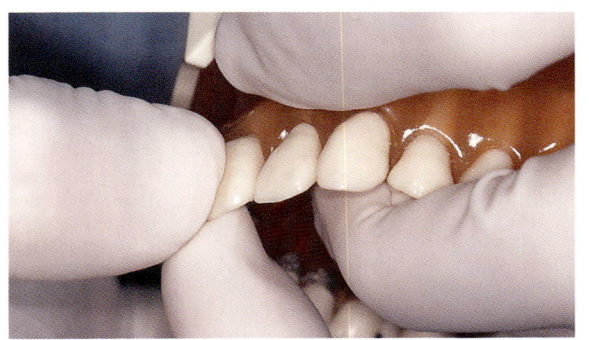

図5　外傷により位置変位を起こした上顎中切歯の整復法（顎模型）．歯冠をもって咬合や歯肉形態を参考に適切な位置に導くとともに，唇側根尖部歯肉の上から根尖相当部の歯槽骨を周囲の歯槽骨へ円滑に移行するように指で圧する．同様に口蓋の骨も歯根側に押し付けるように圧しながら，歯の動きを観察する．非観血的に歯と歯槽骨の双方をできるだけ適切な位置に導くことが望ましい．

させることがあり（図3），これにより冷水違和感などの症状が出ることもある．この時期の修復材料は咬合に応じて選ぶ必要がある．

脱臼歯と固定

◎診療上の注意点

脱臼に歯槽骨骨折が合併する場合は，歯肉の内出血，腫脹，圧痛を伴う．歯肉上から歯槽骨表面を指腹でなぞると，段差をふれる場合や，歯を動揺させると隣在歯や根尖部の骨が同時に動く場合，エックス線所見の白線の断裂像も歯槽骨骨折の兆候である．白線の不明瞭化は陥入を，根尖部透過像は挺出か舌側傾斜を疑わせる（図4）．位置変位は歯槽骨骨折を伴うことが多いため，整復時には歯の位置を戻しつつ，歯槽骨を歯肉上から指で抑え，滑らかに移行するように圧する（図5）．

◎固定

固定は，歯周組織損傷後の治癒期間において，外力による歯槽骨の吸収など二次的損傷を予防しつつ，咬合を保全する[6]．固定法（図6）は直接レジンスプリントが容易だが，歯

固定法（上顎切歯部）

図6　レジンスプリント（上顎中切歯間）は簡便で，歯間距離の狭いものが適用（左右中切歯間）．ワイヤーレジンスプリント（右側中切歯‐側切歯間）は歯間距離の広い部位や多数歯固定が適応．直接法が難しい場合は応急的にレジンスプリントして印象を採り，間接法でワイヤーレジンスプリントを作り，後日置き変えてもよい．
使用材料：金属線（矯正用角ワイヤー.21×.25，クラスプ線 直径0.7mm 等），即重レジン（Unifast II™ clear 等），接着性レジン（Superbond™，光重合型各種）．

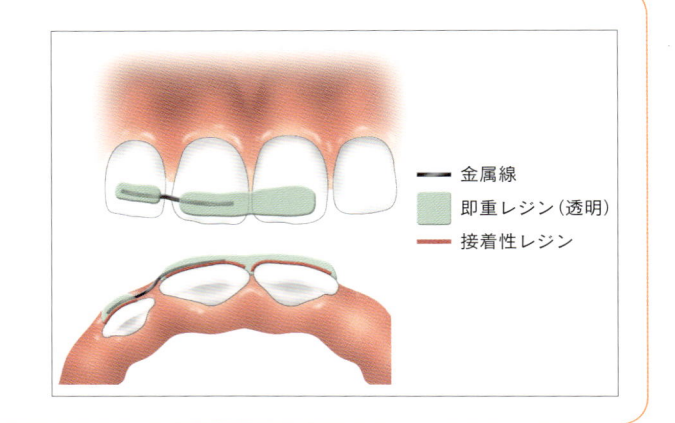

― 金属線
■ 即重レジン（透明）
― 接着性レジン

ワイヤーレジンスプリントの応用

■ コンポジットレジン

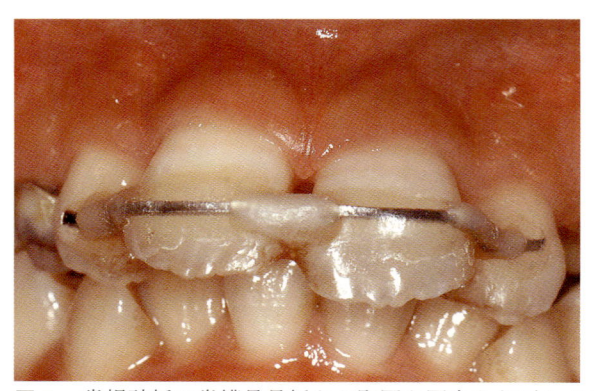

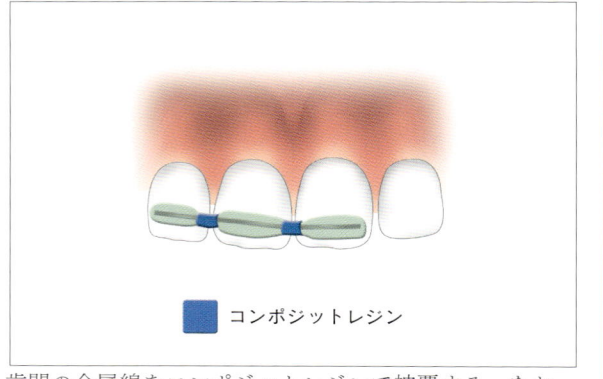

図7　歯根破折や歯槽骨骨折など堅固な固定を必要とする際は，歯間の金属線をコンポジットレジンで被覆する．なお，固定装置は数個に分け，組み合せも可能である．

槽骨骨折などでより長期間，多数歯を固定する場合は，ワイヤーレジンスプリントが清潔でかさばらず，歯間空隙が広くても適用できる．また，歯根破折などの堅固な固定には，ワイヤー部をコンポジットレジンで覆う（図7）．

固定中に，動揺度測定器（ペリオテスト™，東京歯科産業）を用いると，固定の脱離，骨性癒着の有無を評価できる．被固定歯の動揺度は，固定源（正常歯）の動揺度と等しいか高く[7]，"堅固すぎる固定"というものは現実には存在しない．歯周組織の損傷に対しては感染予防のため抗生物質を投与し，家庭でも2日間以上はほぐした綿棒に薄めた含嗽薬をつけて清拭するよう指導する（図8）．固定期間は歯槽骨骨折がなければ2～4週間，あれば6週間，歯根破折が合併した歯は2か月以上である．固定期間の長さと骨性癒着との関連は，動物実験での抜歯後再植において議論がある[7]が，無固定でも骨性癒着が起き，かつ骨性癒着の自然治癒もあるため，さらなる研究が必要である[8]．

陥入以外の脱臼には骨性癒着はほとんど生じないので，固定を危険視する理由はない．逆に，固定が不十分だと歯槽骨辺縁を失う危険性がある．

ホームケアとしての口腔衛生

図8　受傷部位の清掃は最も有効な感染予防法である．家庭でも受傷部位は綿棒を指でほぐして，規定に従い希釈した含嗽剤をふくませ清拭させる．保護者に対しては歯ブラシの安全な使い方を教える．

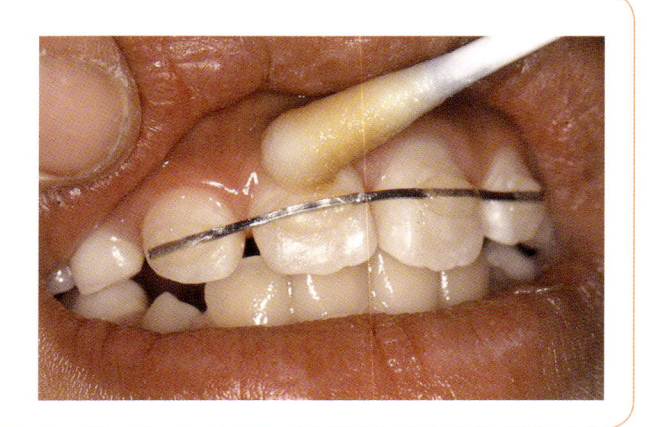

参考文献

1. Andreasen JO, Andreasen FM., Anderson L. Ed. Textbook and Color Atlas of Traumatic Injuries to the Teeth, 4th edition. Copenhagen : Munksgaard ; p280-304, 372-443, 2007.
2. Love RM. Bacterial penetration of the root canal of intact incisor teeth after a simulated traumatic injury, Endod Dent Traumatol 1996；12：289-293.
3. 飯島英世ほか．歯冠亀裂を記録するための写真撮影法について．口病誌 2000；67：58-62.
4. Nyunt Nyunt M, Miyashin M, Yamashita Y, Takagi Y. Penetraction of resin into experimentally formed infractions in porcine tooth crowns. Pediatric Dental J 2008；18：86-101.
5. 宮新美智世，マ ニュンニュン，東野麻衣，藤田晴子，高木裕三．外傷による歯の亀裂に関する研究2．歯冠破折に伴う亀裂とその治療について．小児歯誌 2007；45：283.
6. 中静正，石川純（編）．歯周治療学．東京：医歯薬出版，p309，1983.
7. 宮新美智世．小児の歯の外傷（2）受傷歯の固定法について1．固定法—実態と議論．小児歯科臨床 2007；12(10)：43-50.
8. Miyashin M, Kato J, Takagi Y. Tissue reactions after experimental luxation injuries in immature rat teeth. Endod Dent Traumatol 1991；7：26-35.

3 スポーツ歯学の最新情報

子どものスポーツ外傷とマウスガード

東京歯科大学 スポーツ歯学研究室　石上惠一

子どものスポーツ外傷

　顎口腔領域に発生するスポーツ外傷のうち，コンタクト・スポーツ（人と人，人と物など，接触あるスポーツ）は，自分自身はもとより相手の選手にも傷害を負わせることが多い．最近の子ども達の遊びは，家にいるときはTVゲーム，外ではサッカーや野球などのスポーツがいわゆる遊びと考えられる．そのような状況下，たとえば遊びとしてサッカーを一つ取ってみても低学年から高学年まで，あるいは一学年の中でも4月生まれの子と早生まれの子とが一緒にプレーしたりすることで，ケガをすればその程度も大きくなることは想像できる．さらに，コンタクト・スポーツでは自分自身はもとより，相手の選手にも傷害を負わせることが多いともいわれる．最近の傾向として，子どもたちの体格が欧米並みになるとと同時に，競技においてもパワーやスピードが著しく向上してきたため，いままで以上にケガの重症化がみられる．

◎受傷様式

　一般的に顎口腔領域へのスポーツ外傷の受傷様式をみてみると，上顎では前歯部の破折や脱臼が多く（図1），下顎では下顎骨折が多い（図2）．また，衝撃の強さ・方向，衝撃物の弾性・形態で損傷の部位や程度に差を生じる．遅い速度での打撲は歯周組織への損傷が大きく（図3），逆に早い速度での打撲は歯の破折が多い（図4）．肘のような弾性のあるものに強打した場合は，歯の脱臼や歯槽骨骨折を起こしやすい（図5）．

◎予防法

　スポーツ外傷の年齢別発生頻度をみると，10歳代が最も多く，次いで20歳代でこれらの年代で全体の7割以上を占める．子どものスポーツ外傷の問題は，歯の喪失，歯槽骨および顎骨骨折がその後の歯列や顎骨の成長・発達に障害を与え，咬合・歯列の不正を生じることになる．また，脳への衝撃により深刻な

脱臼

図1　サッカーボールが顔面に直撃し，前歯が脱臼したケース．

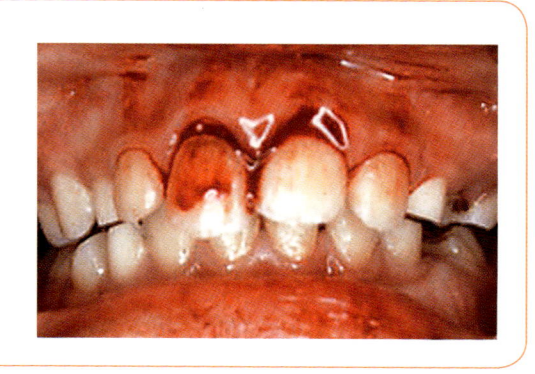

III 口腔外傷への取り組み

下顎骨骨折

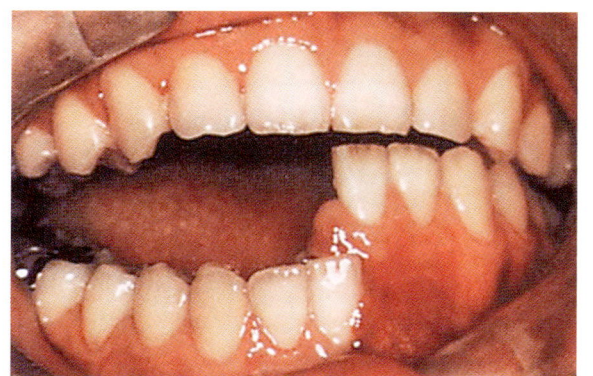

図2 下顎骨骨折．子どもの場合，顎骨内に未萌出永久歯胚を有すること，また歯槽骨が疎なため重傷化がみられる．

歯周組織への損傷

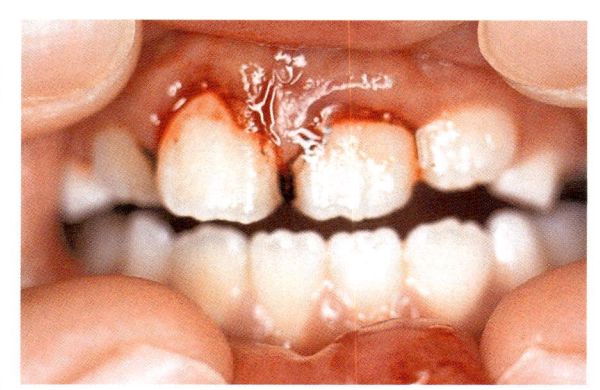

図3 野球のボールなどで，前歯部を直撃した場合にみられるケース．

歯の破折

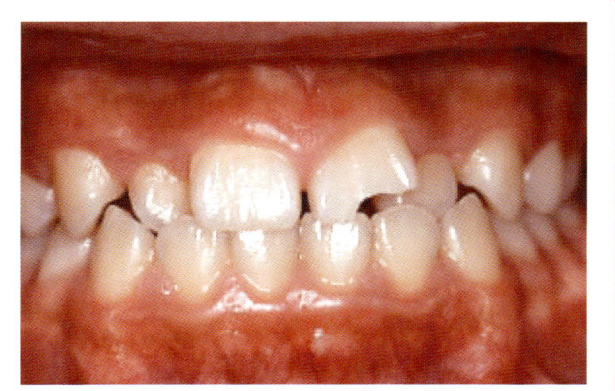

図4 ラグビー競技中タックルで起きた前歯がチップしたケース．

脱臼および歯槽骨骨折

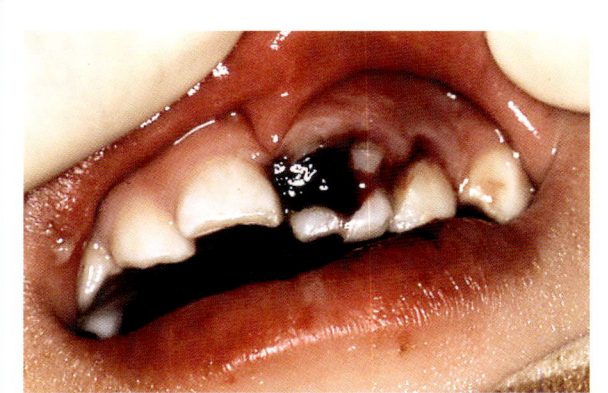

図5 バスケットボールの競技中に，相手の肘による強打で歯の脱臼と歯槽骨骨折を起こしたケース．

マウスガード

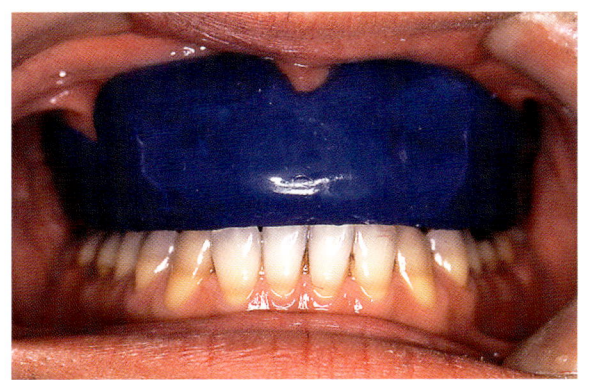

図6 マウスガードはマウスピース，マウスプロテクター，ガムシールドとも呼ばれている．

5つの予防効果

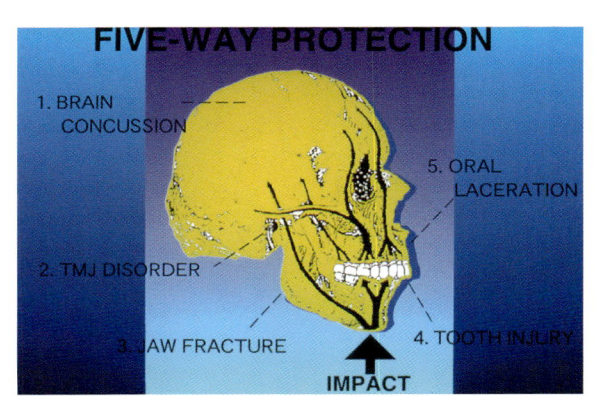

図7 正しいマウスガードは5つのプロテクション効果が得られる．

67

- ストックタイプ

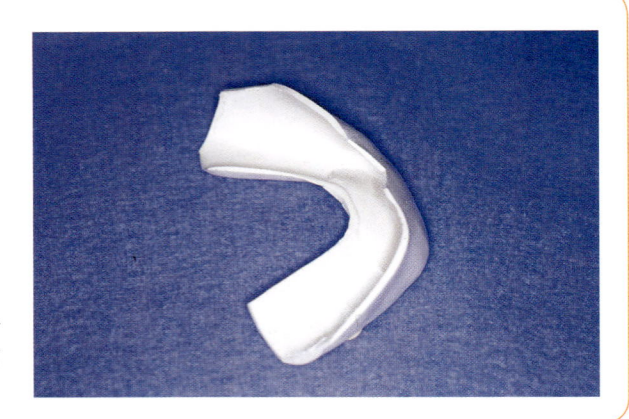

図8　ストックタイプは単なるアーチ型のゴム枠で，上下の歯で噛みしめていないと落ちてしまう．

障害を起こすこともある．したがって，子どものスポーツ外傷に対する予防は，積極的に行うべきである．その方法の一つにマウスガード（図6）の使用が推奨される．このマウスガードの効果（図7）には，顎口腔領域へのスポーツ外傷の予防・軽減として，歯の保護，口腔・口唇周辺部の裂傷予防，顎関節の保護，それ以外にも頸部の安定，脳震盪の予防などが挙げられる．また，使用することによって安心感の増大という大きな効果があり，アグレッシブなプレーなどを期待できるともいわれている．

マウスガード

マウスガードには，市販品のものから我々歯科医師が提供するカスタムメイドタイプがある．市販品のマウスガードには，形態が一定で調整できないストックタイプ（図8）のものと，多少調整可能なマウスフォームドタイプ（シェルライナータイプ；図9とボイルアンドバイトタイプ；図10）とがあるが，これらは噛みしめていないと維持しづらく，とくにストックタイプは開口するとすぐはずれてしまう．市販の他のタイプも多くははずれてしまうものが多い．そのため，マウスガード使用時には装着時の持続的な噛みしめが必要となり，その結果呼吸や発語を著しく阻害することになる．また，咬合関係も正中の不一致や臼歯のみの咬合しか得られていない場合も多く（図11），その結果不安定な咬合状態となり，顎関節や咀嚼筋などに対するストレスが生じ，顎関節症症状を起こす場合もみられる．いずれにしろルーズで違和感などいろいろな問題点も多く，とくに小児の場合，時として衝撃を受けた瞬間飲み込んでしまう危険性も出てくる．その点，カスタムメイドタイプ（図12）は，適合性に優れたものが提供できるので違和感が少なく，また設計・製作時の自由度が高いためにさまざまなニーズに応えることは可能である．さらに，正しい咬合や顎位を与えることができるという最も重要な点が含まれている．

なお，混合歯列期には，その成長に伴い2～3か月に一度の調整が必要となる．

おわりに

子どものスポーツ外傷に対する予防は，その将来を考えれば大変大きな意味を持つことになる．スポーツは，安全であってこそ健康スポーツである．少しでも安全にスポーツを楽しむためには，マウスガードの使用は，欠かせないことになる．マウスガードの使用は，一つのスポーツ文化としてとらえるべきと考える．

III 口腔外傷への取り組み

マウスフォームドタイプ（シェルライナータイプ）

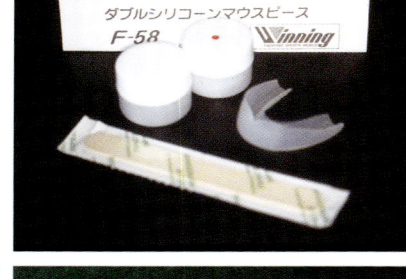

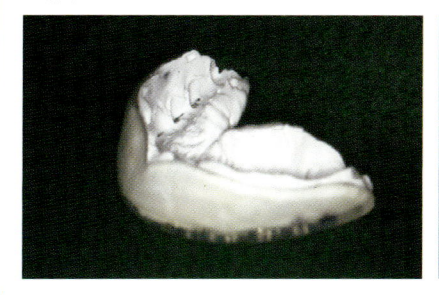

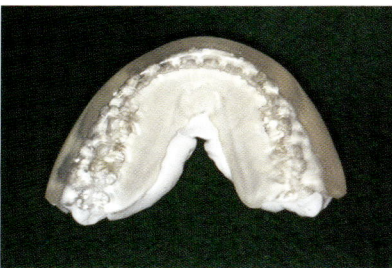

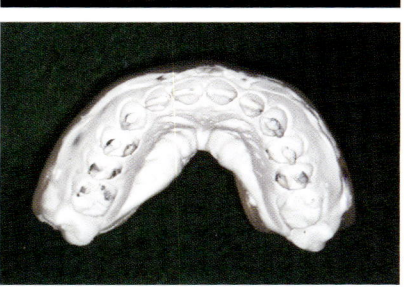

図9 シェルライナータイプはゲル状のものをアーチ型トレーに入れ口腔内で硬化作製する．

マウスフォームドタイプ（ボイルアンドバイトタイプ）

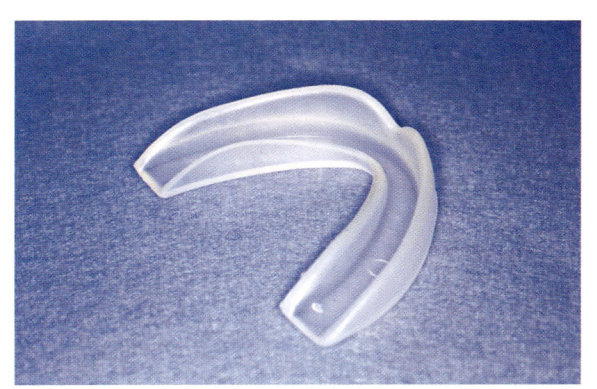

図10 ボイルアンドバイトタイプは，お湯で軟化し本人自身で調整するため適合性の悪いものとなる．

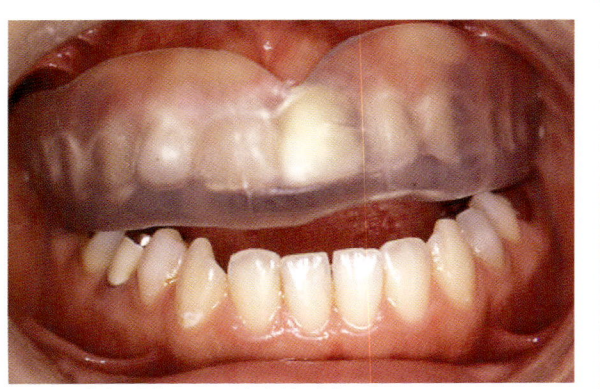

図11 咬合不適および適合性不良のボイルアンドバイトタイプ．時として顎関節症症状を起こす．

カスタムメイドタイプ

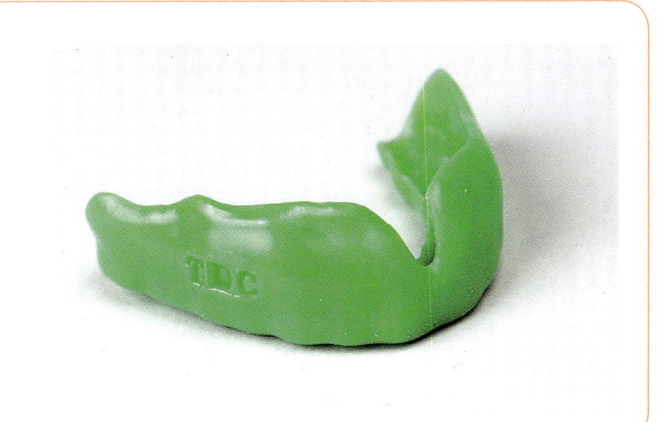

図12 カスタムメイドタイプには図のバキュームタイプのほか，より精度の高いラミネートタイプとロストワックスタイプなどがある．

IV

う蝕予防への取り組み

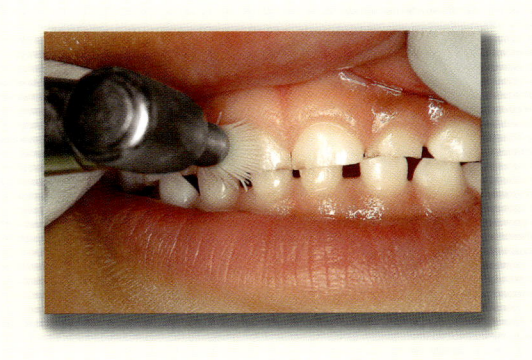

1 口腔環境とう蝕予防に関する最近の知見

北海道医療大学歯学部 口腔構造・機能発育学系 小児歯科学分野　廣瀬弥奈／八幡祥子／五十嵐清治

飽和度に影響を与える因子

う蝕は，歯面に付着した細菌が産生した酸による歯の無機質の脱灰により生じる(図1)．すなわち，歯質を構成するヒドロキシアパタイトの物理化学的な溶解現象の結果であるといえる．したがって，歯質の溶解量は，唾液や歯垢中の水分(plaque fluid)など，歯表面を取り巻く口腔内の溶液環境に左右される．この溶液環境が，歯質に対してどのような状態にあるのかを調べる指標として飽和度(図2)がある．

エナメル質に対する飽和度に影響を与える因子としては，pHのほかに，ヒドロキシアパタイトとの共通イオンであるカルシウムイオン(Ca^{2+})，リン酸イオン(PO_4^{3-})，フッ素イオン(F^-)のミネラル濃度が挙げられる．歯表面周囲のミネラルイオン濃度が歯質結晶に対して不飽和(低い)状態である場合，アパタイトと溶液間で平衡関係が崩れ，歯質表層から結晶が溶出して脱灰を生じるが，逆に過飽和(高い)状態の場合には，ミネラルの結晶が沈殿し，歯質を保護する方向に作用する．また既存の脱灰病変に対しては，再石灰化をもたらす．したがって，歯面と直に接している歯垢のミネラルは，歯質の脱灰，再石灰化を考える際に重要であり，界面部における溶液環境の飽和度に影響を与えるとともに，歯質に対して，これら共通イオンの供給源として機能するものと考えられている[1]．

再石灰化療法

近年，初期う蝕に対する処置として再石灰化療法[2]が注目されているが，これはう蝕の形成過程において可逆的な反応による回復を意図した処置である．除去されずに残った歯垢内では，時間の経過とともに砂糖(スクロース)の代謝により細菌が産生した酸が増えてpHが低下するため(図3)，ミュータンスレンサ球菌や乳酸桿菌のような，pHの低い環境下でも生存することのできる耐酸性菌が優勢となる[3]．その結果，不溶性(菌体外)グルカンの合成量も増え，歯垢の厚みも増し，う蝕誘発能の高い歯垢(active biofilm)と化してしまう悪循環が生じる(図4)．これを断ち切る方法としては，歯垢を専門的・機械的に除去し，フッ化物配合ペーストを用いて歯面清掃するPMTC(Professional Mechanical Tooth Cleaning)がある．これに，ホームケアとしてフッ化物の応用や3DS(Dental Drug Delivery System)による除菌，代用糖，再石灰化能の認められる食品[4](表1)の摂取を取り入れることは大変意義がある．

フッ化物の応用

図5にう蝕の発生要因とそれらに対する予防法の一部を示す．フッ化物は，歯質を増強するだけでなく，細菌の解糖系のエノラーゼという酵素を阻害することでエネルギー産生を抑制することから，抗菌的に作用する．

IV う蝕予防への取り組み

う蝕の脱灰—再石灰化における平衡関係論

う蝕とは：

歯に付着した細菌が産生した酸によりプラーク内部の酸性度が長時間にわたって歯質の臨界pHを超え，脱灰・再石灰化の均衡が崩れて脱灰が進む疾患である．

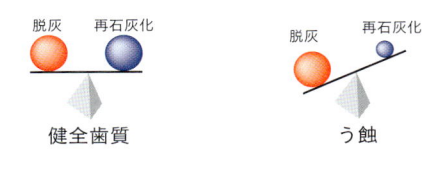

図1　脱灰 再石灰化 健全歯質／脱灰 再石灰化 う蝕

溶液のエナメル質に対する飽和度と共通イオンの関係[1]

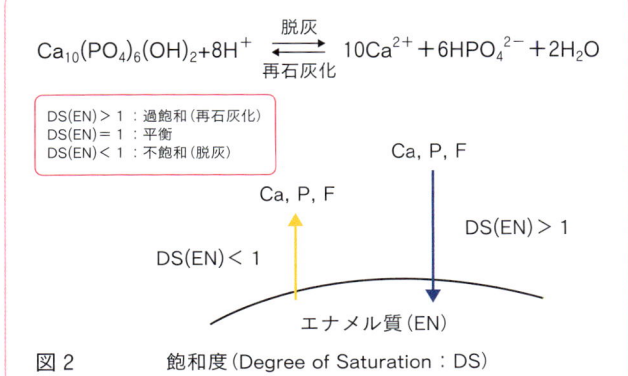

$$Ca_{10}(PO_4)_6(OH)_2 + 8H^+ \underset{再石灰化}{\overset{脱灰}{\rightleftarrows}} 10Ca^{2+} + 6HPO_4^{2-} + 2H_2O$$

DS(EN) > 1：過飽和（再石灰化）
DS(EN) = 1：平衡
DS(EN) < 1：不飽和（脱灰）

図2　飽和度（Degree of Saturation：DS）

ミュータンスレンサ球菌の糖代謝経路[3]

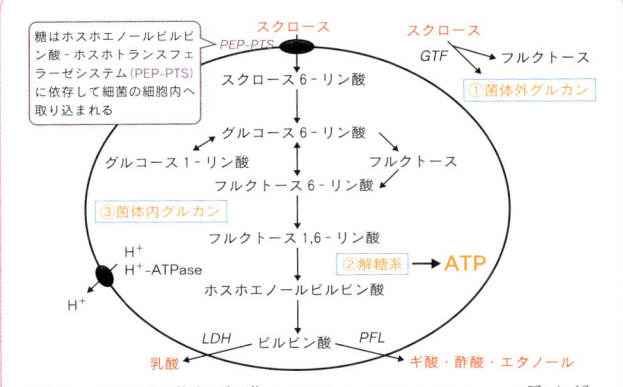

図3　糖は細菌細胞膜のPTSシステムによって取り込まれ，非常に活性の高い糖-リン酸の状態になる．これは解糖によって最終的に乳酸に分解され，細胞外に排出される．乳酸が産生されるので，歯垢のpHが低下する．

糖はホスホエノールピルビン酸-ホスホトランスフェラーゼシステム（PEP-PTS）に依存して細菌の細胞内へ取り込まれる

スクロース → スクロース6-リン酸 → グルコース6-リン酸 → グルコース1-リン酸／フルクトース6-リン酸 → フルクトース1,6-リン酸 → ホスホエノールピルビン酸 → ピルビン酸 → 乳酸／ギ酸・酢酸・エタノール

スクロース → GTF → フルクトース／①菌体外グルカン
②解糖系 → ATP
③菌体内グルカン
H⁺-ATPase

ミュータンスレンサ球菌の基質代謝とう蝕原性

スクロースは酸を産生するため，プラーク内はpHの低い環境となる（酸産生能）
↓
ミュータンスレンサ球菌や乳酸桿菌などは，pHの低い環境下でも生き残れる（耐酸性能）ため耐酸性の細菌が優勢になる
↓
不溶性（菌体外）グルカンが合成され，プラーク量が増える（歯面付着能）
↓
う蝕誘発能の高いプラークとなる（active biofilm）

キシリトールは酸を産生しないため，プラーク内のpHは低下しない（酸産生能の抑制）
↓
耐酸性能を持たない他の細菌（ミュータンスレンサ球菌以外のレンサ球菌やアクチノマイセスなど）が優勢になる
↓
不溶性グルカンが合成されないため，プラーク量は増加しない
↓
う蝕誘発能の低いプラークとなる（inactive plaque）

図4

表1　再石灰化促進物質[4]

再石灰化促進物質	由来	作用	使用商品	注意
CPP-ACP カゼインホスホペプチド-非結晶性リン酸カルシウム（アモルファスカルシウムフォスフェート）の複合体	牛乳タンパク	歯の脱灰抑制 歯の再石灰化促進 緩衝作用 カルシウムの可溶化	リカルデント® 成分分析表（1ボトル・150g当たり） 熱量：243.8kcal，タンパク質：0.1g 脂質：0g，糖類：0g，炭水化物：100.9g，ナトリウム：78mg，キシリトール：33.5g CPP-ACP（Caとして）：270mg	ミルクアレルギーに注意 多量に摂取すると下痢
CaHPO₄・2H₂O（第二リン酸カルシウム） フノラン（フクロノリ抽出物）	紅藻類 フクロノリ	歯の脱灰抑制 歯の再石灰化促進 カルシウムの可溶化	キシリトール® 成分分析表（1パック・150g当たり） 熱量：307kcal，タンパク質：0g 脂質：0g，糖類：0g，炭水化物：120.7g，ナトリウム：0mg，キシリトール：64.3g，マルチトール：50.0g，リン酸-水素カルシウム：300mg，フクロノリ抽出物（フノランとして）：150mg	多量に摂取すると下痢
POs-Ca（リン酸化オリゴ糖カルシウム）	馬鈴薯デンプン	カルシウムとリン酸の可溶化 歯の再石灰化促進 緩衝作用	ポスカム 成分分析表（8粒・11.6g当たり） 熱量：26kcal，タンパク質：0g 脂質：0g，糖類：0g，炭水化物：9.5g，ナトリウム：3mg，カルシウム：14mg，（リン酸マルトトリオースCaとして）：0.23g	多量に摂取すると下痢

Newbrun のう蝕モデルと予防法

図5

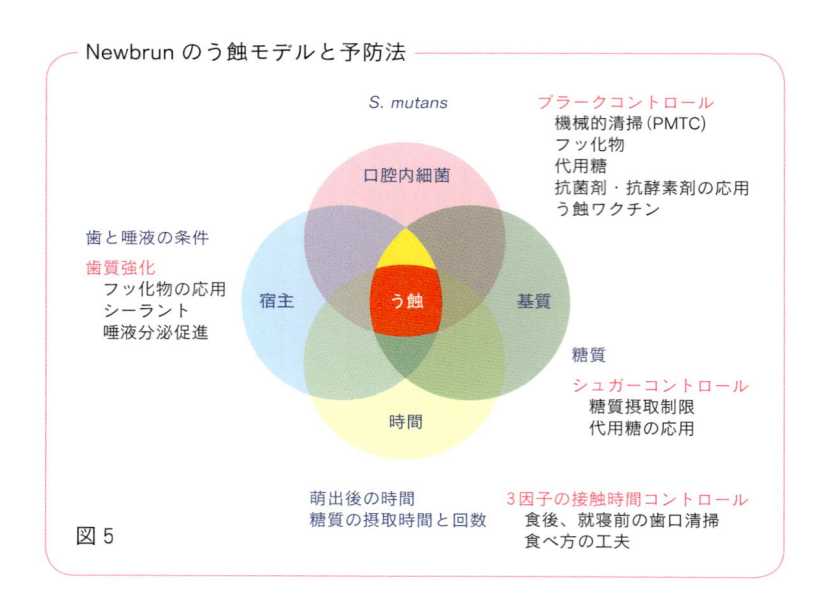

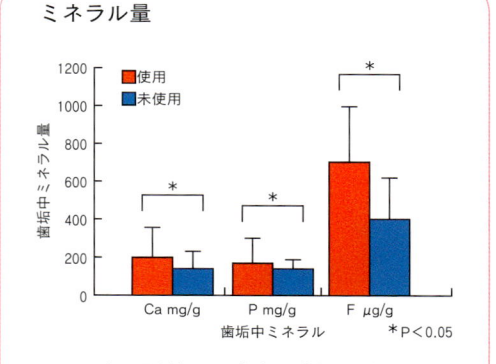

フッ化物配合歯磨剤使用の有無と歯垢中ミネラル量

図6 上下顎前・臼歯部，頬・舌側の部位別に採取した歯垢のCa，P，F量を各ミネラルごとに合計後，フッ化物配合歯磨剤使用者と未使用者で比較した．

歯垢の緩衝能の測定法と部位別に採取した歯垢の緩衝能[5]

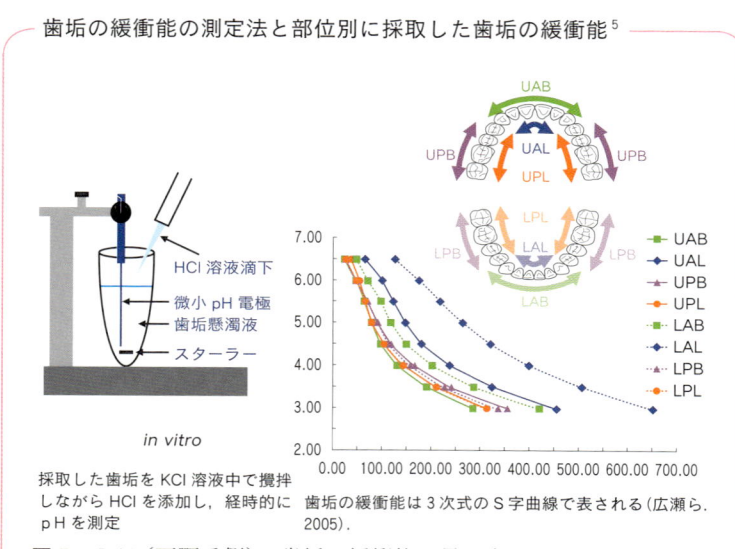

図7 LAL（下顎舌側）の歯垢は緩衝能が最も高く，UAB（上顎唇側）の歯垢は緩衝能が最も低い．う蝕の好発部位と一致しているのがわかる．

さらに，我々の研究では，フッ化物配合歯磨剤未使用者と使用者では，歯垢中のフッ素濃度のみならず，カルシウムやリンの濃度にも差が認められ，使用者のほうがミネラル濃度が高かったという結果が出ている（図6）．歯垢自体，緩衝作用を持っている[5]ことは周知のことである（図7）が，歯垢は唾液とは異なり，plaque fluid 中の緩衝能を担っている重炭酸塩の占める割合が少なく約10％であるのに対し，リン酸塩のほうが約35％と高い．したがってミネラル，とくにリン濃度の高い歯垢は，歯質に対する飽和度のみならず緩衝能も高くなると推察される．これらのことから，フッ化物の応用は，歯垢のう蝕誘発能を低下させる方法としても有益と考えられる．また，口腔細菌に代謝されないキシリトール（図8〜10）の使用は日本ではかなり定着してきているものの，キシリトールによる直接的な歯質耐酸性の増強効果を支持する明確な証拠は得られていない[6]．このため，明らかな歯質の耐酸性の増強効果の認められているフッ化物を口腔内に長くとどめておくことの方が大切といえる．その意味では，フッ化物配合歯磨剤使用後のキシリトールガムの摂取は，唾液でフッ化物を流してしまうことになり推奨されない．

今後，抗菌剤・抗酵素剤やう蝕ワクチンなどの開発が進み，頻繁に応用される日も近いと思われるが，肝心なのは応用しやすく，安全で効果的なものであること，各個人に適したものであることが重要と思われる．う蝕活動性試験（唾液・歯垢テスト，図11）の結果は，テーラーメードな予防法を選択する上で今後ますます重要となるであろう．

口腔外における歯垢の酸産生能の測定法と部位別歯垢の酸産生能[7]

図8
A：採取した歯垢をKCl溶液中で撹拌しながら糖を添加し，経時的にpHを測定．
B：最初の10分間でpHが低下，以下ゆっくり低下する．唾液がないので初期pHまで回復はしない．UAB（上顎唇側）部の歯垢はLAL（下顎舌側）部の歯垢より有意に酸産生能が高い（八幡ら，2006）．

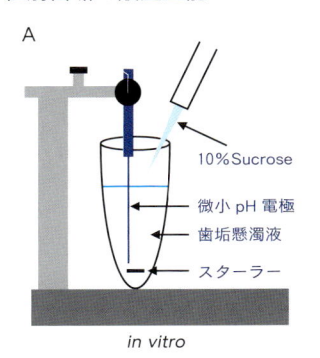

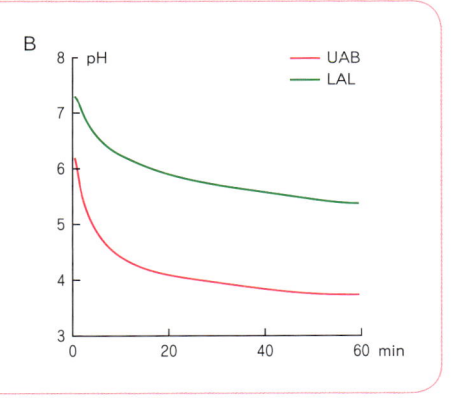

口腔内での酸産生能の測定法とスクロースとキシリトールのpH曲線

図9 砂糖（スクロース）を摂取したときは，口腔内のpHは急速に低下し，歯の質の脱灰が生じるが，キシリトールは口腔内細菌によって発酵（代謝）されないので酸は産生されず，pH値も変化しない．

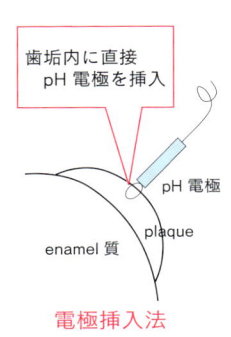

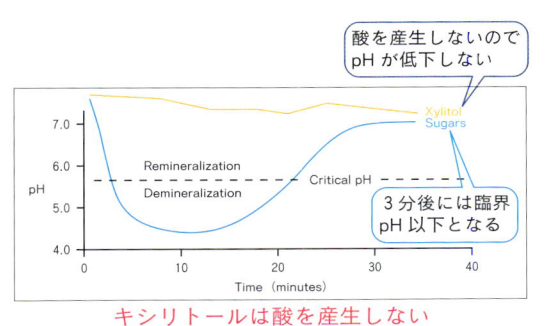

キシリトールの効果

・*S. mutans* に代謝されない（非発酵性）
・不溶性グルカンを作らない

図10

う蝕活動性試験の結果とカリエスリスク評価

図11

参考文献

1. Margolis, HC. Enamel-plaque fluid interactions, Edited by Bowen, W.H., Tabak, L.A., Cariology for the nineties. 1st ed. New York：University of Rochester Press, pp173-186, 1993.
2. 飯島洋一．第Ⅲ部臨床を支える知識と技術編　第5章　再石灰化療法．In：田上順次，花田信弘，桃井保子（編）．う蝕学―チェアサイドの予防と回復のプログラム―．京都：永末書店，pp151-163, 2008.
3. 高橋信博．歯垢生態系へのアプローチ．東北大歯誌 2002；21：18-32.
4. 今井 奨．第Ⅲ部臨床を支える知識と技術編　第3章　う蝕の予防法（セルフケア）．In：田上順次，花田信弘，桃井保子（編）．う蝕学―チェアサイドの予防と回復のプログラム―．京都：永末書店，pp121-129, 2008.
5. 広瀬弥奈，福田敦史，八幡祥子，松本大輔，五十嵐清治．歯垢緩衝能の口腔内部位特異性について．口腔衛生会誌 2005；55：15-21.
6. Van Loveren C. Sugar alcohols：what is the evidence for caries-preventive and caries-therapeutic effects? Caries Res 2004；38(3)：286-93.
7. 八幡祥子，広瀬弥奈，福田敦史，松本大輔，九津見 茂子，五十嵐清治．プラーク酸産生能の口腔内部位特異性．小児歯科学雑誌 2007；45(4)：531-535.

2 う蝕予防のバックグラウンドとその取り組み

長崎大学大学院 医歯薬学総合研究科 小児歯科学分野　藤原　卓

う蝕の発生メカニズム

う蝕はミュータンスレンサ球菌による感染症である．その発生には，バイオフィルムや酸が産生されるための基質としてスクロースが重要な役割を果たす．しかし小児の場合，口腔内へのミュータンスレンサ球菌の感染と歯面への定着という特異な過程が存在する（図1）[1,2]．

ミュータンスレンサ球菌の感染と定着

歯が未萌出の乳児口腔内からはミュータンスレンサ球菌は検出されない．なぜなら，ミュータンスレンサ球菌は歯面に付着して定着するので，無歯顎の口腔内には定着できない．日本人小児における研究[3]では，9か月未満の乳児からはミュータンスレンサ球菌は検出されていない（図2）．ミュータンスレンサ球菌が定着するのは19から31か月が多く，「感染の窓」と呼ばれている[4]．この時期は第二乳臼歯（E）の萌出時期と一致している．Eは乳歯列中最も大きく，小窩裂溝も複雑なので，この歯の萌出はミュータンスレンサ球菌の定着に有利に働くと考えられ，上記の研究でもE萌出群では，未萌出群より，高いミュータンスレンサ球菌レベルがみられた（図3）．

図1　小児では，口腔内へのミュータンスレンサ球菌の感染と歯面への定着が前段階として存在する．

図2　ミュータンスレンサ球菌は乳歯萌出後の1歳前後から検出されはじめ，萌出本数が増えるにつれて検出率が増加し，3歳では約60％の小児に定着する．一方，う蝕罹患率は，ミュータンスレンサ球菌の検出後，その増加に6か月から1年遅れで上昇する．

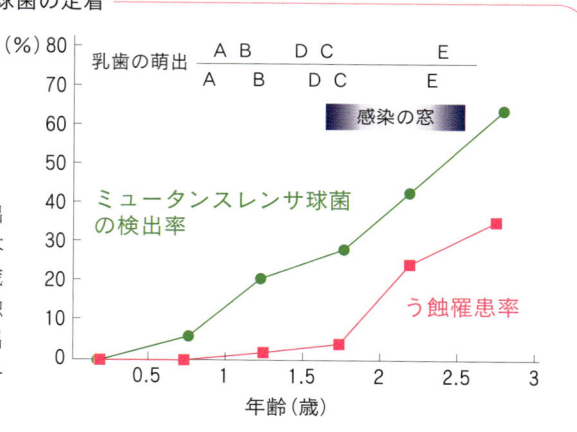

2歳児におけるミュータンスレンサ球菌の定着に及ぼす第二乳臼歯萌出の影響

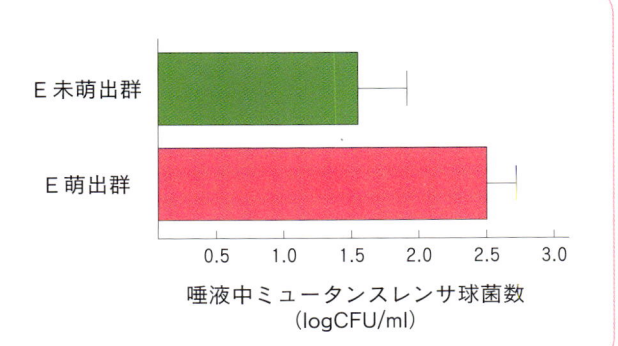

図3 第二乳臼歯（E）が萌出するとミュータンスレンサ球菌の定着が著明になる．各群の平均年齢（歳）はE萌出群：2.20±0.18, E未萌出群：2.14±0.34で有意な差はなかった．

このことから，E萌出直前から萌出中の時期が，口腔衛生指導強化の一つのタイミングと考えられる．

ミュータンスレンサ球菌の感染源の多くは母親といってよい．母親の唾液中ミュータンスレンサ球菌数とその子どもの唾液中ミュータンスレンサ球菌数およびう蝕罹患状態は相関する（図4）．強制離乳させたラット口腔内にミュータンスレンサ球菌を摂取して定着を調べた研究[5]によれば，①感染させる菌数（図5のA），②感染頻度（図5のB），③スクロースの存在（図5のC），が定着を促進することが明らかにされている．

母親および子どものミュータンスレンサ球菌数とう蝕罹患状態の相関

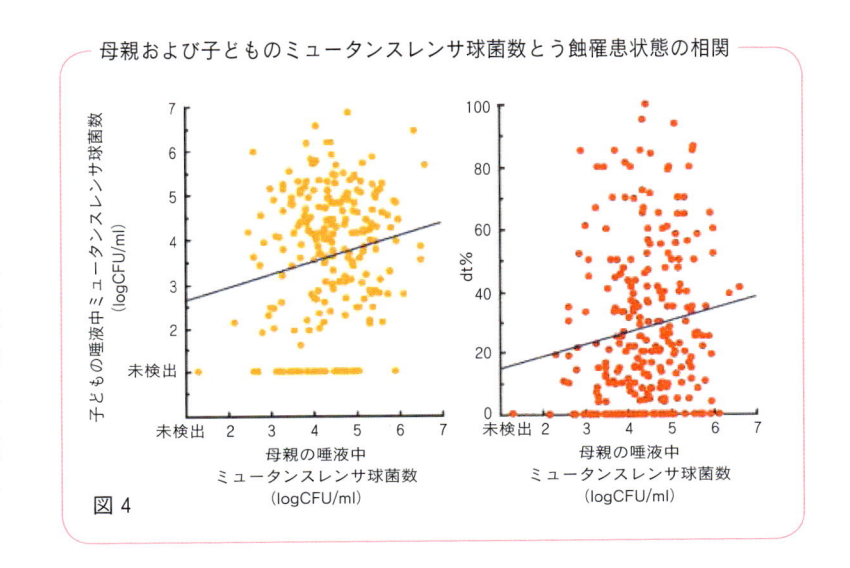

図4

ラットを用いた動物実験におけるミュータンスレンサ球菌の定着に影響する因子

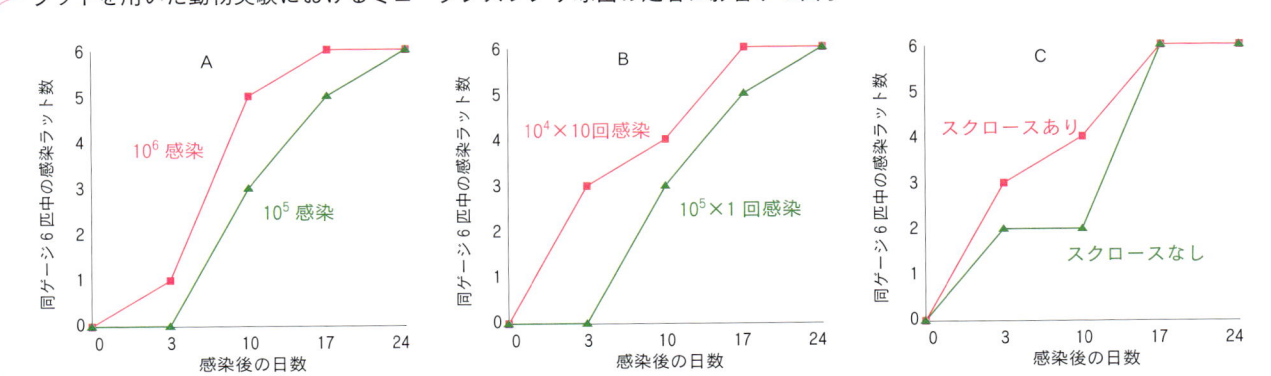

図5 同ケージ内の6匹の子ラット口腔内に菌を接種後，口腔内をスワブして，ミュータンスレンサ球菌を経日的に調べた．A：10^5の菌量では，10^6感染させた場合に比べ早期に同ケージ内のすべてのラットに感染が成立しており，感染させる菌数が多いとミュータンスレンサ球菌の定着が早く成立する．B：10^4×10回接種では，同じ総菌量である10^5×1回接種した場合に比べ早期に同ケージ内のすべてのラットに感染が成立し，高頻度の感染が定着を促進する．C：スクロースを含む飼料を与えると早期に感染が成立する．

ラットを用いた動物実験におけるミュータンスレンサ球菌の感染時期とう蝕の関係

図6　強制離乳させた子ラット口腔内にミュータンスレンサ球菌を接種後，スクロースを含むう蝕誘発性飼料で飼育した．感染時期がラットの第一臼歯の萌出時期に一致する18日齢から7日遅くなると，う蝕が1/2になる．

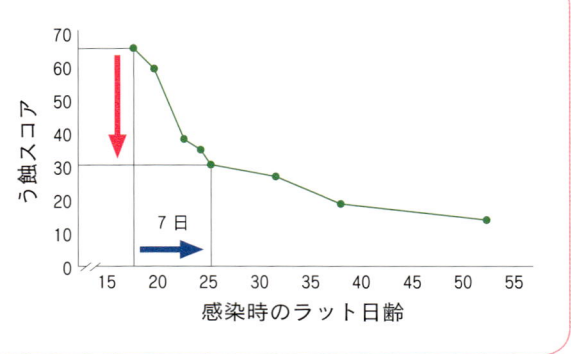

定着を遅らせることによるう蝕抑制

歯は萌出後，成熟によりう蝕抵抗性が増加する．また時間の経過とともにミュータンスレンサ球菌以外の菌の定着が進むので，口腔細菌叢に占めるミュータンスレンサ球菌の相対的割合は低下する．これらの理由で，感染時期が遅くなれば，発生するう蝕が減少することが期待される．実際，ラット動物実験ではミュータンスレンサ球菌の感染時期を生後18日齢から7日遅らせると発生するう蝕スコアは約1/2になり，以後指数関数的に減少する（図6）．

仮にヒトの寿命を80年，ラットの寿命を2年としてラットの7日間をヒトに換算すると，7×80÷2＝280日≒9か月となる．したがって，ヒトでミュータンスレンサ球菌の定着を9か月遅らせることができれば，発生するう蝕は1/2になるはずである．これは非常に乱暴な計算ではあるが，ミュータンスレンサ球菌の定着の抑制がう蝕予防の根本対策であることは間違いなく，上記の実験結果をふまえた指導のポイントを表1に示す．

早期からの歯科的管理の実践

長崎大学医学部・歯学部附属病院小児歯科室では，産科婦人科と連携して歯の萌出開始期である生後8か月を目処に歯科健診を行い，早期からの歯科的管理，および離乳支援を通

表1　母子感染を遅らせるための指導のポイント

菌量を減らす→母親の口腔内を清潔にする
・楽しい，効果的なブラッシング
・Professional care ＆ う蝕治療

感染機会を減らす
・咬み与えをしない
・同じ食器の使用をできれば避ける

スクロースをコントロールする
・甘味を覚えさせない

した口腔保健向上の推進と育児支援を行っている[6]．このプログラムは産婦人科の妊婦教室をその端緒とし，2回の健康教室とその後の定期健診システムからなる（図7,8）．表1で示したポイントをもとに，図9のようなスライドを作成し，母親，保護者への講話を行っている．まだ院内のみの連携に過ぎないが，小児歯科医を中心として，このような取り組みが地域で広まれば，う蝕罹患率のさらなる低下に貢献できると考えられる．

参考文献

1. 藤原卓．むし歯の原因　最近の知見．小児科臨床 2008；61（5）：937-944．
2. 藤原卓．虫歯の病因と症状．Food & Food Ingredients J Japan 2005；210：305-316．
3. Fujiwara ほか．Caries prevalence and salivary mutans streptococci in 0-2-year-old children of Japan. Community Dent Oral Epidemiol 1991；19：151-154．
4. Caufield ほか．Initial acquisition of mutans streptococci by infants：evidence for a discrete window of infectivity. J Dent Res 1993；72：37-45．
5. 墨典夫．齲蝕原性細菌 Streptococcus mutans の伝播と定着に関する研究．小児歯誌 1986；24：88-113．
6. 日高聖ほか．院内連携による生後8ヶ月健診を通した早期からの歯科的管理．小児歯誌 2008；46：254．

IV う蝕予防への取り組み

産婦人科との院内連携による生後8か月健診の流れ

長崎大学附属病院 産科婦人科 妊婦教室

「お母さんと赤ちゃんの健康教室」
　　　　　　　（対象：妊婦 24-30 週／1 か月ごと）

・予防歯科「お母さんのお口の健康と赤ちゃんの関係」
・小児歯科「赤ちゃんのむし歯予防とお口の機能の発達」
・矯正歯科「子供の成長と歯並びについて」

↓

参加者に「赤ちゃんのお口の健康に関する健診のお誘い」を配布・即時回収
　　　（希望者のみ）（出産予定日と住所を記入）

↓

出産予定日から満8か月期を目処に，健診・健康教室の案内状を送付

↓

小児歯科受診

図7

小児歯科における生後8か月健診の内容

健康教室第1回　「虫歯の発生メカニズム・効果的な予防法および定期健診について」
「赤ちゃんの口腔清掃について」（歯科衛生士）

・赤ちゃんの口腔保健に関する紙面法による
　アンケート調査（即時回収）
・食事シート（1週間分の食事・間食の詳細を記載）の
　配布と記入依頼（第2回で使用）
・カリオスタット採取（母子および来院家族全員対象）
・生後8か月歯科健診

↓ 約1か月後

健康教室第2回　「お口の機能の発達と離乳について」

・食事シートと問診による離乳食の進め方に
　関する個別指導
・歯科健診

↓

担当医による個別の数か月ごとの定期管理を行う

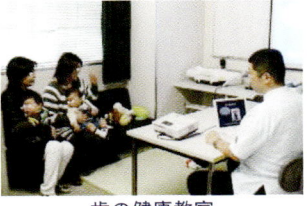

歯の健康教室

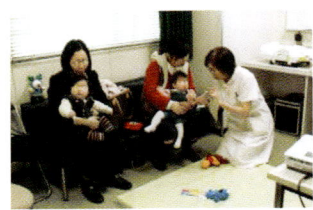

歯科衛生士による口腔清掃の指導

図8

健康教室で用いているスライドの一部

むし歯菌がやってくる	気をつけて欲しいこと	まとめ
・お子さんのむし歯菌は，お母さんの口の中からやってきます ・むし歯菌がやってきても，歯が生えていないと，口の中に住み着けません ・早くむし歯菌が住み着くと，早くむし歯になります ・むし歯菌が口の中に住み着くのが遅ければ，むし歯はあまりできません	・まずはお母さんの口の中を清潔にしましょう ・お母さんが楽しく歯ブラシすれば，子どもはまねします ・お母さんのむし歯は治療しましょう ・咬んだものを出して食べさせる「かみあたえ」だけはやめましょう ・お子さんには甘味を控えましょう 　むし歯菌の伝染を防ぎましょう	・お子さんにむし歯菌をうつさないよう少しだけ気をつけましょう ・甘味（甘み，甘え）の子どもにしないよう気をつけましょう ・我々，小児歯科医と一緒にお子さんの口の健康を育みましょう

図9

3 ステファナリシスを用いたう蝕予防管理

おく小児矯正歯科(鹿児島県鹿児島市)　奥　猛志

ステファナリシスとは

　う蝕は多因子疾患であるため,複数のリスク検査を組み合わせて総合的に保健指導を行うことが,う蝕予防には有効である.そこで,当院ではう蝕予防管理ソフト「ステファナリシス」(図1)を用い保健指導を行っているので紹介したい.

　ステファナリシスは,図2,3に示すように,安静時唾液 pH(ORAL pH TEST),カリオスタット® 値,唾液緩衝能(シーエーティー21バフ),飲食の回数,年齢,フッ化物の使用状況の6つのリスク因子から,疑似的 Stephan カーブを作成し脱灰時間の割合を算出するう蝕予防管理ソフトである.

　ステファナリシス結果表示画面(図4)の図中左上には,疑似的 Stephan カーブならびに臨界 pH が表示される.Stephan カーブは臨界 pH で上下に分離され,臨界 pH より下部を脱灰部分(赤),上部を再石灰化部分(青)として面積を算出し,総面積に占める脱灰部分(赤),再石灰化部分(青)の割合が図中左下に示される円グラフに表わされる.また,図中右上には各検査結果のレーダーチャートが表示される.

　ステファナリシスを用い患者個人の疑似的な Stephan カーブを作成することで,患者が口腔内の脱灰・再石灰化の変化をイメージしやすくなり,口腔への関心をより深めることができる.脱灰時間の割合を20％以下にすることで1年後う蝕数0につながることが報告されており,具体的に脱灰時間20％以下という数値設定を保健指導の目標としている.たとえば「現在のあなたの脱灰時間の割合は36.2％です.このままでは1年後に3本のむし歯ができる可能性があります.間食の回数を2回減らし,フッ化物を家もしくは歯科医院で使うことで脱灰時間の割合が16.1％に減り,新しいむし歯ができる可能性は小さくなります.一緒にむし歯予防がんばりましょう」と基準値を目標に現実的な指導を行う.

保健指導の内容

　保健指導の内容に関しては,「デンタマンからのお知らせ」(図5,6)を用いる.「デンタマンからのお知らせ」には,カイスの3つの輪に対応したリスク検査結果から,それぞれのリスク要因に対する具体的な保健指導内容が記載されている.

　たとえば安静時唾液 pH(ORAL pH TEST)や唾液緩衝能(シーエーティー21バフ)の検査結果が悪かった方には,「デンタマンからのお知らせ」の中の「歯を強くしよう：よく噛んで,だ液を出しましょう」をチェックし保健指導を行う.また,飲食の回数が多い方には,「正しい食生活を：間食は時間,回数を決めて」や「夜,寝る前の飲食を控えましょう」をチェックし保健指導を行っている.

IV う蝕予防への取り組み

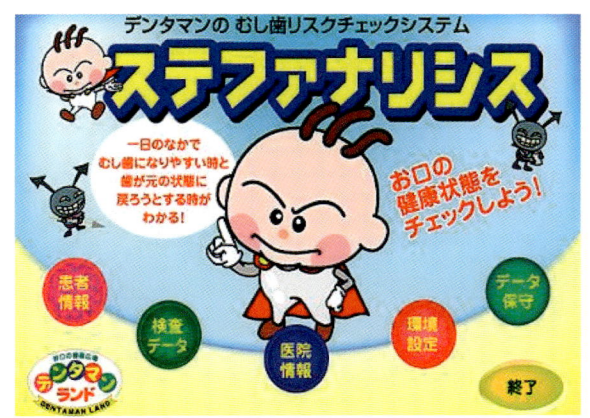

ステファナリシス

図1 ステファナリシス初期画面．

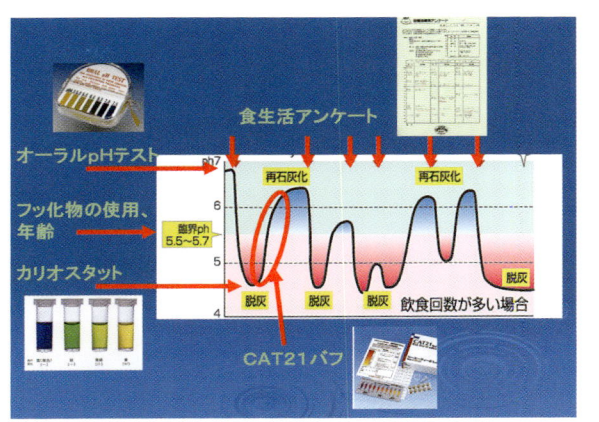

図2 6項目の検査と Stephan カーブ．

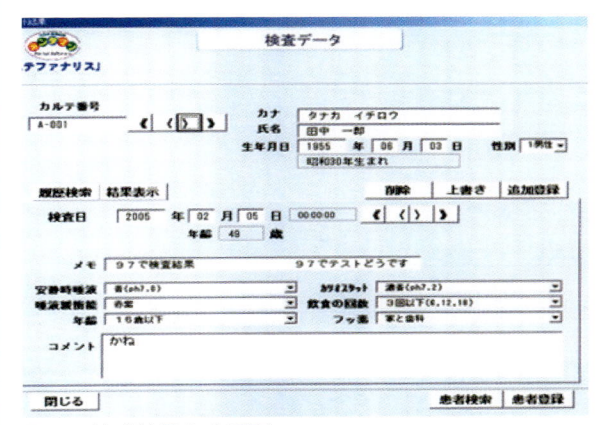

図3 検査結果入力画面．

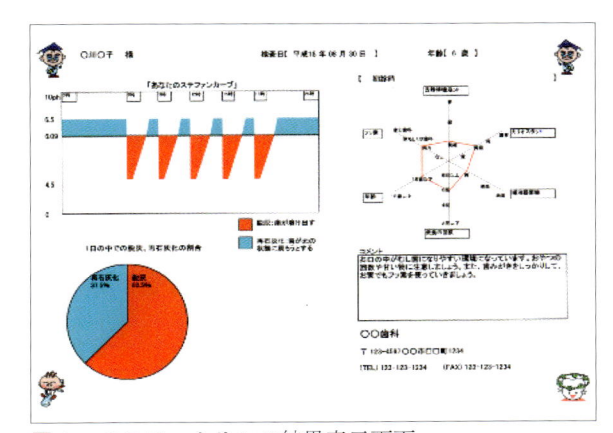

図4 ステファナリシス結果表示画面．

デンタマンからのお知らせ

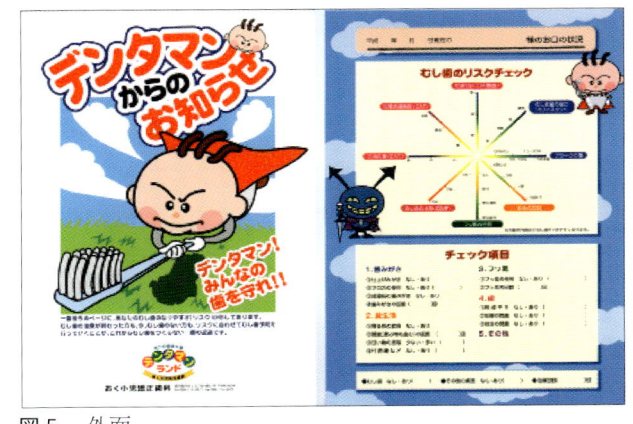

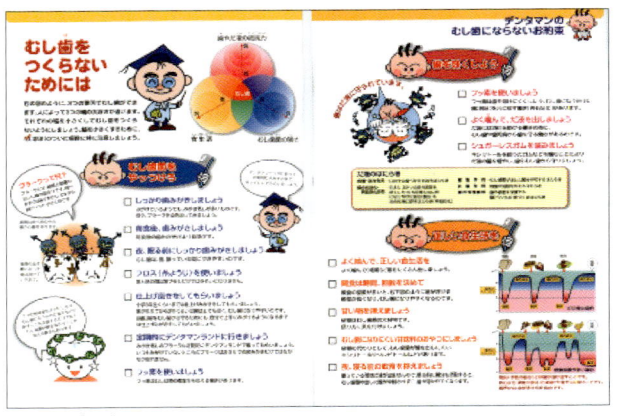

図5 外面．

図6 内面．

参考文献
1. 奥 猛志，井形紀子，重田浩樹，山﨑要一．新しい齲蝕予防管理ソフトの臨床応用 第1報 脱灰時間の割合と齲蝕罹患状態との関係．小児歯誌 2007；46：419-423．
2. 奥 猛志，井形紀子，堀川清一，重田浩樹，山﨑要一．新しい齲蝕予防管理ソフトの臨床応用 第2報 脱灰時間の割合と1年後の齲蝕発症との関係．小児歯誌 2008；46：373-377．

4 年齢に応じたフッ化物応用の実際

フッ化物製剤（NaF, MFP, SnF$_2$, APF）の使い分けを考える

東京歯科大学 衛生学講座　眞木吉信

はじめに

フッ化物の応用法には全身応用と局所応用があるが，現在の日本では全身応用は皆無なので，ここでは局所応用（①フッ化物歯面塗布，②フッ化物洗口，③フッ化物配合歯磨剤）の効果的な実施方法と製剤の使い分けを考えてみたい．

フッ化物歯面塗布

◎効果的な塗布時期

フッ化物歯面塗布は，萌出直後の歯に対して行うのが最も効果的である．これは，萌出して間もない歯は，反応性が高く，フッ化物塗布による歯の表層へのフッ素の取り込み量が大きいからである．また，う蝕に最も罹患しやすいのは歯が萌出してから2～3年の間であるといわれているため，萌出直後からフッ化物歯面塗布を実施する必要がある．

このためには，個々の歯が萌出するたびに塗布を行うことが望ましく，また，何度も繰り返して塗布することによって効果が上がると思われる．したがって，表1に示した歯の萌出時期に併せて，乳前歯が萌出する1歳ごろから永久歯第二大臼歯の萌出が終わる13歳ごろまでの間，6か月ごとに口腔内に萌出してくるすべての歯にフッ化物塗布を行うことが効果的である．

◎フッ化物歯面塗布製剤と用いられるフッ化物の種類—NaF，APF，SnF$_2$の正しい応用

現在，フッ化物歯面塗布用として数種類の溶液とゲルおよびフォーム（泡状）製剤が用いられている．フッ化第一スズ溶液（8％，4％）以外はいずれも製剤として市販されている．

①溶液

・2％フッ化ナトリウム溶液（Sodium Fluoride Solution, NaF）

フッ化ナトリウム（NaF）2gを，100mlの蒸留水に溶解させて調製する．この溶液は無味，無臭，無色の液体で，ポリエチレン容器に入れ冷所に保存すれば，かなり長期間使用することができる．

溶液は中性（pH7.0）でフッ化物イオン濃度は9.000ppmなので1週間に1～2回の塗布間隔で，連続4回塗布してはじめて1単位であることから，塗布回数が多いという欠点がある．

・リン酸酸性フッ化ナトリウム溶液（酸性フッ素リン酸溶液, Acidulated Phosphate Fluoride Solution, APF溶液）

1963年Brudevoldらにより開発された歯面塗布溶液で，現在最もよく用いられている．

表1　歯面塗布の時期

年齢	塗布の対象歯
1歳児	乳前歯
2～4歳時	乳臼歯
5～7歳時	第一大臼歯，永久歯前歯
8～9歳時	永久歯前歯，第一小臼歯
10～11歳時	第一小臼歯，犬歯
12～13歳時	第二大臼歯，第二小臼歯

（口腔衛生学　一世出版　2002）

2％フッ化ナトリウム溶液を正リン酸またはフッ化水素で酸性にしたもので，Brudevoldの処方による第1法と第2法があるが，日本で市販されているのは第2法(フッ化物イオン濃度9.000ppm，pH3.4～3.6)である．この溶液は安定しており，ポリエチレン容器に入れて冷所に保存すればかなりの期間使用することができる．通常年1～2回塗布を実施する．

・8％，4％フッ化第一スズ溶液(Stannous Fluoride Solution, SnF_2)

この溶液は不安定であり，長時間放置すると白色沈殿を生じ，効力が失われるので使用できない．したがって，使用の都度調製し，1時間以内に使用し終わるようにする．また，この溶液は酸性(pH2.8)で渋みがあり収斂性を持っている．歯肉や粘膜に付着すると白斑を生じたり，塗布後日時が経過すると歯面に褐色の着色を生じることがある．市販品がないので使用直前に調製する必要がある．通常年1～2回塗布を実施する．

②ゲル

リン酸酸性フッ化物溶液の第2法の処方のものをゲル状にした「APFゲル」が市販されている．直接日光に当たると変色することもあるので,遮光して保存する必要がある．なお，常温で約1年放置してもpHに変化はない．

③フォーム(泡状)

現在，小児のフッ化物局所応用において米国でよく用いられているのがフッ化物フォームである．トレー法によるフッ化物フォームの予防効果と安全性は，乳幼児期の子どもに対しては，他の製剤をしのぐものがある．このフッ化物フォームは，日本でも市販されるようになった．薬液としては2％フッ化ナトリウムが用いられているため，応用頻度はフッ化ナトリウム溶液の塗布に準ずる．

これらの薬液は，とくにフッ化物イオン濃度が高いので，薬品の管理は厳重に行われなければならない．間違いを防止するためにも，これらの溶液は自分で調剤するよりも，市販品を購入して用いるほうがよいだろう．

◎フッ化物歯面塗布の術式

フッ化物歯面塗布は，歯科医師または歯科衛生士が歯にフッ化物溶液を塗布する方法である[1]．歯科診療設備のある場所では，特別な器械・器具などを準備する必要はないが，設備のない場所，たとえば学校などでは実施の方法を工夫しなければならない．

フッ化物塗布には，綿球に薬剤をつけて塗布を行う綿球塗布法(一般法)と特別なトレーを用いて行うトレー法およびイオン導入法がある．いずれの術式でも応用量は年齢に関係なく2ml以内とするのが原則である．

◎歯ブラシによるリン酸酸性フッ化ナトリウムゲルの塗布

フッ化物歯面塗布法はトレー法および綿球・綿棒法が原則であり，歯ブラシゲル法はこれらが応用できない場合の手段として選択する．ただし，ゲルを飲み込む危険性があるので，防湿，使用するゲルの量(1gを上限とする)，各歯列区分の塗布終了後のゲルのふき取りなどについて，原法に従って注意して実施する必要がある．

◎塗布後の注意

①フッ化物塗布30分間は，唾液を吐かせる程度にとどめ，飲食や洗口(うがい)をさせないようにする．

②フッ化物応用の効果と限界を説明し，日常の口腔ケアの重要性を指導する．

③次回のリコールを決める．

フッ化物洗口

◎対象者

フッ化物洗口法は，平成15年1月に厚生労働省が，厚生労働科学研究「歯科疾患の予防技術・治療評価に関するフッ化物応用の総合的研究(H12-医療-003)」の取りまとめた「フッ化物洗口実施要領」に基づき，医政局

長・健康局長連名の通知として「フッ化物洗口ガイドライン」[2]を以下のとおり発表した．とくに，4歳児から14歳までの期間に実施することがう蝕予防対策として最も大きな効果をもたらすことが示されている．また，成人の歯頸部う蝕や歯根面う蝕の予防にも効果があることが示されている．

① 対象年齢

4歳から成人，老人まで広く適用される．とくに4歳（幼稚園児）から開始し，14歳（中学生）まで継続することが望ましい．その後の年齢においてもフッ化物は生涯にわたって歯に作用させることが効果的である．

② う蝕発病リスクの高い者への対応

修復処置した歯のう蝕再発防止や歯列矯正装置装着者の口腔衛生管理など，う蝕の発生リスクの高まった人への利用も効果的である．

◎ フッ化物洗口の実施方法

フッ化物洗口法は，自らでケアするという点では自己応用法（セルフ・ケア）であるが，その高いう蝕予防効果や安全性，さらに高い費用便益率（Cost-Benefit Ratio）等，優れた公衆衛生的特性を示している．とくに，地域単位で保育所・幼稚園や小・中学校での集団応用は，公衆衛生特性の高い方法である．なお，集団応用の利点として，保健活動支援プログラムの一環として行うことで長期実施が確保される．

① 機材の準備，洗口剤の調製

施設での集団応用では，学校歯科医等の指導のもと，効果と安全性を確保して実施されなければならない．家庭において実施する場合は，かかりつけ歯科医の指導・処方を受けた後，薬局にて洗口剤の交付を受け，用法・容量に従い洗口を行う．

② 洗口練習

フッ化物洗口法の実施に際しては，事前に水で練習させ，飲み込まずに吐き出させることが可能になってから開始する．

③ 洗口の手順

洗口を実施する場合は，施設職員等の監督の下で行い，5〜10mlの洗口液で約30秒間洗口（ブクブクうがい）する．洗口中は，下を向いた姿勢で行い，すべての歯にまんべんなく洗口液が行きわたるように行う．吐き出した洗口液は，そのまま排水口に流してよい．

④ 洗口後の注意

洗口後30分間は，うがいや飲食物をとらないようにする．また，集団応用では，調整した洗口液（ポリタンクや分注ポンプ）の残りは，実施のたびに廃棄する．家庭用専用瓶では，一人あたり約1か月間の洗口ができる分量であり，冷暗所に保存する．

フッ化物配合歯磨剤

フッ化物配合歯磨剤は，家庭や職場でのセルフケアによるう蝕予防手段として，欧米の先進諸国では1970年代から80年代にかけて急速に普及し，小児う蝕の急激な減少をもたらしたことは高く評価されている．その結果，歯磨剤に対する考え方も，これまでの「歯みがきの補助剤」から未成熟な歯に対応した「積極的な予防剤」へと変化してきている．欧米各国でのフッ化物配合歯磨剤の市場占有率（マーケットシェア）は90％以上で，それらの国々でのう蝕減少への貢献度は極めて高いといえる．

一方，我が国では，1980年代中期には市場占有率が10％まで低迷していたが，後半にかけては30％を超すまでに増加し，2006年の時点では89％と，さらに上昇傾向にある（図1）．

この間，厚生労働省が2000年に策定した国民健康づくり運動「健康日本21」にも，「学齢期におけるフッ化物配合歯磨剤の使用の増加」という行動目標が設定され，2010年までには，学齢期におけるフッ化物配合歯磨剤の使用率を90％以上にしようという目標を掲げている．しかしながら，フッ化物のう蝕予防

IV う蝕予防への取り組み

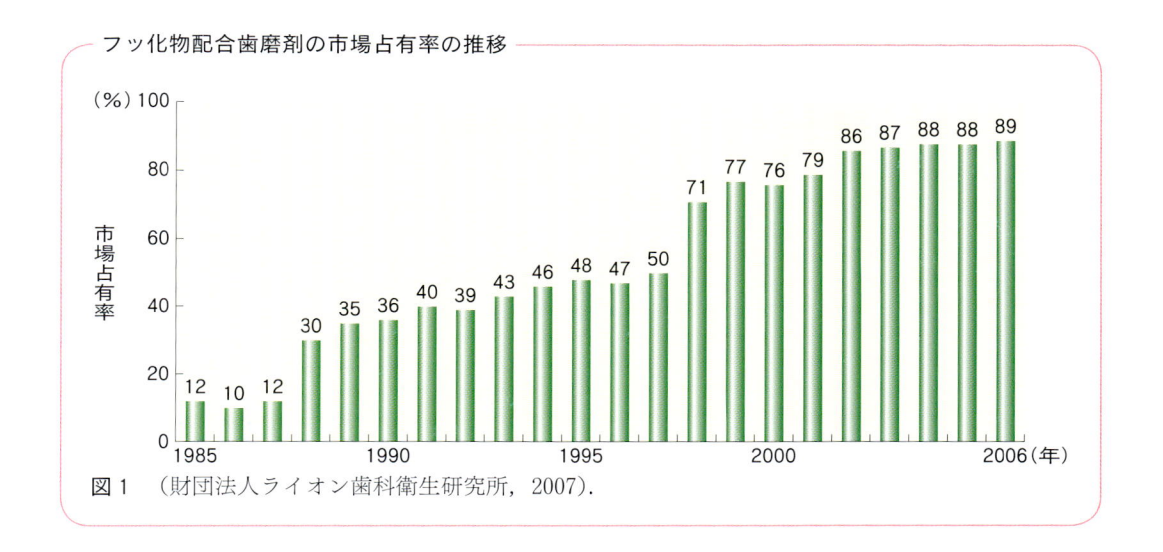

フッ化物配合歯磨剤の市場占有率の推移

図1 (財団法人ライオン歯科衛生研究所, 2007).

効果を期待してフッ化物配合歯磨剤を自ら積極的に選択している消費者は少なく，また，歯科専門家でもフッ化物配合歯磨剤の使用を患者や地域住民に強く勧めるケースは少ないことから，この増加は歯磨剤メーカーの努力によるところが大きいと考えられる．

◎フッ化物配合歯磨剤の特徴
〈メリット〉
①生活習慣としての歯みがきに組み込むことで，簡単にう蝕予防に応用できる．
②だれでも簡単に入手でき，日常の歯みがき用具以外に特別なものを必要としない．
③歯磨剤として用いるため，全量を飲み込んでしまう危険は小さい．
④フッ化物洗口や定期的なフッ化物歯面塗布と併用できる．水道水のフッ化物添加が行われていない状況では，併用してもフッ化物摂取量が過剰になる心配はなく，安全性に問題はない．
⑤1日に数回使用することにより，初期脱灰歯面の再石灰化を促進させる機会が増える．

〈対象と効果〉
①乳幼児から成人，高齢者まで，生涯を通じて応用できる身近なフッ化物の応用方法である．
②う蝕予防効果は30〜40％程度である．

◎フッ化物配合歯磨剤の見分け方
①歯磨剤には，「化粧品」と「医薬部外品」があるが，フッ化物が配合されているものは「医薬部外品」である．
②成分表示の薬用成分の欄に，『モノフルオロリン酸ナトリウム』(Sodium monofluoro-phosphate, Na_2PO_3F, MFP)，『フッ化ナトリウム』(Sodium fluoride, NaF)，『フッ化第一スズ』(Stannous fluoride, SnF_2)と表示してあり，外箱などの成分表示で確認できる．
③フッ化物配合歯磨剤には，薬事法により，「むし歯の発生及び進行の予防」または「虫歯を防ぐ」という効能・効果の記載が認められている．

◎フッ化物配合歯磨剤の効果的な使い方
フッ化物配合歯磨剤のう蝕予防メカニズムは，歯みがき終了後に歯面，歯垢，粘膜および唾液などの口腔環境に保持されたフッ化物イオンによる再石灰化と酸産生抑制効果であるといわれている．しかしながら，その応用効果は使用するフッ化物の応用量，作用時間，洗口回数ならびに方法などによって大きく左右されることが予測される．ここでは厚生労働科学研究班[3]が推奨する効果的なフッ化物配合歯磨剤の使用方法を図2に示す．

さらに，フッ化物配合歯磨剤を用いたブ

推奨される効果的なフッ化物配合歯磨剤の使用方法[3]

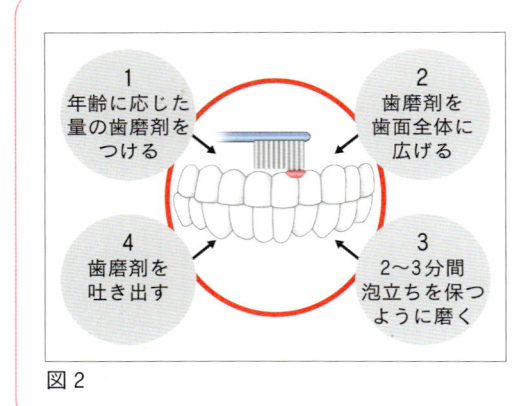

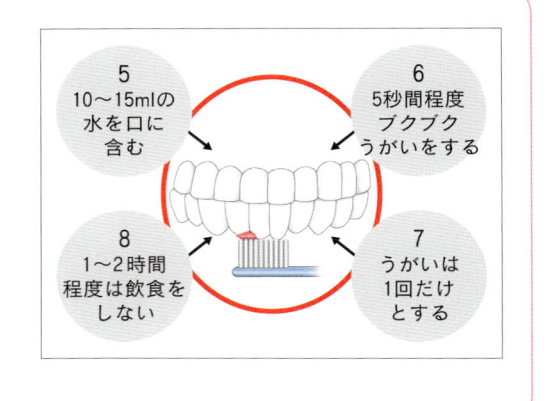

図2

1. 年齢に応じた量の歯磨剤をつける
2. 歯磨剤を歯面全体に広げる
3. 2～3分間泡立ちを保つように磨く
4. 歯磨剤を吐き出す
5. 10～15mlの水を口に含む
6. 5秒間程度ブクブクうがいをする
7. うがいは1回だけとする
8. 1～2時間程度は飲食をしない

ラッシング回数は，1日2～3回と頻度が高いことが望ましい．

◎フッ化物配合歯磨剤の年齢別応用量

これまで報告された知見に基づく年齢別応用量の詳細については表2に示した．6か月（歯の萌出）から2歳までの応用について，WHOや米国では推奨していないが，スウェーデンではこれまでの生後6か月からのフッ化物錠剤の服用に代えて，500ppmのフッ化物配合歯磨剤の使用を推奨し始めたところである．全身的応用のまったくない我が国においても，歯の萌出直後からの低濃度（500ppm，ただし100ppmなど500ppm未満の濃度のフッ化物配合歯磨剤にはう蝕の予防効果が認められていない）フッ化物配合歯磨剤の応用が積極的に推奨されるべきであろう．

年齢に応じた使い分け

我が国におけるフッ化物応用のメニューは，前述したように水道水フッ化物添加にしてもフッ化物錠剤または食品へのフッ化物添加にしても，全身的応用がまったく導入されておらず，局所的応用も欧米諸国に比較して限られている状況は否めないところである．

表3は我が国の現実に即した0歳から12歳までの年齢に応じたフッ化物の応用方法を，プロフェッショナルケア（professional care），ホームケア（home care），およびコミュニティケア（community care）の3つの場に分けて一覧表にしたものである．高濃度のフッ化物を使用する歯面塗布やフッ化物徐放性シーラントの応用は，歯科医院や病院でのプロフェッ

表2 フッ化物配合歯磨剤の年齢別応用量

年齢	使用量	歯磨剤のF濃度	洗口その他の注意事項
6か月（歯の萌出）～2歳	切った爪程度の少量	500ppm（泡状歯磨剤であれば1,000ppm）	仕上げみがき時に保護者が行う
3歳～5歳	5mm以下	500ppm（泡状またはMFP歯磨剤であれば1,000ppm）	就寝前が効果的 歯みがき後5～10mlの水で1回のみ洗口
6歳～14歳	1cm程度	1,000ppm	就寝前が効果的 歯みがき後10～15mlの水で1回のみ洗口
15歳以上	2cm程度	1,000ppm	就寝前が効果的 歯みがき後10～15mlの水で1回のみ洗口

※使用量はペースト状の歯磨剤を想定したものである

表3　ライフステージ別フッ化物の応用プログラム(★：保健指導　アンダーライン：ハイリスク児への応用)

年齢	プロフェッショナルケア	ホームケア	コミュニティケア
0〜2歳	フッ化物歯面塗布(9,000ppmF塗布を1ml以内の量で) ★歯の萌出直後からのNaF歯磨剤(500ppmF)の利用推奨	NaF歯磨剤(500ppmF) フォーム(泡)歯磨剤(950ppmF)	フッ化物の歯面塗布(9,000ppmFを1ml以内の量で) ★乳児健診時(5〜7か月児)：歯の萌出直後からのNaF歯磨剤(500ppmF)の利用推奨 ★1歳6か月児健診時：NaF歯磨剤(500ppmF)の利用推奨
3〜5歳	フッ化物洗口(4歳以上) フッ化物歯面塗布(9,000ppmF) フッ化物徐放性シーラント	フォーム(泡)歯磨剤(950ppmF) NaF歯磨剤(500ppmF) MFP歯磨剤(1,000ppmF) SnF$_2$歯磨剤(1,000ppmF) フッ化物洗口(4歳以上)	フッ化物洗口(4歳以上)(保育園・幼稚園) フッ化物歯面塗布 ★3歳児健診時：フッ化物配合歯磨剤の利用とフッ化物歯面塗布をともなう定期歯科健診の推奨
6〜12歳	フッ化物洗口 フッ化物歯面塗布(9,000ppmF) フッ化物徐放性シーラント フッ化物バーニッシュ(22,600ppmF)	フォーム(泡)歯磨剤(950ppmF) NaF歯磨剤(1,000ppmF) MFP歯磨剤(1,000ppmF) SnF$_2$歯磨剤(1,000ppmF) フッ化物洗口	フッ化物洗口(小学校) フッ化物歯面塗布 フッ化物配合歯磨剤 ★フッ化物の組み合わせ予防の勧め

ショナルケアであり，個別に家庭で行うフッ化物洗口や歯磨剤はホームケア(セルフケア)，幼稚園，学校および職場でのフッ化物洗口はコミュニティケアの範疇に入る．さらに，下線の引いてあるフッ化物はハイリスク児へのフッ化物応用の手段を表わしている．

◎0〜2歳

0〜2歳のフッ化物応用は，洗口が不可能なことと急性中毒に配慮した低濃度フッ化物の応用が望まれる．したがって，通常のフッ化物イオン濃度のフッ化物応用は，プロフェッショナルケア(診療所・病院)によるフッ化物歯面塗布(1mlの応用量)程度であり，フッ化物配合歯磨剤は500ppmFのものを用いる．1000ppmFの濃度のものとしては，安全性の観点からフォームタイプ(泡状)の歯磨剤が推奨される．

◎3〜5歳

ホームケアとしてのフッ化物配合歯磨剤の応用は，水道水フッ化物添加や錠剤などの全身的な応用法が皆無である我が国では必須である．しかし安全性を考慮した場合には，使用量の少ないフォームタイプの歯磨剤や毒性の低いMFP配合歯磨剤または通常濃度より低いフッ化ナトリウム配合歯磨剤(500ppmF)が3〜5歳では適切であろう．また，ハイリスク児への対応としては，フッ化物洗口とフッ化物添加フロスの併用や，mutans streptococciレベルの高い小児にはフッ化スズ配合歯磨剤の応用が効果的である．保育園や幼稚園におけるコミュニティケアとしてのフッ化物洗口は4歳以降が適切である．

◎6〜12歳

6歳以降の学齢期になると，ホームケアとしては成人と同じフッ化物製剤を使用することができるようになる．萌出直後の未成熟な永久歯に対するプロフェッショナルケアとしてのフッ化物歯面塗布が効果的な時期でもある．また，ハイリスク児に対するプロフェッショナルケアとしてフッ化物配合バーニッシュを応用することも可能となる．この時期のコミュニティケアとして最も効果的な手段はスクールベースのフッ化物洗口の実施であろう．

参考文献

1．フッ化物応用研究会(編)．う蝕予防のためのフッ化物歯面塗布実施マニュアル．東京：社会保険研究所，2007．
2．フッ化物応用研究会(編)．う蝕予防のためのフッ化物洗口実施マニュアル．東京：社会保険研究所，2003．
3．フッ化物応用研究会(編)．う蝕予防のためのフッ化物配合歯磨剤実施マニュアル．東京：社会保険研究所，2006．

5 小窩裂溝予防填塞材の進化と最新情報

隣接面へのフッ素徐放性接着性レジンの応用

鶴見大学歯学部 小児歯科学教室　井出正道／朝田芳信

はじめに

近年，乳歯う蝕は減少傾向にあるものの，依然として乳歯う蝕の有病者率は高いのが現状である．低年齢児のう蝕罹患率は低下しているが，3歳以降になると，乳臼歯のう蝕が問題となり，臨床的には咬合面う蝕が最も多く，増齢的に隣接面う蝕も増加してくる．咬合面う蝕の予防と抑制には1960年代から小窩裂溝填塞材が適応されるようになった．本教室では，小窩裂溝填塞材と同様に隣接面にフッ素を含有した接着性レジン(フッ素徐放性レジンコート材)を塗布してう蝕予防と進行抑制を行うことができないかと考え，クラレ社と共同してその方法を開発し，臨床応用を始めて10年以上が経過した[1]．このフッ素徐放性レジンコート材はクリアシールF(クラレ社製)として市販されており，色調はredとyellowの2種類がある(図1)．

このフッ素徐放性レジンコート材を隣接面に塗布する臨床術式について，代表的な3症例について供覧する．

症例1：相接する隣接面にフッ素徐放性レジンコート材を塗布する場合

乳臼歯の隣接面う蝕の診断には，視診・触診に咬翼法エックス線写真を併用することが望ましい．直視・直達の不可能な乳歯隣接面へのフッ素徐放性レジンコート材の適応は，咬翼法エックス線写真で明瞭にエナメル質外形が認められないが，実質欠損と考えられる透過像のないものである(図2，3)．

下顎左側乳臼歯間にフッ素徐放性レジンコート材を塗布する術式を図4〜10に示す．

――フッ素徐放性レジンコート材――

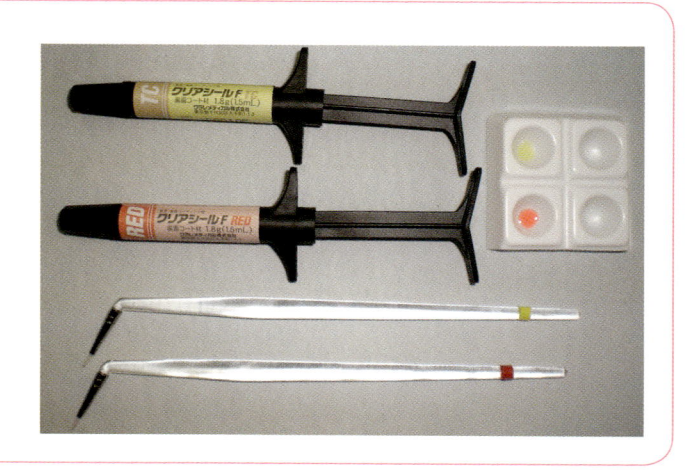

図1　2色のクリアシールFと塗布用小筆．

【症例1】

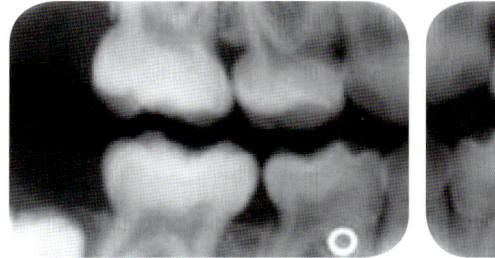

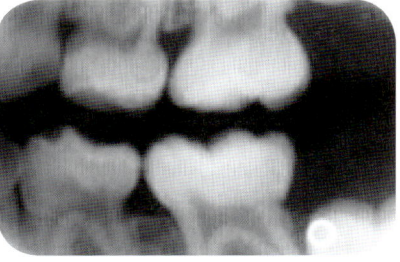

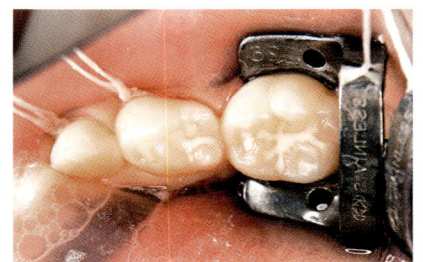

図2，3　咬翼法エックス線写真．DE間のエナメル質外形が不明瞭である．

図4　術前．ラバーダム防湿後（鏡像）．

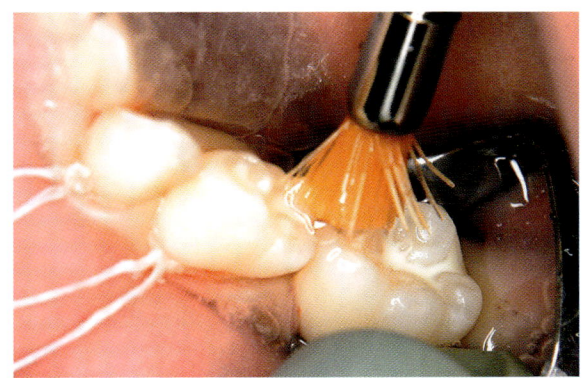

図5　ブラシコーンによる歯面清掃．

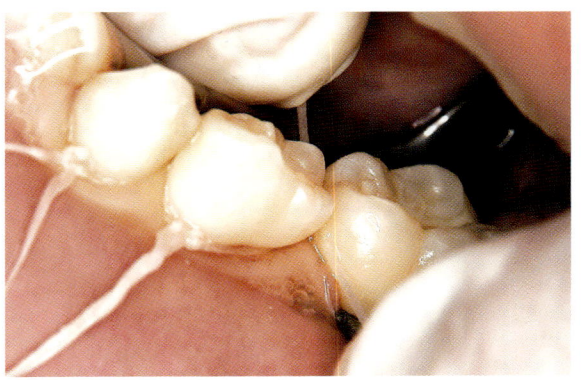

図6　フロスによる隣接面の清掃．

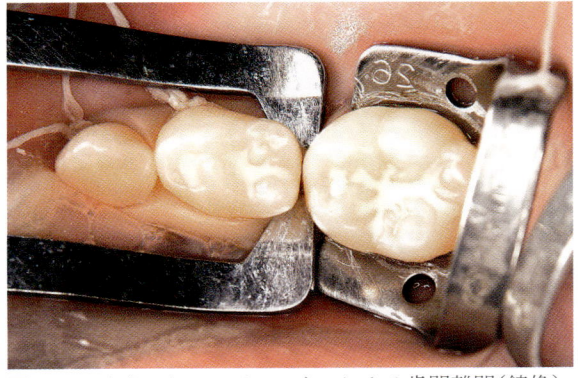

図7　エリオットのセパレーターによる歯間離開（鏡像）．

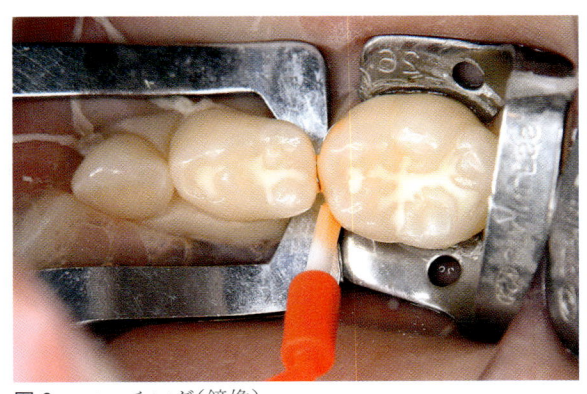

図8　エッチング（鏡像）．

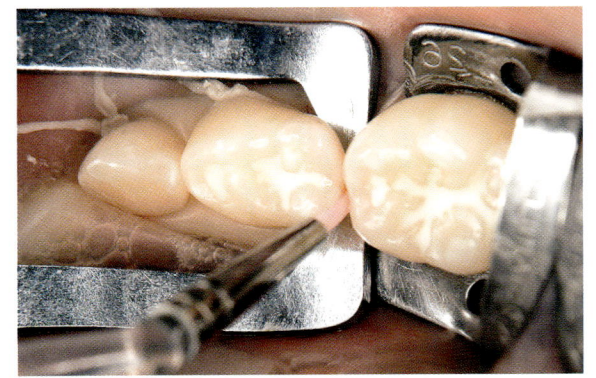

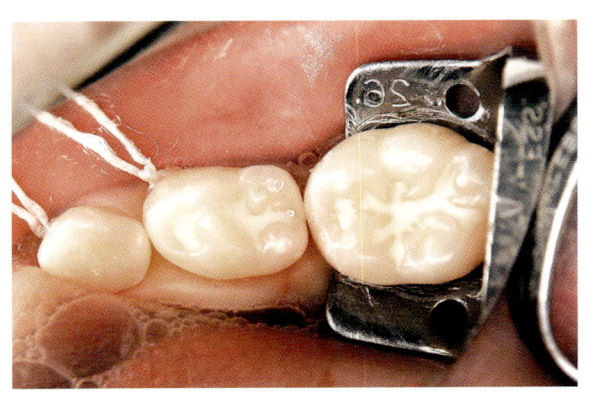

図9，10　フッ素徐放性レジンコート材の小筆による塗布および塗布後（鏡像）．

Ⅳ　う蝕予防への取り組み

【症例2】

図11　D|のOD窩洞形成後に確認されたE|の近心面の白濁(鏡像).

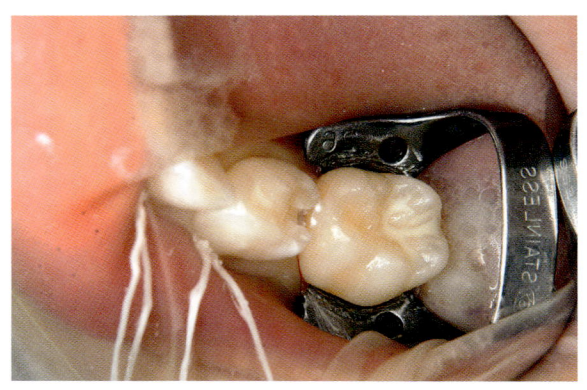

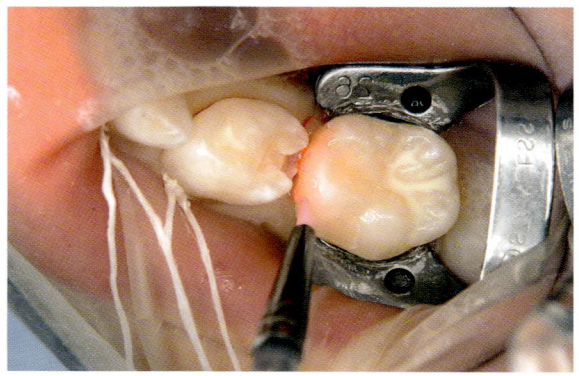

図12　エッチング後，E|の近心面へのフッ素徐放性レジンコート材の塗布(鏡像).

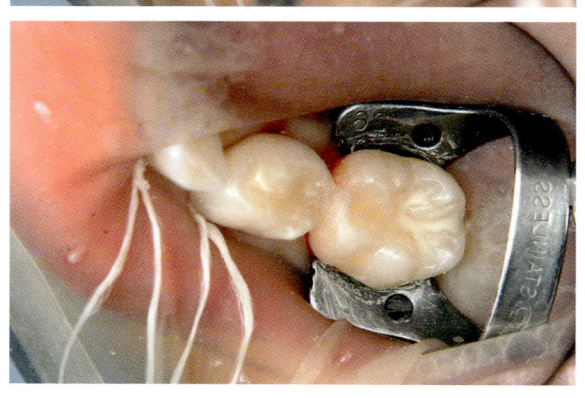

図13　D|のCR充填後(鏡像).

症例2：第一乳臼歯のOD窩洞を形成し，第二乳臼歯の近心面にフッ素徐放性レジンコート材を塗布する場合

　乳歯で直視・直達が可能な隣接面へのフッ素徐放性レジンコート材の適応は，健全歯面か，視診による白斑(白濁)がみられるがエナメル質に実質欠損のないものである．通法により第一乳臼歯のOD窩洞を形成した後，第二乳臼歯の近心面にフッ素徐放性レジンコート材を塗布する．その術式を図11〜13に示す．

症例3：第二乳臼歯の抜去後に，第一大臼歯の近心面にフッ素徐放性レジンコート材を塗布する症例

　交換期のため第二乳臼歯を抜去したときに，第一大臼歯の近心面に白斑(白濁)が認められることがよくある．このような直視・直達が可能な幼若永久歯の隣接面へのフッ素徐放性レジンコート材の適応は，健全歯面か，エナメル質にう蝕が限局しているものである．その術式を図14〜16に示す．

Ⅳ　う蝕予防への取り組み

【症例3】

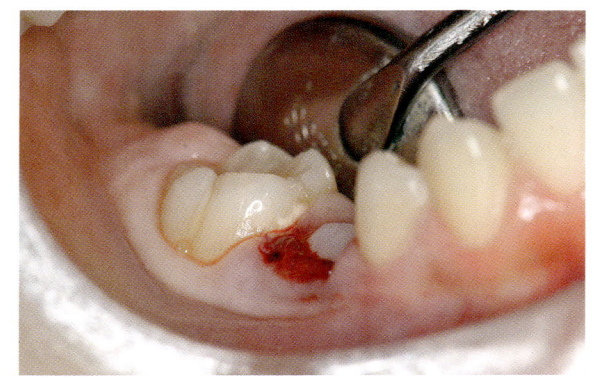

図14　E̅の抜歯後に確認された6̅の近心面の白濁．

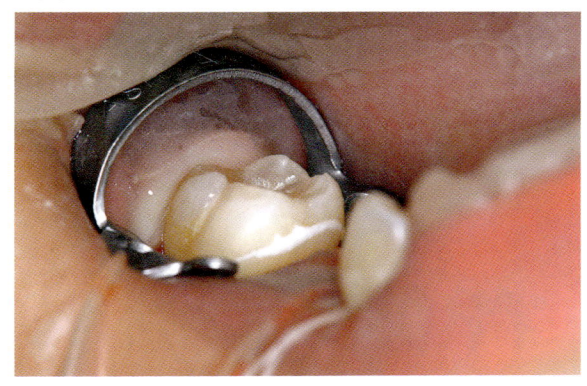

図15　ラバーダム防湿．

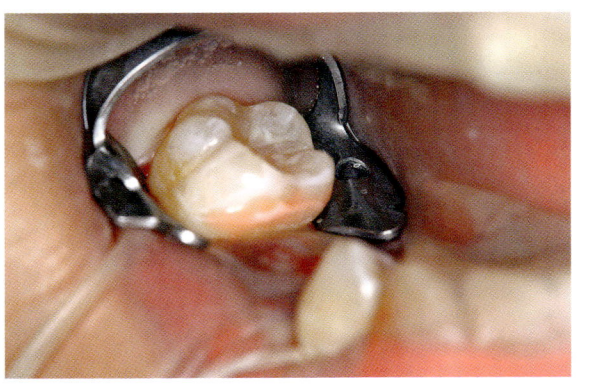

図16　フッ素徐放性レジンコート材の塗布．

おわりに

　フッ素徐放性レジンコート材を塗布すると，塗布歯面と周辺歯面にフッ素が取り込まれ，隣接面う蝕の予防と進行抑制に有効であることが示されている[2]．フッ化物の局所応用，小窩裂溝填塞材などのう蝕予防処置にフッ素徐放性レジンコート材を併用することにより，小児のう蝕予防と進行抑制をさらに効果的に行うことができる．筆者は，小児歯科臨床の場で本材が広く活用され，小児の口腔保健のさらなる向上につながることを期待する．

参考文献
1．大森郁朗ほか．フッ素徐放性レジンコート材（KFC-510システム）による隣接面齲蝕抑制法に関する臨床的研究．小児歯誌 1994；32（5）：955-971．
2．大森郁朗ほか．フッ素徐放性レジンコート材による隣接面保護に関する研究．小児歯誌 1996；34（1）：47-59．

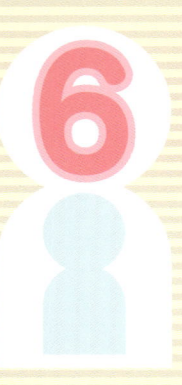

6 フッ素バーニッシュとは

米国でのう蝕予防における利用状況

ニューヨーク州保健省 口腔衛生科研究員 Albany, NY　飯田博子

はじめに

　フッ素バーニッシュとは，局所用フッ化歯面塗料である．現在アメリカでは十数種のフッ素バーニッシュが入手可能である．製品により成分に多少異なりがあるが，レジンベースの5％フッ化ナトリウム(22,600ppm)を有効成分とするものが多数を占める(表1)．フッ素バーニッシュは知覚過敏処置，あるいは裏装剤としての使用が現在米国食品医薬品局(Food and Drug Administration or FDA)により認可が下りている．

　フッ素バーニッシュのう蝕予防を目的とした臨床応用は，現在のところ米国食品医薬品局の認可外の利用となる．ヨーロッパやカナダでは，70年代よりう蝕予防，初期う蝕治療に広く用いられてきた[1]．米国においても，1990年代後半よりフッ素バーニッシュの乳歯および永久歯う蝕予防への利用が注目され始め，臨床実験，利用が促進してきた．

特徴および使用法

　DuraphatやDuraflorなどの代表的な製品にみられるように，琥珀色を有するものが多数を占める．近年無色，子ども向け香料入り，キシリトール配合といった製品もみられ，チューブ入りのものと1回使い切り分量(0.25あるいは0.4ml)が容器に入ったものとがある(図1)．1.23％酸性リン酸フッ化物(12,300ppm)や2％フッ化ナトリウム(9,040ppm)を有効成分とするジェルや泡状フッ化塗布剤と比べ，粘度を有するため，塗布量および操作のコントロールが得やすい．そのためフッ化物歯面塗布における過剰量摂取のリスクも少ないとされる[2,3]．またトレーやサクションなどを必要としないため，患者の協力が期待できない乳幼児や障害者などへの利用にも適する[3]．局所フッ化物塗布に先立つ歯面清掃については，歯肉炎などのリスク判定を行い，必要性を査定した上で行うことが近年臨床歯科ガイドラインで推奨されているが[4]，フッ素バーニッシュ塗布にあたっての歯面清掃も必要とされていない．通常塗布前に歯面の唾液を拭き取るガーゼと塗布用ブラシが必要なだけである(図2)．フッ素バーニッシュは歯面塗布後，唾液と接触することにより歯面への定着が起こり，数時間歯面への定着が期待できるとされる[2,3]．そのため再石灰化作用に優れ，いわゆるwhite spotsなどの初期う蝕の治療に適している．フッ素バーニッシュの利点と欠点は表2にまとめた．

　アメリカ歯科医師会学術評議会(American Dental Association Council on ScientificAffairs)は，科学的確証を元に歯科医院での局所フッ素治療に関する臨床ガイドラインを2006年8月に改正した[5]．そのガイドラインによると，う蝕リスクを有する患者(リスク判定基準については参考文献5を参照)への年に2回のフッ素バーニッシュあるいは4分間使用のフッ化ジェル塗布が推奨されている．

表1 フッ素有効成分，ベース成分別フッ素バーニッシュ製品一覧

フッ素バーニッシュ品名	フッ素成分	ベース成分	製造元
Duraphat	5％フッ化ナトリウム	レジン	Colgate Oral Pharmaceutical, Inc.
Duraflor	5％フッ化ナトリウム	レジン	Pharmascience Inc.
Fluor Protector	1％ジフルオシレン	ポリウレタン	Vivadent, Ivoclar North America
CavityShield	5％フッ化ナトリウム	レジン	Omni Oral Pharmaceuticals
NUPRO	5％フッ化ナトリウム	レジン	Dentsply intl.
DuraShield	5％フッ化ナトリウム	レジン	Sultan Dental Products
Fluoridex	5％フッ化ナトリウム	レジン	Discus Dental Inc.
Fluorilaq	5％フッ化ナトリウム	レジン	Pascal Company, Inc.
Flor-Opal	5％フッ化ナトリウム	レジン	Ultradent Products, Inc.
Enamel Pro Varnish	5％フッ化ナトリウム	レジン	Premier Dental Products
Varnish America	5％フッ化ナトリウム	レジン	Medical Products Laboratories, Inc
Kolorz ClearShield	5％フッ化ナトリウム	ロジン	Zenith Dental
DuraShield	5％フッ化ナトリウム	レジン	Sultan Healthcare

フッ素バーニッシュ

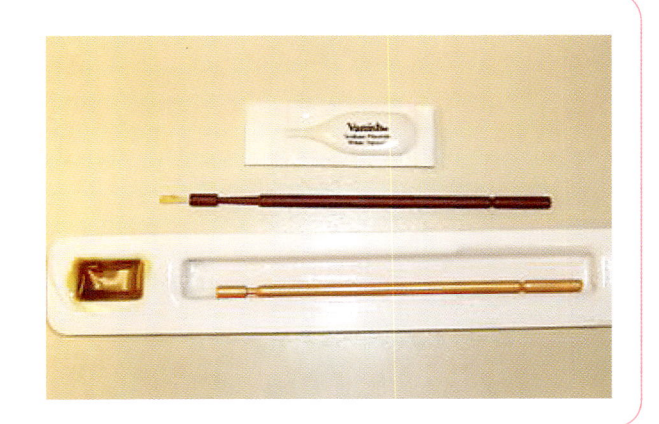

図1　1回使い切り分量のバーニッシュ製品と塗布用ブラシ．

フッ素バーニッシュの使用法

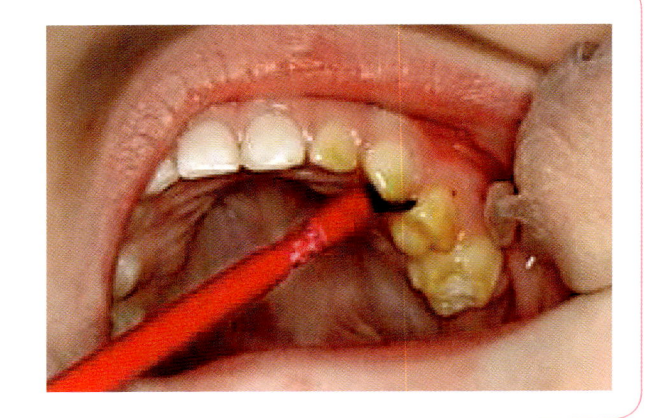

図2　フッ素バーニッシュ塗布例（写真提供：Dr. Joel Berg, Department of Pediatric Dentistry, University of Washington）．

表2 フッ素バーニッシュの利点，欠点

利点
・高濃度のフッ素を含有する．
・操作性が容易で，歯科器具を必要としない．
・過剰量摂取の予防，安全性に優れる．
・数時間歯面での定着が期待できるため，初期う蝕治療効果に優れる．
・塗布後水分摂取制限の必要なし（歯磨きは通常翌日まで控える）．

欠点
・製品により，塗布後歯面が一時的に黄色に着色する．

安全性[1-3]

臨床で使用されるフッ化歯面塗布剤の中で最も高濃度のフッ素を有するが，現在のところフッ素バーニッシュ使用とフッ素症の関係は実証されていない．塗布後の敏速な歯面定着性と，使用量が少量で済むことが理由として挙げられる．まれではあるが，これまでコロフォニー／ロジン（松やにの一種）への過敏性が原因とされる接触アレルギー症例の報告例がある．多くのフッ素バーニッシュ製品は，潰瘍性歯肉炎や口内炎のある患者への使用を禁忌としている．

米国歯科公衆衛生プログラムでの応用

フッ素バーニッシュのう蝕予防効果と，歯科医院での使用に留まらない利点が注目されて，近年歯科公衆衛生プログラムの一環としての利用が，米国各州で高まっている．費用に対する効果を高めるためにも，通常う蝕リスクの高い，低所得者層の乳幼児を対象としたフッ素バーニッシュプログラムが一般的である．

低所得者層のう蝕リスク要因の一つに，歯科サービスへのアクセスの問題がある．この障壁を緩和する目的で，小児予防医療，あるいはその他の乳幼児を対象としたサービス組織（保育園，あるいは母子栄養強化プログラムなど）と歯科サービスの融合が各州で促進している．

小児医療専門家（医師，看護婦や医師助手など）を用いたう蝕予防プログラムで代表的なものにノースカロライナ州の"Into the Mouths of Babes"フッ素バーニッシュプログラムがある[6]．このようなプログラムでは，通常歯科スクリーニング，う蝕リスク診断，口腔衛生指導，およびフッ素バーニッシュ塗布法の訓練が，低所得層小児患者を診療する小児医療専門家を対象に行われる．そのような歯科サービスを行った医療専門家に対しては診療報酬が直接支払われる．

このような流れを受けて，2007年9月にはAssociation of State and Territorial Dental Directors Fluoride Committee（米国の各州，地域歯科公衆衛生のリーダー達で成る団体のフッ素委員会）がフッ素バーニッシュの科学的エビデンスとともに，歯科公衆衛生プログラムにおける使用の効果を評価した概要報告書を出版した[3]．

おわりに

今後，米国における臨床でのフッ素バーニッシュ使用，そして縦断的調査および大規模無作為化臨床試験によるフッ素バーニッシュのう蝕予防効果，安全性，歯科公衆衛生プログラムにおける使用のコスト効果の評価など，さらなる科学的確証の確立が課題であろう．

参考文献

1. CDC. Recommendations for Using Fluoride to Prevent and Control Dental Caries in the United States. MMWR August 17, 2001；50(RR14)：1-42.
2. Beltrán-Aguilar ED, Goldstein JW, Lockwood SA. Fluoride varnishes：A review of their clinical use, cariostatic mechanism, efficacy and safety. J Am Dent Assoc. 2000；131：589-96.
3. ASTDD. Fluoride varnish：an evidence-based approach research brief. Available at "http://www.astdd.org/docs/FluorideVarnishPaperASTDDSept2007.pdf"
4. AAPD. Guideline on the Role of Dental Prophylaxis in Pediatric Dentistry. Pediatr Dent. 2007；29(7)：109-10.
5. ADA Council on Scientific Affairs. Professionally applied topical fluoride：Evidence-based clinical recommendations. J Am Dent Assoc. 2006；137：1151-9.
6. Rozier GR, Sutton BK, Bawden JW, Haupt K, Slade GD, King RS. Prevention of Early Childhood Caries in North Carolina Medical Practices：Implications for Research and Practice. J Dent Educ. 2003；67：876-85.

7 う蝕予防の最新情報と企業の取り組み①
接着性シーラント材料に要求される特性について

クラレメディカル株式会社 歯科材料事業部　須貝崇史

はじめに

小窩裂溝う蝕におけるシーラントについては，単に裂溝にシーラントを填塞してう蝕を予防するという効果だけでなく，歯の長期的な保存という視点からフッ素の徐放性や優れた接着性が求められている．

また，歯科充填用コンポジットレジンの主流が化学重合型から光重合型へと移行しているのと同様に，レジン系シーラント材においても光重合型シーラントが主流の製品となっている．

光重合型シーラントの特徴

クラレメディカルでは1983年に化学重合型「ティースメイトS」を発売，1987年に光重合型「ティースメイトA（発売終了）」を発売して以降，1990年「ティースメイトF（発売終了）」，1995年「ティースメイトF-1（発売終了）」，2005年「ティースメイトF-1 2.0」と光重合型シーラントにおいて製品の改良を行っている（図1, 2）．

①フッ素徐放性

「ティースメイトF」では，それまで発売していたレジン系シーラントが裂溝の封鎖に限局した性能を求めていたのに対し，フッ素徐放性という新しい性能を付与した．

また，フッ素の徐放については，クラレメディカルのフッ素徐放性ポリマー技術の導入により微量のフッ素を長期にわたり徐放する（図3）．

②歯質への接着性

歯質への接着性については，ペースト自身に接着性モノマー「MDP」を配合することにより，リン酸エッチングにて処理された未切削エナメル質に対しても優れた接着性を示す（図4）．

③裂溝封鎖性

小窩裂溝は外観以上に細く，深い形態をしているため，ペースト性状は深部まで填塞しやすいシーラント専用に設計したペースト性状となっている（図5）．

※上記①から③までの特性は「ティースメイトF」以降の「F-1」「F-1 2.0」においても同様の性能を持たせている．

④操作性

「ティースメイトF-1」および「ティースメイトF-1 2.0」は1ペースト光重合型であり，アプリケーターノズルの採用により，填塞の操作がスムーズに行えるように設計している（図6）．

おわりに

今後も，優れた性能を実現できる技術の追求を進め，製品化を行うとともにユーザー（歯科医師・歯科衛生士）に対して，さらに使いやすい材料を研究開発していきたいと考えている．

Ⅳ　う蝕予防への取り組み

各種シーラント

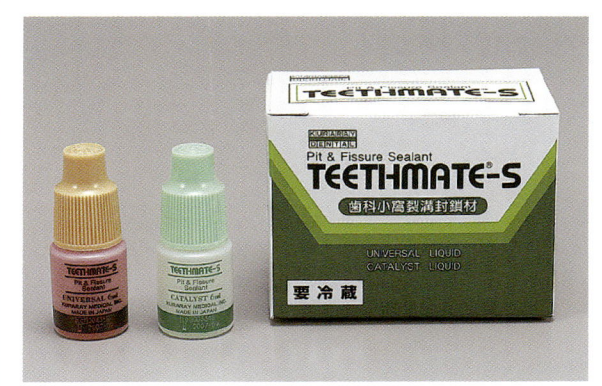

図1　化学重合型「ティースメイトS」

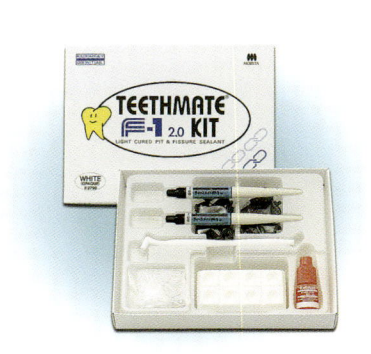

図2　光重合型「ティースメイトF-1 2.0」

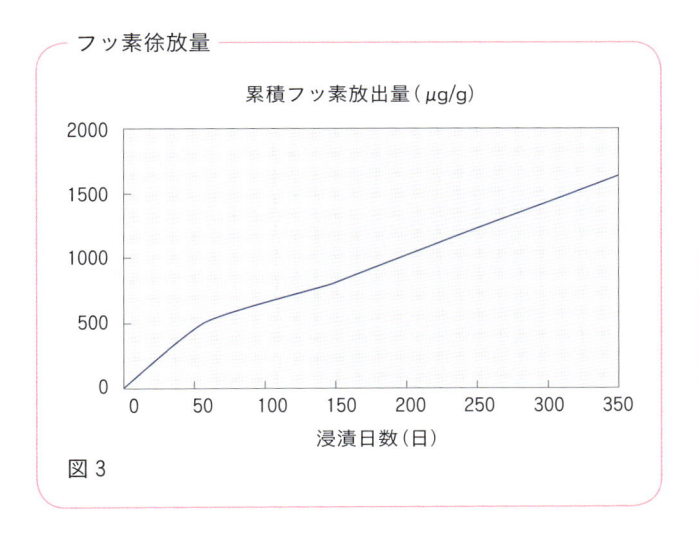

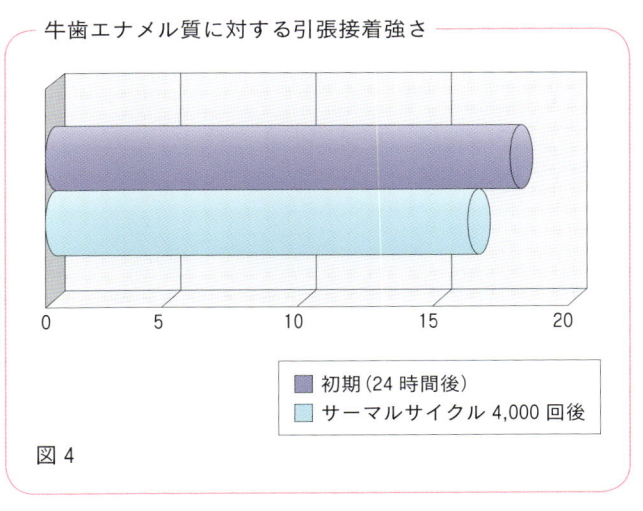

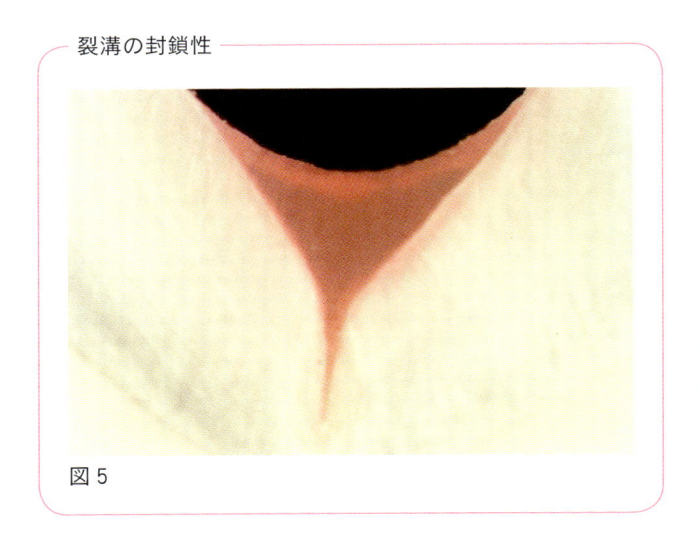

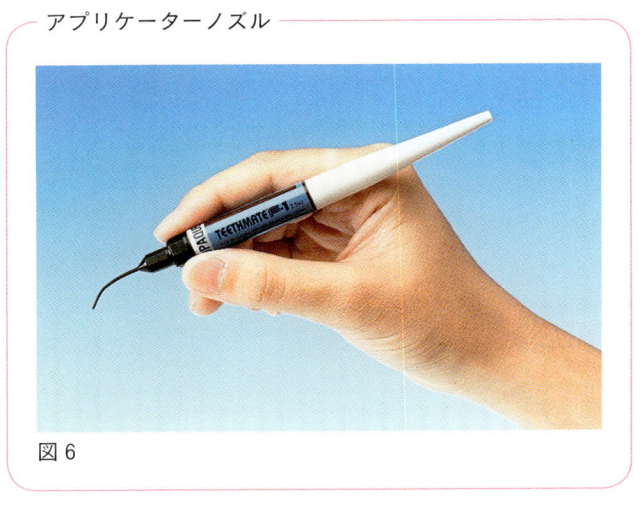

フッ素徐放量

累積フッ素放出量（μg/g）

浸漬日数（日）

図3

牛歯エナメル質に対する引張接着強さ

■ 初期（24時間後）
■ サーマルサイクル4,000回後

図4

裂溝の封鎖性

図5

アプリケーターノズル

図6

97

8 う蝕予防の最新情報と企業の取り組み②
MIのコンセプトに基づいた口腔ケア製品

株式会社ジーシー研究所　戸崎　敏

はじめに

　美しい歯列は，健康な生活を送る上で食事をする，話をするという機能，そして，口元からこぼれる歯の美しさというような審美の両面から大切なものであり，誰もが健康で美しい歯列をできるだけ長く維持したいと望んでいる．日本は，すでに65歳以上の高齢者人口が総人口の20％以上を占める世界でもトップクラスの長寿大国となっているが，全身が健康で精神的にも豊かな高齢生活を送るためには，健康な歯列と口腔機能を維持していることが必要である．そのためにも，小児期に健康な永久歯列を生えそろえることと自分の口腔の健康に関心を持ち，維持管理していく能力を身につけることが重要である．

　2000年にはじめてFDIが21世紀の歯科医療のあるべき姿として提唱したMinimal Intervention（最小の侵襲）の概念は，2002年10月にオーストリアのウイーンで開催されたFDI総会で「Minimal Intervention」によるう蝕管理の原則に関する公式声明として新たに採択された（図1）．

　弊社ではこのMIの概念を発展させIdentify（診断），Prevention（予防），Treatment & Control（処置・管理）の3つのアプローチから口腔の健康に貢献する製品の開発と関連する情報の提供に努めている（図2）．

新しいコンセプトの口腔ケア製品

　う蝕発症における重要な因子はミュータンス連鎖球菌を含むプラークである．弊社では，プラーク除去を目的とした小児向けの歯ブラシや歯磨きペーストなどを提供している（図3，4）．「プロスペック歯ブラシフォーレッスン」は，毛を4色に色分けすることによって乳幼児から混合歯列期まで，楽しく歯磨きを学習できる歯ブラシとなっている．また，「ルシェロ歯ブラシB-20 ピセラ」は，リスクの高い10代が，効率よくプラークコントロールできるよう，毛先やハンドルに特長を持たせている．

　また，メルボルン大学，レイノルズ教授らのグループにより開発されたCPP-ACP（リカルデント成分）を配合した「MIペースト」も新しいコンセプトの口腔ケア製品として，ご紹介している（図5，6）．

おわりに

　う蝕予防においてセルフケアは歯科医院におけるプロフェッショナルケア（メインテナンスおよび予防）と両輪をなす大切なことであるので，歯科医院でお役立て頂ける器材の開発とともに，セルフケア製品においても健康な歯列を守ることに貢献できる新しい製品を，今後とも提供できるよう取り組んでいきたい．

IV う蝕予防への取り組み

FDIによる「う蝕管理のためのMIの原則」

1	Modification of the oral flora：口腔内細菌叢の変容
2	Patient education：患者教育
3	Remineralisation of non-cavitated lesions of enamel and dentine：エナメル質及び象牙質における非う窩性病変の再石灰化
4	Minimal operative intervention of cavitated lesions：う窩性病変への最小の侵襲による修復処置
5	Repair of defective restorations：不良修復物のリペア

(FDI STATEMENT：Minimal Intervention in the Management of Dental Caries Adopted by the FDI General Assembly：1 October 2002 - Vienna)

図1　採択された原則では，「Patient education：患者教育」という項目が追加されている．すなわち，プラークコントロールや食習慣の改善と行った患者の自発的なセルフケアの動機付けが重要である．

MIコンセプトのイメージ

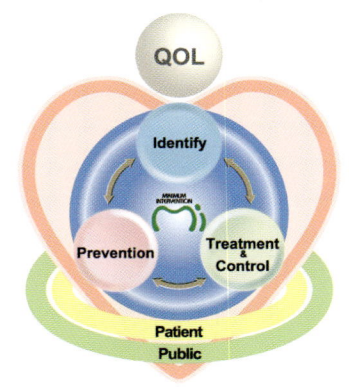

図2　MIコンセプトの実践により得られた口腔の健康は，すべての人々のQOLの維持・向上につながっていくと考える．

脱灰と再石灰化

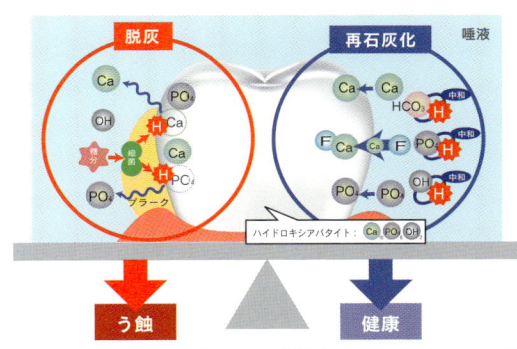

図3　プラークの形成による脱灰の予防そしてフッ素などを用いた再石灰化の促進が健康な歯質を維持していく上で大事である．

歯ブラシと歯磨きペースト

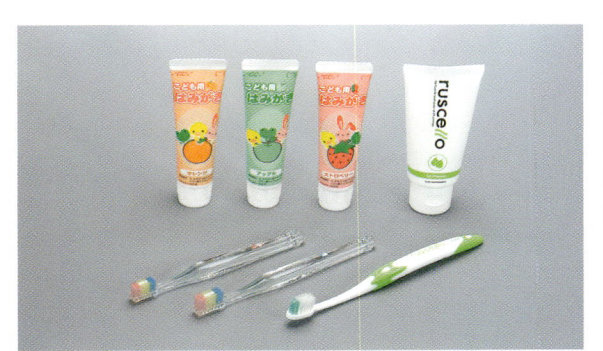

図4　プロスペック歯ブラシフォーレッスン（前左：タイニー，前中：スモール），ルシェロ歯ブラシB-20ピセラ（前右）および子ども用はみがき（後左3本）とルシェロペースト（後右）．

CPP-ACP（リカルデント成分）のはたらき

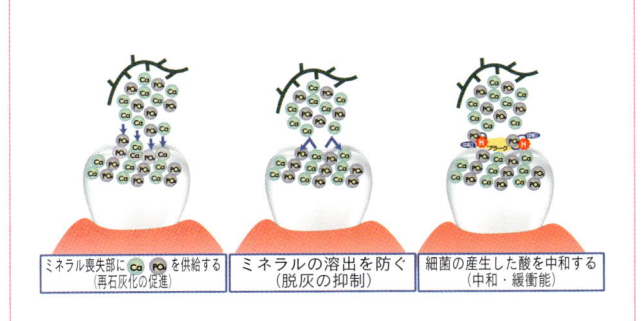

図5　CPP-ACP（リカルデント成分）には，歯質へのミネラルの供給，ミネラル喪失の防止，細菌の産生した酸の中和効果がある．

MIペースト（製品）

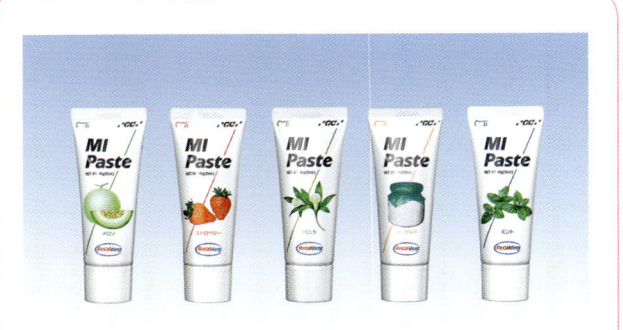

図6　MIペーストはリカルデント成分を含んでおり，歯科医院でのPTC後や患者さんがブラッシング後歯面に塗布するという簡単な操作で使用できる．

う蝕予防の最新情報と企業の取り組み③
フッ素リリース&リチャージ機能を有したGIOMER製品

株式会社 松風 研究開発部　中塚稔之

はじめに

　20世紀後半のカリオロジーの進歩により，う蝕は細菌による感染症であることが明らかになった．これを背景に「検査・診断」・「う蝕予防」・「修復治療」をシステマチックな流れとしてとらえ，歯質の侵襲を最小限に抑えながら歯の延命を図るというMIの概念が歯科医療に取り込まれてきた．そしてメンテナンスの実施を含むう蝕予防処置の重要性が注目されるようになり，また歯科材料メーカーサイドにおいてもう蝕予防に対する歯科材料や器材の製品開発が積極的に行われている．

う蝕予防材料への弊社の取り組み

　従来からグラスアイオノマーセメント（GIセメント）はフッ素徐放性を有し，う蝕予防に効果があることが世界的に知られている．このフッ素徐放性はGIセメント硬化物中に存在するグラスアイオノマー相（フルオロアルミノシリケートガラスとポリカルボン酸水溶液が酸-塩基反応した生成物）に由来するものである．弊社はそのグラスアイオノマー相に着目して研究開発を行った結果，独自に開発・製造した多機能性ガラスフィラー（フルオロボロアルミノシリケートガラス）とポリアクリル酸水溶液を酸-塩基反応させて，ガラスフィラー表面のみに，安定なグラスアイオノマー相を形成させる"Pre-Reacted Glass-ionomer（PRG）技術"（図1）を考案した．この技術によって創出した3層構造からなる新素材"S-PRGフィラー"はフッ素徐放性だけでなく，イオン種およびその量においてGIセメントとは異なるイオン徐放性も有している．そのためS-PRGフィラーを含む製品群はGIセメントの特徴を継承しつつ，GIセメントでは発現しない生物学的効果を有していることがさまざまな研究者から報告[1～3]されている．弊社はこのS-PRGフィラーを含んだレジン材料製品の総称を新しいカテゴリー"GIOMER"（図1）として提案している．これらのGIOMER製品はS-PRGフィラーの効果により，口腔内フッ素濃度に応じてフッ素リリースとリチャージが可逆的に起こる，いわゆるフッ素蓄電池様の働きがある（図2）．よってカリエスリスクの低減が可能となりう蝕予防に寄与できるものと期待できる．

　今後，私たちは歯科治療を行う中で，う蝕予防の取り組みを継続的に実施する必要があり，あらゆる歯科治療の過程において行わなければならないと考えている．そのため治療分野を限定することなく，製品分野の拡大と製品群の拡充を視野に入れてS-PRGフィラーを応用したGIOMER製品群の開発を展開していく所存である（図3～9）．

参考文献
1. 山本宏治. 口腔内環境を考えたコンポジットレジン修復. 日本歯科評論 2004；64(3)：127-134.
2. 坪田康徳, 向井義晴, 花岡孝治. S-PRG微粉末の象牙質知覚過敏治療材料としての応用. 日歯保存誌 2006；49(5)：563-573.
3. 伊藤修一, 齋藤隆史. clinical science 象牙質再石灰化. ザ・クインテッセンス 2008；27(2)：3-5.

Ⅳ う蝕予防への取り組み

Pre-Reacted Glass-ionomer（PRG）技術とS-PRGフィラーおよびGIOMER製品群

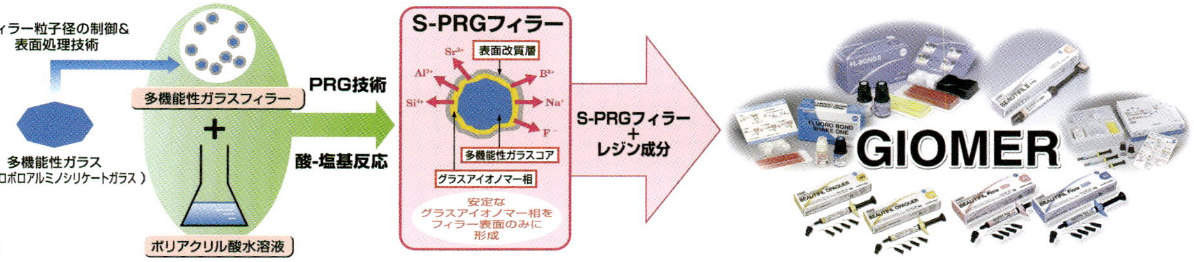

図1

S-PRGフィラーによるフッ素蓄電池様の働き

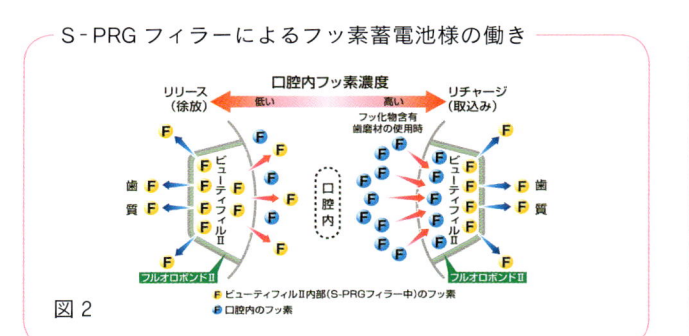

図2

PRG技術を応用した製品開発戦略

図3

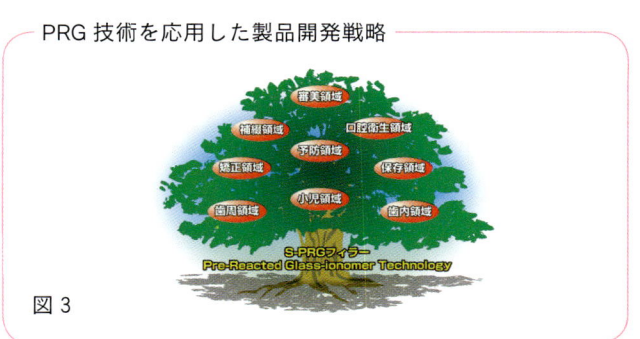

フッ素リリース＆リチャージ機能を有したGIOMER製品

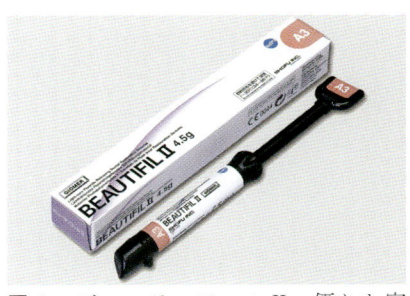

図4 ビューティフルⅡ．優れた審美性と高い材料特性を兼備したペーストタイプの前臼歯共用ナノハイブリッド型コンポジットレジン．

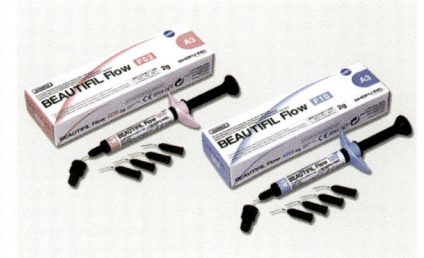

図5 ビューティフルフロー．優れた審美性と撓みやすい材料特性（低弾性率）を兼備したフロアブルタイプのグラスアイオノマー系コンポジットレジン．

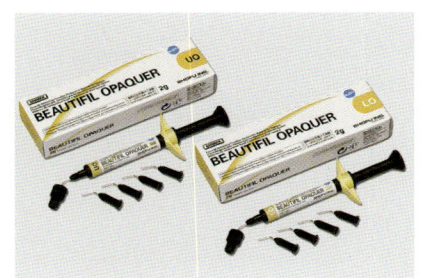

図6 ビューティフルオペーカー．高い遮蔽性と優れた硬化性およびエックス線造影性を有したマスキング用のフロアブルコンポジットレジン．

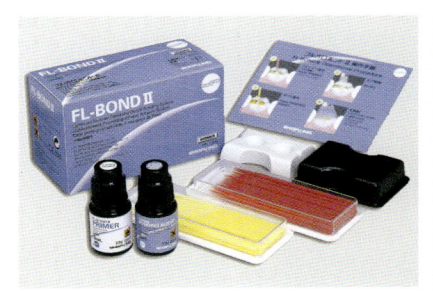

図7 フルオロボンドⅡ．安定した接着特性と優れた接着耐久性を兼備した2ステップセルフエッチング系ボンディングシステム．

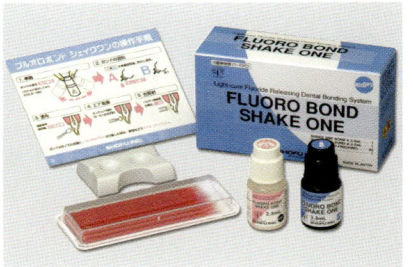

図8 フルオロボンド シェイクワン．グラスアイオノマーセメントと同レベルの高いフッ素徐放性を有した2液混合型タイプの1ステップセルフエッチング系ボンディングシステム．

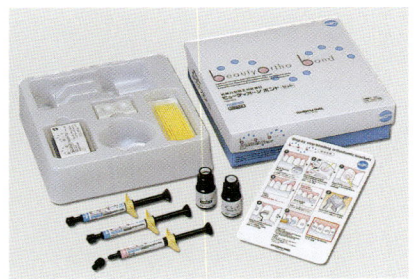

図9 ビューティオーソボンド．エナメル質へのダメージを低減した2液混合型セルフエッチング系矯正用ブラケット接着材料．

10-8 う蝕予防の最新情報と企業の取り組み④
各種フッ化物製品の開発とう蝕予防への取り組み

株式会社ビーブランド・メディコーデンタル 企画室事業推進課　遠藤美枝子

　当社のう蝕予防の取り組みは1966年のフッ化物歯面塗布剤（フルオール N 液），1967年のフッ化物洗口剤（ミラノール）に始まります．その後，食生活や生活習慣の変化から，1970年代には小児う蝕は急激に増加し，治療が追いつかず，まずう蝕の進行を止める必要性から，う蝕進行抑制剤としてサホライド（フッ化ジアンミン銀）が開発されました．

　う蝕予防や進行抑制に関しましては，歯質の強化を目的に，フッ化物製剤の開発を行うとともに，口腔環境の改善のため，日本では初めての細頸歯ブラシを，小児の口腔内の大きさにきめ細かく対応し発売いたしました．

　う蝕予防のフッ化物としましてはNaFを有効成分として，歯面塗布剤・洗口剤・歯磨剤と各種製品を揃えることにより，ライフステージに応じたフッ化物を提供させていただいております．

　今後とも，う蝕予防では，フッ化物の局所応用を中心に，種々の製品開発を行ってまいります．

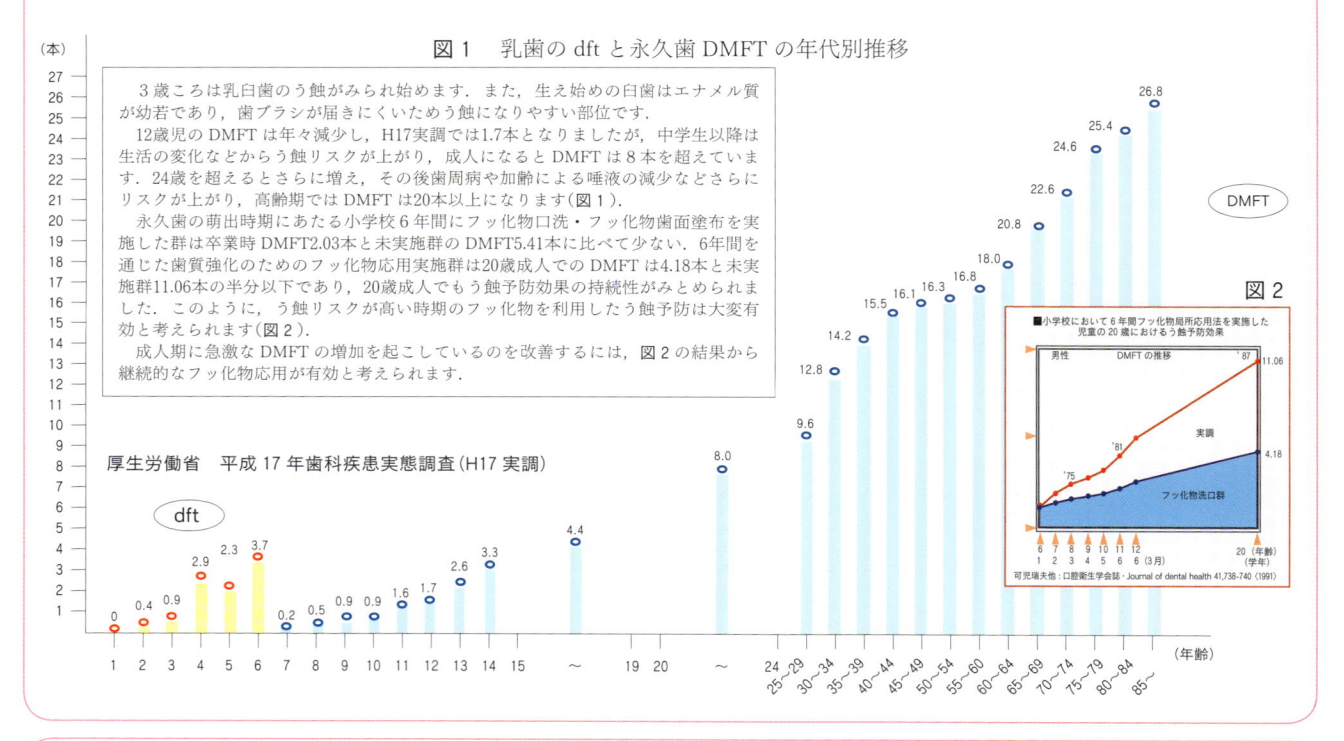

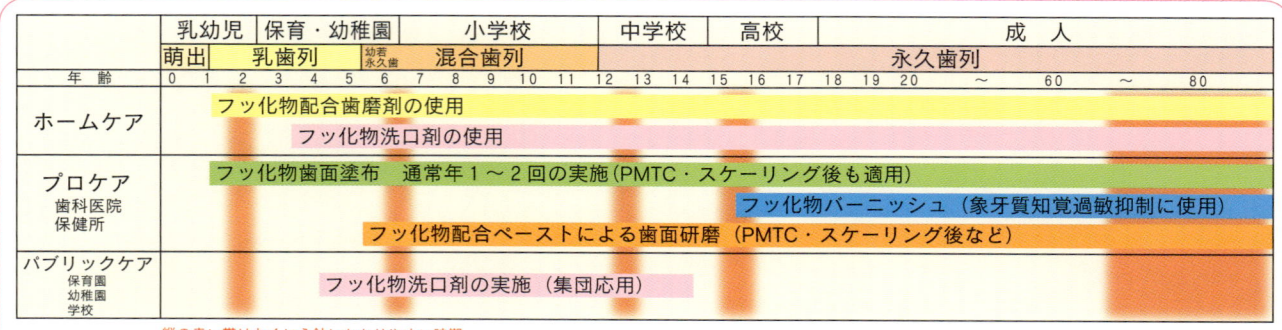

図1　乳歯の dft と永久歯 DMFT の年代別推移

　3歳ころは乳臼歯のう蝕がみられ始めます．また，生え始めの臼歯はエナメル質が幼若であり，歯ブラシが届きにくいためう蝕になりやすい部位です．
　12歳児の DMFT は年々減少し，H17実調では1.7本となりましたが，中学生以降は生活の変化などからう蝕リスクが上がり，成人になると DMFT は 8 本を超えています．24歳を超えるとさらに増え，その後歯周病や加齢による唾液の減少などさらにリスクが上がり，高齢期では DMFT は20本以上になります（図1）．
　永久歯の萌出時期にあたる小学校6年間にフッ化物洗口・フッ化物歯面塗布を実施した群は卒業時 DMFT2.03本と未実施群の DMFT5.41本に比べて少ない．6年間を通じた歯質強化のためのフッ化物応用実施群は20歳成人での DMFT は4.18本と未実施群11.06本の半分以下であり，20歳成人でもう蝕予防効果の持続性がみとめられました．このように，う蝕リスクが高い時期のフッ化物を利用したう蝕予防は大変有効と考えられます（図2）．
　成人期に急激な DMFT の増加を起こしているのを改善するには，図2の結果から継続的なフッ化物応用が有効と考えられます．

厚生労働省　平成17年歯科疾患実態調査（H17実調）

図2　■小学校において6年間フッ化物局所応用法を実施した児童の20歳におけるう蝕予防効果

可児瑞夫他：口腔衛生学会誌・Journal of dental health 41,738-740 (1991)

	乳幼児	保育・幼稚園	小学校	中学校	高校	成　人
	萌出	乳歯列	幼若永久歯／混合歯列			永久歯列
年齢	0　1	2　3　4　5	6　7　8　9　10　11	12　13　14	15　16　17	18　19　20　〜　60　〜　80
ホームケア		フッ化物配合歯磨剤の使用				
		フッ化物洗口剤の使用				
プロケア 歯科医院 保健所		フッ化物歯面塗布　通常年1〜2回の実施（PMTC・スケーリング後も適用）				
						フッ化物バーニッシュ（象牙質知覚過敏抑制に使用）
		フッ化物配合ペーストによる歯面研磨（PMTC・スケーリング後など）				
パブリックケア 保育園 幼稚園 学校		フッ化物洗口剤の実施（集団応用）				

縦の赤い帯はとくにう蝕にかかりやすい時期

（田浦勝彦，磯崎篤則，小林清吾：フッソで健康づくり—むし歯予防に関するフッ素の正しい理解とその一般的な使い方—，砂書房，東京，2000 より）

IV う蝕予防への取り組み

<フッ化物製品一覧>

	製品名	配合フッ化物	特　徴	製品写真
プロフェッショナルケア	フッ化物歯面塗布剤　医療用医薬品 **フルオール・ゼリー** リン酸酸性フッ化ナトリウムゼリー 内容量　100g	1g中 NaF 20mg 9000ppmF	Brudevold 第2処方のAPF溶液を日本で初めて，安定性および効能をそのままにゼリー化に成功した製剤です． APFの酸味をさわやかなリンゴの香りでフォロー．不快感を与えずフッ化物塗布が行えます．	
	フッ化物歯面塗布剤　医療用医薬品 **フルオールN液** リン酸酸性フッ素溶液 内容量　100mL	1mL中 NaF 20mg 9000ppmF	Brudevold 第2処方のAPF溶液です．ほのかな甘みのある製剤です．	
	900ppmF 配合歯磨剤　医薬部外品 **ポリシングペースト1号** **ポリシングペースト3号** 内容量30mL	NaF 900ppmF	900ppmF配合．研磨剤に珪藻土を使用しています．3号，1号の順で研磨すると汚れを落とし滑沢な歯面になります． ポリシングペーストのプラーク付着抑制効果 染め出し後　歯ブラシのみで清掃　24時間後の 　　　　　　片顎だけポリシング　プラークの付着 研磨ペーストを用いたプラーク付着抑制効果について （小児歯科学雑誌，38（3）：536-541, 2000より）	
ホームケア	フッ化物洗口剤　劇薬　指定医薬品 **ミラノール顆粒11%** 黄色分包　　1g ピンク分包　1.8g	1g中 NaF110mg	フッ化物の作用にはフルオロアパタイトの生成，抗菌作用，抗酵素作用があります． とくに6歳臼歯が生える混合歯列期は，歯の萌出途中からフッ化物を繰り返し作用させることが大切です． フッ化物洗口はフッ化物局所応用の中でも，う蝕予防効果の高い方法です．	
	900ppmF 配合歯磨剤　医薬部外品 **キャナリーナ歯磨900Pw** 内容量　40g	NaF 900ppmF	NaFをフッ素濃度として900ppm配合．CPCの作用とあわせてう蝕・歯肉炎を予防し，口臭を防止します．	
	100ppmF 配合歯磨剤　医薬部外品 **キャナリーナ100S** 内容量　45g	NaF 100ppmF	NaFとCPCを配合．甘味料にキシリトール＆ソルビトールを配合．アップル，ストロベリー，マスカットの3種のフレーバーがあります．	
治療	う蝕進行抑制　象牙質知覚過敏鈍麻剤 **サホライド**　劇薬　指定医薬品 内容量　5 mL	$Ag(NH_3)_2F$ 38%	銀による蛋白固定，フッ化物による不溶性塩の生成により，象牙細管を閉塞し，う蝕の進行と象牙質知覚過敏を抑制します．治療困難な小児，来院の難しい高齢者の方のう蝕進行抑制に．	
	根管治療剤　医療用医薬品 **サホライド・RC** 内容量　5 mL	$Ag(NH_3)_2F$ 3.8%	銀の殺菌作用により根管内を消毒します．殺菌効果の持続に優れています．	
	象牙質知覚過敏鈍麻剤　劇薬　指定医薬品 **Fバニッシュ** 内容量　3 g	NaF 5 %	薬効成分が象牙細管を封鎖し，知覚過敏を抑制． 唾液により，NaFを徐々に溶解し，象牙細管を封鎖します．	

11 う蝕予防の最新情報と企業の取り組み⑤
QLF法による初期う蝕の評価技術について

ライオン株式会社 オーラルケア研究所／九州大学大学院歯学研究院連携講座　中嶋省志

初期う蝕の病変について

う蝕は，これまで一方的に脱灰され「う窩」に至ると考えられてきた．近年の研究で，初期う蝕(より正確には，「う窩」を呈せず表層下脱灰の状態：図1)の段階であれば，適切な再石灰化手段(たとえば，フッ化物の利用やプラークコントロールなど)の介入により，元の健全な歯質に回復できる可能性が知られるようになった[1,2]．しかし，初期う蝕を視診のみで，その脱灰程度(とくに，内部への侵襲程度)を定量的に評価することはかなり困難である．したがって，再石灰化介入の効果を感度良く定量的に評価するために，これまで種々の機器的評価技術が研究・開発されてきた．本稿では，その一つであるQLF法(Quantitative Light - induced Fluorescence；定量的光誘導蛍光法)[3]を紹介する．

QLF法の検出原理

エナメル質または象牙質に特定波長(400nm付近)を照射すると蛍光が励起される．蛍光の強度は，永久歯や乳歯の歯種やその部位によって異なる(図2, 3)[4]．

一般に，脱灰されたエナメル質には空隙が存在する．そのエナメル質に特定波長を照射すると，空隙の程度に応じて照射光が散乱される．その結果，蛍光物質を励起させる作用は低下する．一方，励起された蛍光も空隙によって散乱され，励起された蛍光が歯質内部

初期う蝕の病変

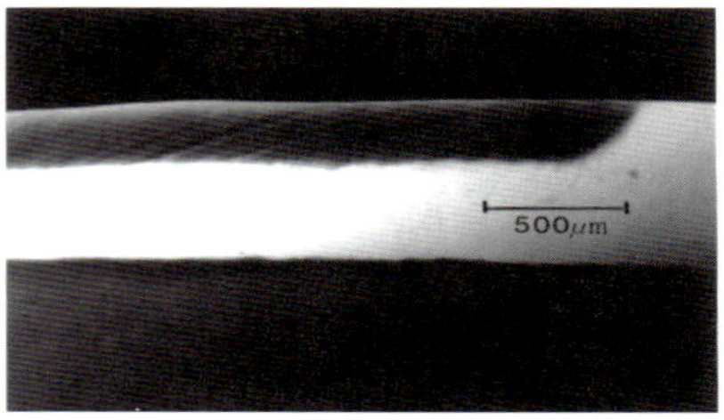

図1　エナメル質表層下脱灰．

から外に向かって放射される量は減少する(図4)[3]．こうして空隙が存在すると，病変(脱灰)の蛍光画像が暗く見えるようになる(図5，下記の臨床試験の結果を参照)．

この画像の蛍光強度を解析することで，4つの特性値が得られる(①初期う蝕部位の面積：mm^2，②同部位での平均脱灰深さ：ΔF，③同部位での最も深いスポット：$Max\ \Delta F$，④初期う蝕のミネラル損失量に相当するデータ：ΔQ)．QLF法の光学的検出システムおよびこれら4つの特性値についての詳細な解説は，文献を参照されたい[3]．このようにQLF法の最大のメリットは，脱灰・再石灰化の進行程度を非破壊で(したがって経時的に)，しかもビジュアルに定量化できることである．

QLF法を用いた臨床試験

初期う蝕の再石灰化に及ぼすフッ化物配合歯磨剤の有効性に関して，ライオン株式会社と大阪歯科大学との共同で行った研究事例を紹介しよう[1,2]．本研究は，フッ化物配合歯

IV う蝕予防への取り組み

QLF法の検出原理

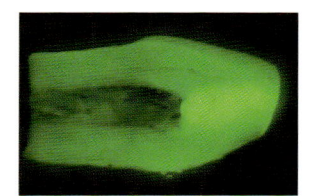

図2 乳歯での蛍光．

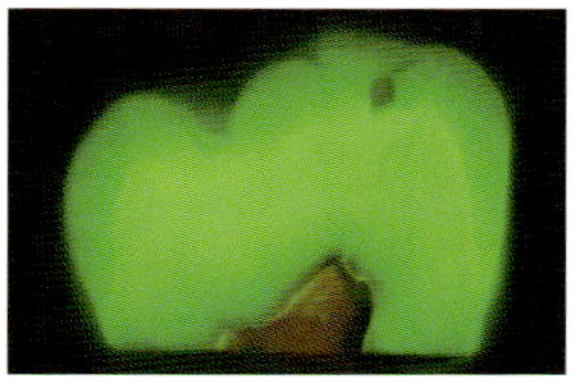

図3 永久歯での蛍光．

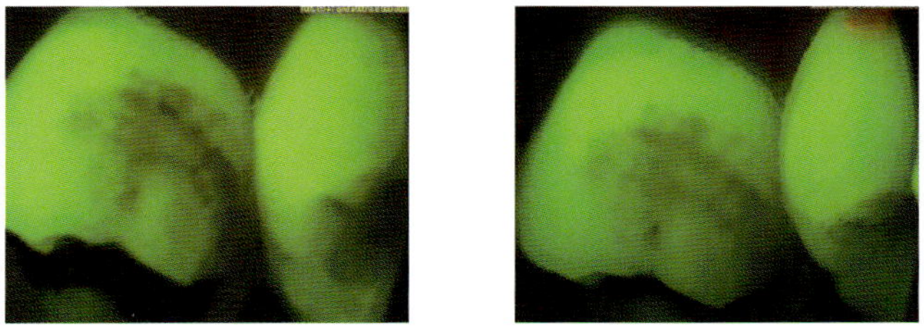

図5 試験前(左)と後(右)の初期う蝕のQLF画像．

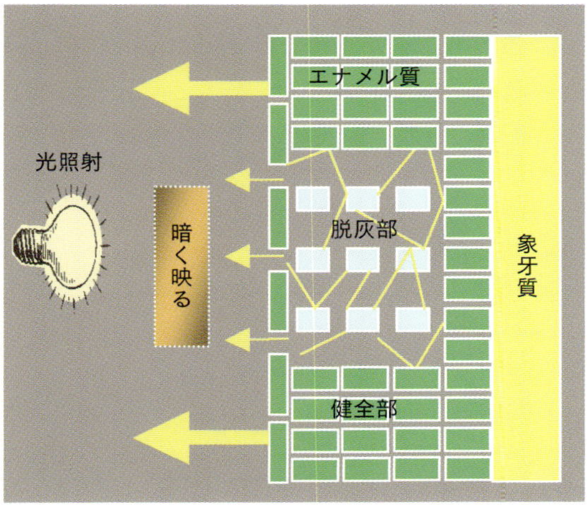

図4 QLF法の検出メカニズム．

磨剤の再石灰化促進効果を評価した．当時としては世界ではじめての事例であった．

初期う蝕を有する132人の被験者を無作為に2群に分け，一方にフッ化物配合歯磨剤（試験群）を，他方にフッ化物を含まない歯磨剤（対照群）を1年間使用してもらい，1年後に初期う蝕の改善効果をQLF法にて評価した．その結果，ΔQ および Max ΔF に関し，対照群では改善効果は見られなかったが，試験群では31.7％および15.2％それぞれ初期値より改善した．またΔQに関し，試験および対照歯磨剤を使用する前の初期値から改善した割合，変化しなかった割合，そして悪化した割合をそれぞれ解析した．その結果，試験群では，87.5％の被験者で改善が認められたのに対し，対照群では40.0％にとどまり，悪化した事例は49.2％であった（図6，四捨五入のため100％になっていない）．

今回のようにQLF法を採用することで，1年間という短期間で，かつ100人規模の少

QLF法を用いた臨床試験

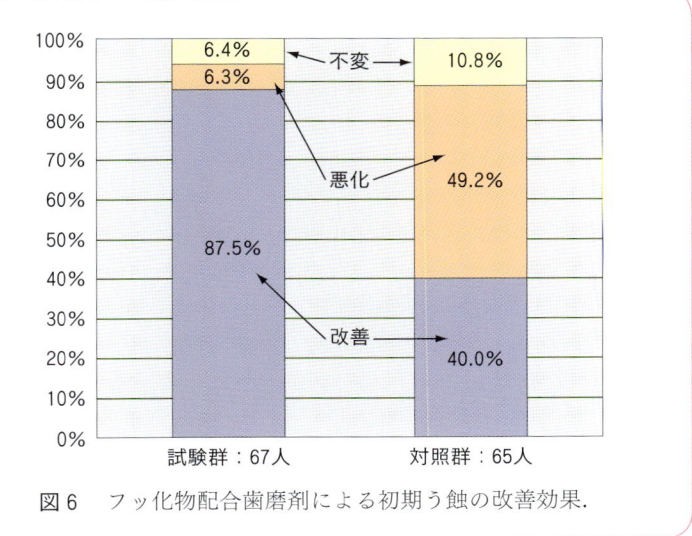

図6 フッ化物配合歯磨剤による初期う蝕の改善効果．

数の被験者を用いて，被験者に「う窩」のできるのを待つことなく，フッ化物配合歯磨剤の有効性が科学的に立証できたことは，今後のう蝕予防歯磨剤などの予防技術の開発面で，あるいは予防プログラムの有用性を検証する上で，その意義は極めて大きい．

引用文献

1. Kambara M. et al. Results of a clinical trial of fluoride dentifrice using QLF. Stookey GK(ed): Early Detection of Dental Caries Ⅲ, Proceedings of the 6th Indiana Conference, 2003 ; 229-235.
2. 中嶋省志．QLF法によるフッ素歯磨剤の初期う蝕改善効果に関する臨床的研究．口腔衛生会誌 2003 ; 53 : 382.
3. 中嶋省志．初期う蝕の定量・モニタリングシステム（QLF法）．デンタルハイジーン 2004 ; 24 : 255-259.
4. 松山和正ほか．初期う蝕検出システム（QLF法）による歯割断面の蛍光画像の観察．口腔衛生学会雑誌 2002 ; 52 : 642-643.

12 う蝕予防の最新情報と企業の取り組み⑥
フッ化物の応用方法

フッ化物歯面塗布・フッ化物洗口液の使用方法について

サンスター株式会社 研究開発部　高塚　勉
サンスター歯科保健振興財団 千里診療所　川口　護

はじめに

　小児のう蝕を予防するための有効な成分としてフッ化物が挙げられる．フッ化物のアプリケーションとしては，フッ化物配合歯磨剤，フッ化物歯面塗布剤，フッ化物洗口液，フッ化物徐放性シーラントなどが存在している．その中でも，本稿ではとくにフッ化物歯面塗布剤とフッ化物洗口液に的を絞り，使用方法などを説明する．

フッ化物歯面塗布剤

　萌出直後の歯はフッ化物に対する反応性が高く[1,2]，また，歯の萌出後2～3年の間が最もう蝕に罹患しやすい[3]ため，この時期にフッ化物歯面塗布を実施することがう蝕予防に有効である．つまり，歯の萌出時期に合わせて乳歯萌出時期から第二大臼歯の萌出後2～3年間，定期的（3～6か月ごと）に繰り返し塗布することが重要である．

◎適用方法

　フッ化物塗布には，綿球に薬剤をつけて塗布を行う一般的方法（綿球法）とトレーを用いて行うトレー法がある．上記の薬剤の液性（中性，酸性）や剤型（溶液，ゲル，フォーム）などは，いずれの方法でも適用可能であるが，ゲル状やフォーム状は剤型の性質上トレー法が適している．とくにフォーム状は，小児のフッ化物歯面塗布において，現在のアメリカでよく用いられているものである．フォーム状の製品をトレー法で使用することは，1歯ずつの塗布ができないのが短所であるが，一方で，上下顎同時に処置でき，歯間部・隣接面にも入り込みやすく歯列全体に処置でき，さらには幼児期の子どもに対しては安全性が高いという長所を持つ．

　フォーム状製品をトレー法にて適用する方法は，次頁のように行う（図2～9）．

薬剤の種類と剤型

図1　薬剤の種類として2％フッ化ナトリウム（中性）（A，C），リン酸酸性フッ化ナトリウム（B，D）があり，剤型としては溶液状（C，D），ゲル状（B），フォーム状（泡状）（A）などの製品が存在している．いずれもフッ化物濃度は9000ppmと高濃度のものである．

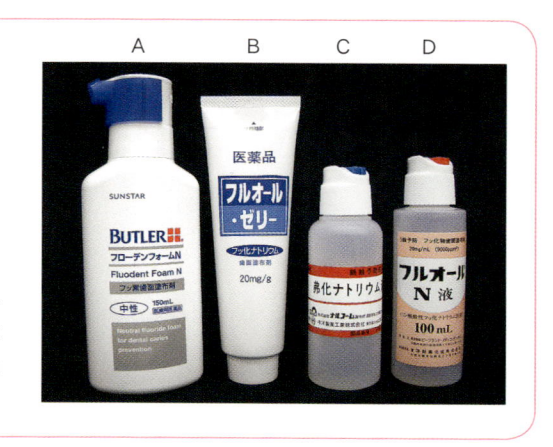

Ⅳ　う蝕予防への取り組み

適用法の実際：トレー法

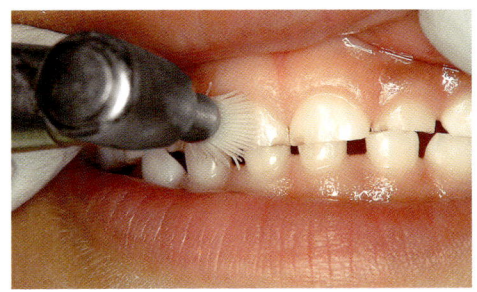

図2　歯面清掃：ラバーカップやポリッシングブラシにて機械的に清掃する．

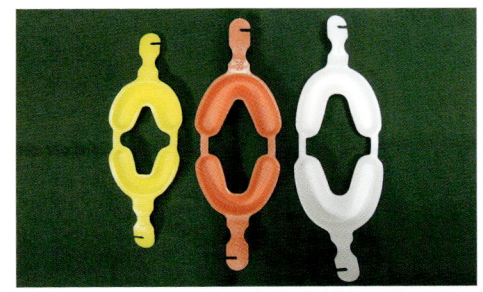

図3　トレーの選択：乳歯列(黄)，第一大臼歯萌出(オレンジ)，第二大臼歯萌出(白)を適応し，適合しない場合はトレーの最後方部を切り取るなどして調整する．

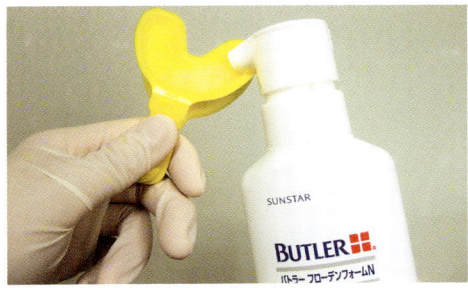

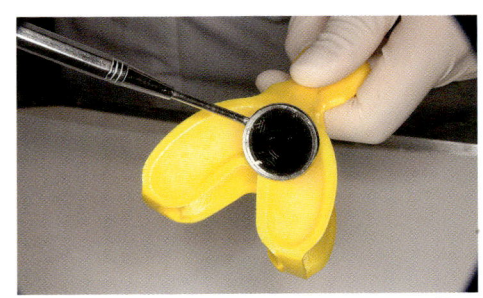

図4, 5　フォームの注入：トレーにフォーム(2 mL以下)を注入し，デンタルミラーなどで均一にする．トレー一杯にまで注入すると，適用させたときに溢れ出るので，トレーの5割程度を目処に注入する．

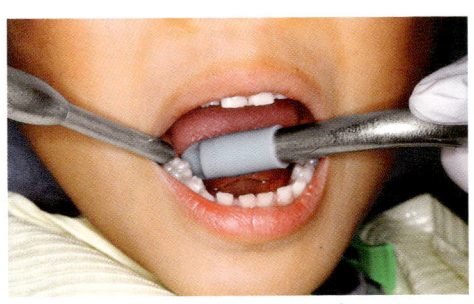

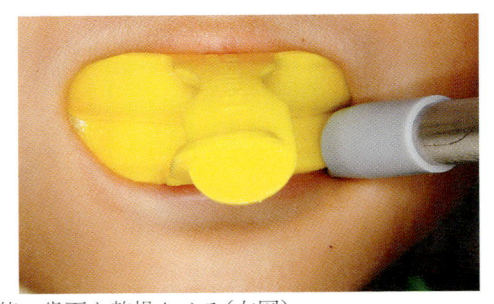

図6　歯面乾燥：エアーシリンジやバキュームを使い歯面を乾燥させる(左図)．
図7　トレーの装着：トレーを口腔内に挿入し，歯列に圧接して約4分間軽く噛ませる．溢れ出たフォームや唾液は飲み込まないように指示し，バキュームなどで吸引する(右図)．

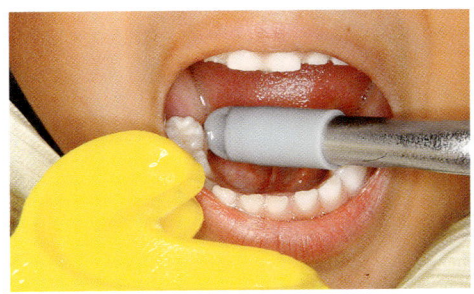

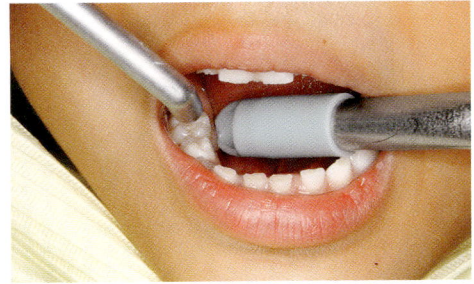

図8, 9　トレーの除去：トレーをはずし，口腔内に残存した薬剤をバキュームで吸引もしくは拭き取る．適応後エアーで歯面を乾燥させることでフッ化物の効果を高めることが期待できる[4]．
　塗布後約30分間は飲食や洗口をさせない．薬剤の残留する唾液は吐かせ，飲み込まないように指示する．

107

薬剤の種類と剤型

図10 フッ化物洗口液として市販されているものは，そのまま使用できる溶液タイプ(A)と各自で溶解調製させる顆粒タイプ(B)がある．いずれも使用時のフッ化物濃度は250〜450ppmとなるように設計されている．

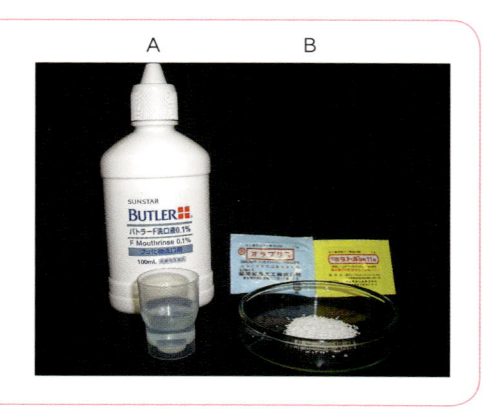

フッ化物洗口液

フッ化物洗口は低濃度のフッ化物溶液を歯の表面に長期間繰り返し作用させ，継続的に歯質を強化することによりう蝕予防効果が得られるものである．また，家庭でのホームケアとして，学校など集団の単位で実施することもでき，歯科医師の介入が非常に小さく簡単にう蝕予防効果を期待できることも特徴の1つである（図10）．

◎ 適用方法

フッ化物洗口は「週1回法」と「毎日法」とがある．週1回法は，現在は主に集団（幼稚園・学校など）で利用されている方法であり，通常0.2％フッ化ナトリウム溶液（フッ化物イオンとして900ppmに相当）を用いる．現在，この濃度の製剤は市販されていない．一方，毎日法は通常フッ化物濃度250ppmのものを使用する．歯科医院で指導した後，家庭で利用するには毎日法が適しており，毎日法で十分なう蝕予防効果が確認されている[5,6]．

① 洗口練習：フッ化物洗口液を誤飲しないように，幼児では事前に水で練習させる．口に含んだフッ化物洗口液を，飲み込まずに吐き出せるようになってから，フッ化物洗口を実施する．

② 洗口：フッ化物洗口液を口に含み，なるべく下を向いた姿勢で，約30秒間薬液が口腔内のすべての歯に十分いきわたるように，ぶくぶくうがい（含み洗い）させる．次に薬液を十分に吐き出させる．1回に口に含む液量は，年齢等による口腔の大きさを考慮して定めるが，通常未就学児で5mL，学童以上で7〜10mLが適当である．通常1日1回食後または就寝前に洗口する．

③ 洗口後の注意事項：洗口後約30分は口をゆすいだり，飲食をさせないようにする．

おわりに

実質欠損があるう蝕は自然治癒しないという病理学的性質を有しており，予防が必要な疾患であることは自明である．う蝕の予防方法のひとつとして，フッ化物による再石灰化促進作用を利用することが挙げられる．これは，表層下脱灰病変と呼ばれる実質欠損を伴わない白斑の段階であれば，フッ化物による再石灰化促進作用により元の状態に戻ることが明らかになっているからである．

歯科医療現場において，とくに高い罹患率を示す小児期にフッ化物を利用してう蝕を予防することは必須で有意義な介入であると思われる．

引用文献

1. Averill, HM, et. al. A 2-year comparison of three topical fluoride agent. J Am Dent Assoc 1967；74：996.
2. Horowitz, HS and Heifetz, SB. Evaluation of topical applications of stannous fluoride to teeth of children born and reared in a fluoridated community : final report. ASDC J Dent Child 1969；36：355.
3. Carlos, JP and Gittelsohn, AM. Longitudinal studies of the natural history of caries. II. A life-table study of caries incidence in the permanent teeth. Arch. Oral Biol 1965；10：739.
4. 高塚勉．牛歯表層下脱灰病変の再石灰化作用に及ぼす乾燥の影響について．口腔衛生学会雑誌 2007；57：435.
5. Marinho, VCC, et. al. Fluoride mouthrinses for preventing dental caries in children and adolescents (Review). Cochrane Database of Systematic Reviews, Issue 3. Art. No.：CD002284. DOI：10.1002/14651858. CD002284., 2003.
6. Discoll, WS, et. al. Caries-preventive effects of daily and weekly fluoride mouthrinsing in a fluoridated community : final results after 30 months. J. Am. Dent. Assoc 1982；105：1010.

V

咬合誘導への取り組み

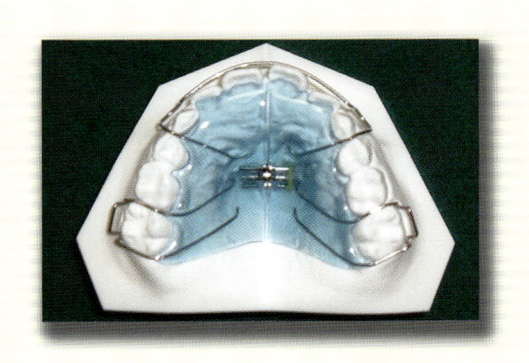

1 咬合育成のための歯列の側方拡大における臨床的意義

小児の顎顔面頭蓋と歯列の最近の傾向からの考察

さばし矯正小児歯科(岐阜県可児市)　佐橋喜志夫

はじめに

　当院では，咬合育成の取り組みのひとつとして，小児期を通じて歯列の側方拡大を行っている(図1)．おもに，図2に示す上顎の可撤式床拡大装置により緩徐拡大を行うことで，次の効果が期待できる．上下顎の歯列弓幅径の増加，上顎骨幅径の増加，安定したオトガイの成長促進，下顎位の安定と，これに伴う下顎安静位の咬筋と側頭筋の筋活動の減少である．

　そこで，小児の顎顔面頭蓋と歯列と歯およ

―歯列の側方拡大を行った前後の症例―

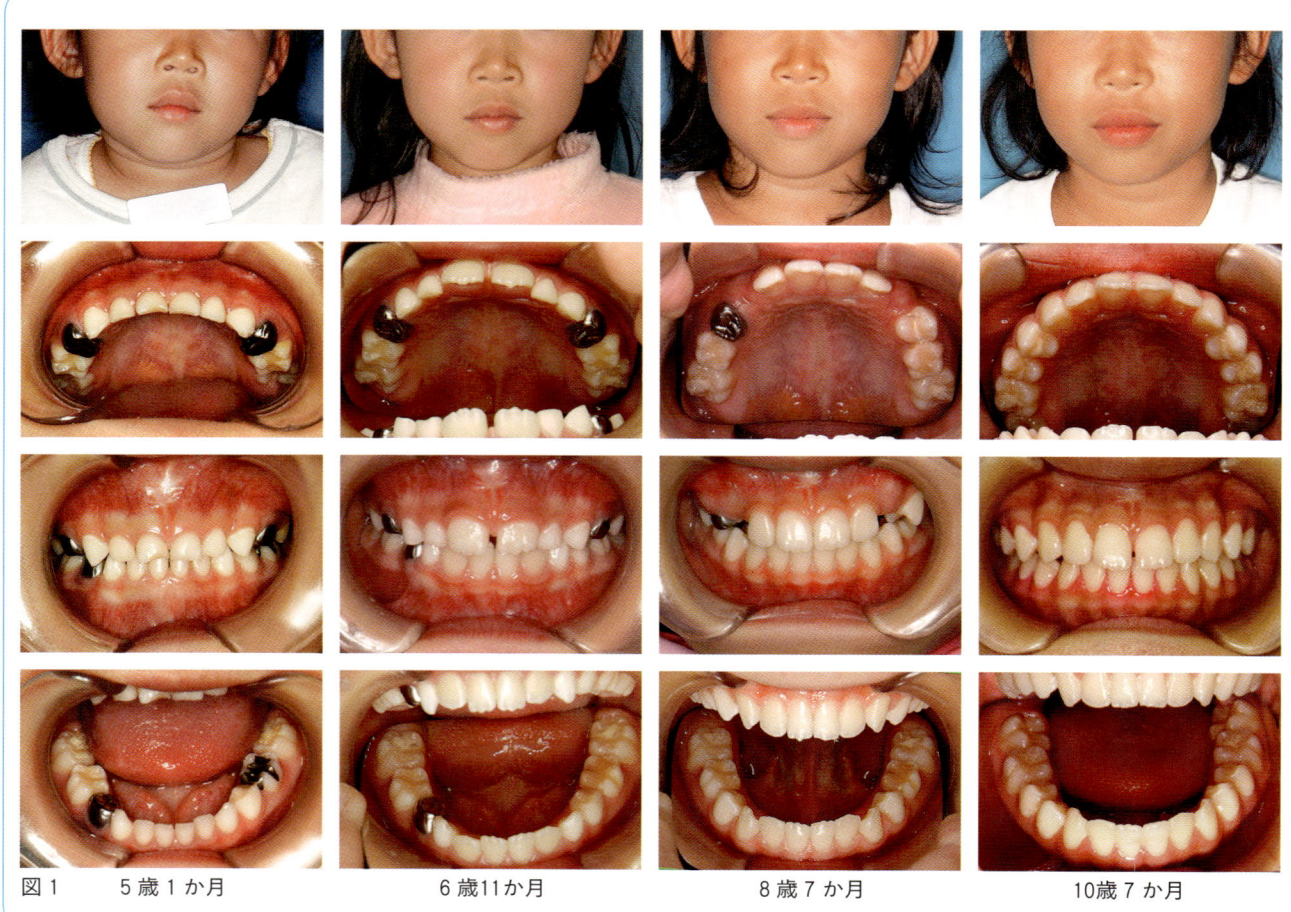

図1　5歳1か月　　6歳11か月　　8歳7か月　　10歳7か月

上顎の可撤式床拡大装置（スクリュー型）

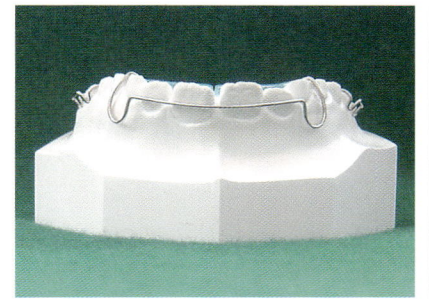

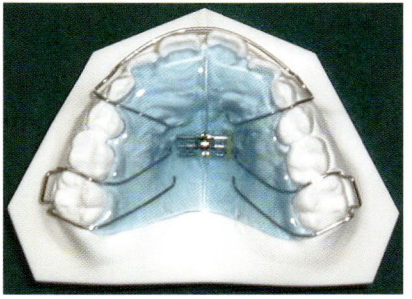

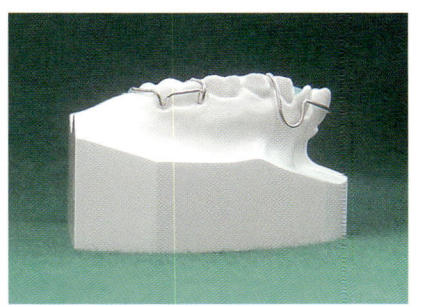

図2

上下顎骨の構造と歯列の植立

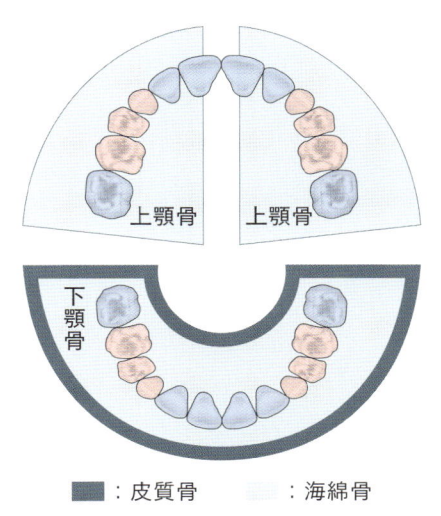

■：皮質骨　□：海綿骨

図3　水平面観からみた上下顎骨と歯列弓．

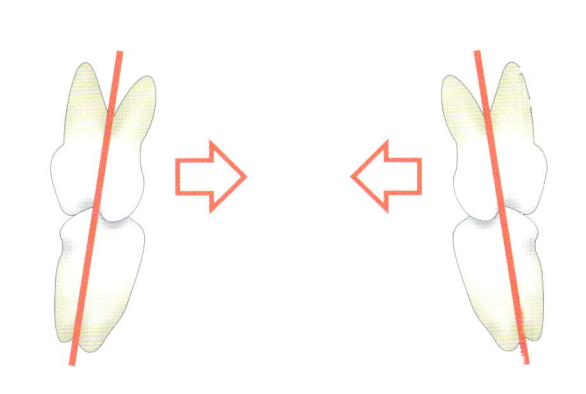

―：歯軸，⇐：咬合時に発生する口蓋側方向への力

図4　前頭面観からみた大臼歯の歯軸と咬合時に発生する口蓋側方向への力．

びその最近の傾向から考察した，咬合育成のための歯列の側方拡大における臨床的意義を述べる．なお，ここでいう歯列の側方とは，第一乳臼歯と第二乳臼歯または第一小臼歯と第二小臼歯および第一大臼歯を指す．

顎顔面頭蓋と歯列

◎上下顎骨の構造と歯列の植立

　水平面観から上下顎骨と歯列弓を考察すると，下顎歯列弓は皮質骨に厚く覆われた下顎骨という単一の長管骨に植立している．しかし，上顎歯列弓は海綿骨に充ちた皮質骨の薄い一対の上顎骨に跨って植立している（図3）．このことから，上顎歯列弓の植立状態は下顎歯列弓のそれより不安定となる．また，前頭面観から大臼歯の歯軸を考察すると，上顎の歯は頬側に傾斜しているが，下顎の歯は舌側に傾斜している．この状態で咬合すると，とりわけ上顎の大臼歯は頬側から口蓋側方向への力，すなわち狭窄する力を受けることになる（図4）．この力は上下顎歯列の連続性と緊密な嵌合状態などによって均衡が保たれている．

乳歯列と混合歯列と永久歯列の Axis perpendicular と左右側下顎頭長軸角

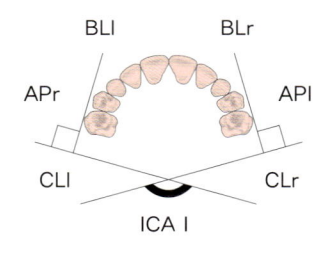

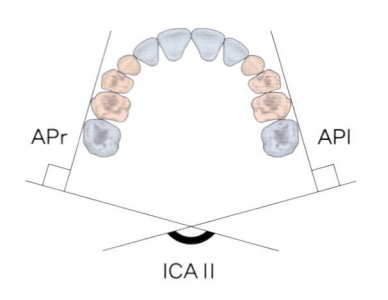

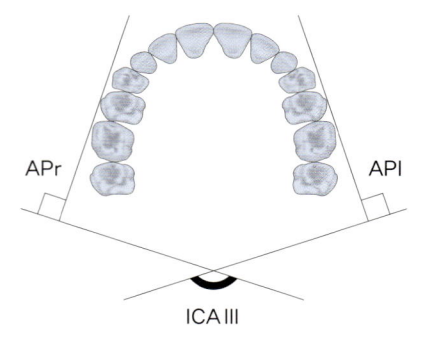

| 上顎乳歯列と下顎頭長軸角 | 上顎混合歯列と下顎頭長軸角 | 上顎永久歯列と下顎頭長軸角 |

歯年齢	ⅡA	ⅢA	ⅣA
平均暦齢	5歳5か月	9歳11か月	14歳5か月
ICA（°）	142.4±4.2	140.8±3.2	137.9±8.6
APr（°）	89.4±1.1	89.5±0.3	90.1±0.8
APl（°）	89.7±0.6	90.0±1.7	89.0±1.1

CL：Condylar length，下顎頭長軸．
BL：Buccal line，上顎の第一乳臼歯と第二乳臼歯または第一小臼歯と第二小臼歯および第一大臼歯近心咬頭の頬側最豊隆部を連ねた線．
AP：Axis perpendicular，BL と CL のなす頬側の角度．
ICA：Inter condylar axes，左右側下顎頭長軸角．
r：右側，l：左側．
Ⅰ：乳歯列，Ⅱ：混合歯列，Ⅲ：永久歯列．
ICA Ⅰ ＞ ICA Ⅱ ＞ ICA Ⅲ．

図5

◎下顎頭と上顎歯列弓の形態

　水平面観から下顎頭を考察すると，下顎頭長軸角は加齢とともに減少することが知られている．また，左右側の下顎頭長軸と同側における上顎の側方歯列の頬側最豊隆部（第一大臼歯は近心咬頭のみ）を連ねた線は，いずれもほぼ直行する（図5）．この関係は，Axis perpendicular と呼び，乳歯列と混合歯列および永久歯列のいずれにも認めることができる．したがって，小児期を通じて上顎の側方歯列は，頬側から口蓋側方向への力，すなわち狭窄する力を受け続けることになる．これは乳歯列弓の半分円型，永久歯列弓のU字型，混合歯列弓のこれらの中間型というような歯列弓の形態の変容によって均衡が保たれている．

　以上のように，上下顎の側方歯列は構造的，機能的，加齢的に狭窄する力を受けるという生物学的な背景をもつ．

最近の小児の顎顔面頭蓋と歯列

　最近の小児は，年代的差異の考察から次のような歯科的な傾向という生活環境的な背景をもつ．咬合力の低下，顔面形態の長顔型化，歯列弓の長径の増加と幅径の減少，前歯の前突傾向，永久歯の歯冠幅の増大と短根化，お

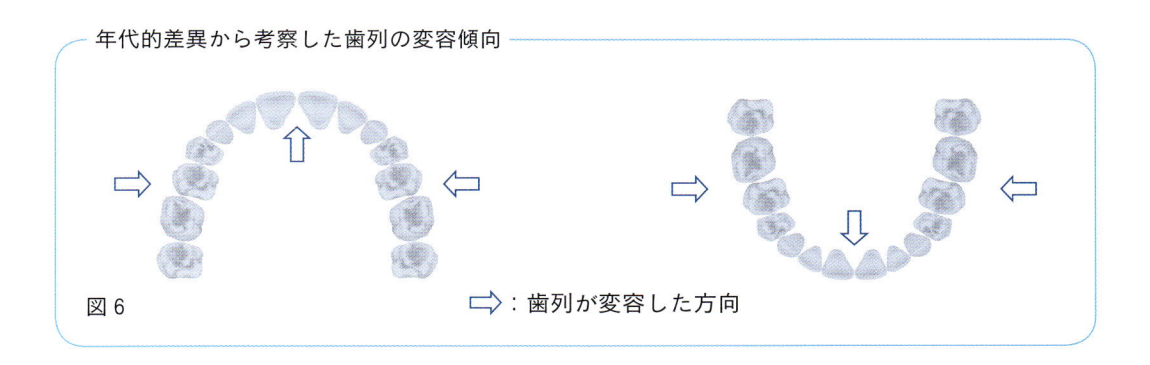

Ⅴ 咬合誘導への取り組み

年代的差異から考察した歯列の変容傾向

図6　⇨：歯列が変容した方向

年代的差異を認めた永久歯の歯冠幅径と歯根長および先天性欠如

図7　A：歯冠幅径が増加した歯　　B：歯根長が減少した歯　　C：先天性欠如が高頻度な歯

よび永久歯の先天性欠如の増加である（図6，7）．

　小児の咬合力の低下は，咬合力を発生する因子のひとつである閉口筋，すなわち咬筋と側頭筋，および内側翼突筋の筋力低下が要因となる．顎顔面頭蓋に付着して垂直的に作用する閉口筋の筋力低下によって，顔面形態は長顔型化する．これが顎骨の狭小化などを引き起こして，歯列弓の幅径は減少して長径は増加すると同時に，上下顎前歯は前突する傾向を示す．また，永久歯の歯冠幅の増大や先天性欠如の増加は，調和のとれた歯列弓の連続性を損なわせる要因にもなる．さらに，永久歯の短根化は歯の植立が脆弱化して不安定となる．

　以上の傾向は，前述の側方歯列の狭窄に対する力の均衡を崩す可能性がある．ここに生物学的な背景による合理性と生活環境的な背景による必要性に基づく，咬合育成のための歯列の側方拡大における臨床的意義がある．

参考文献
1. 佐橋喜志夫，近藤　俊．幼児期からの咬合育成―見るから診るへ，そして看ること観続けること―．東京：東京臨床出版，2006；143-174.
2. 佐橋喜志夫．小児歯科なんていらない―生活者の言葉から考える子どもの歯医者―．東京：東京臨床出版，2007：1-227.

113

2 乳歯列期における不正咬合への取り組み

反対咬合および交叉咬合の実例

いなみ矯正歯科(京都府宇治市)　居波　徹／前川裕子

乳歯列正常咬合

乳歯列期における不正咬合への取り組みを考える場合に，乳歯列正常咬合について認識しておく必要がある．すなわち，乳歯列期の正常咬合とは歯間にスペースが存在している場合で，霊長空隙と成長・発育とともに発現する成長空隙の存在する空隙型乳歯列弓がそれである(図1)．これに対して，まったく歯間にスペースの認められない閉鎖型歯列弓は，とくに叢生が認められなくても，永久歯列期には叢生状態を呈すると考えられる．

乳歯列不正咬合の早期治療の必要性

乳歯列不正咬合には叢生，反対咬合，交叉咬合，上顎前突，過蓋咬合，開咬などがあるが，これらは必ずしも早期に改善を必要とするものばかりではなく，習癖や睡眠態癖など，生活習慣の改善が治療介入に先立つべきであると考えられるものも多い．しかし，反対咬合と交叉咬合については，従来より早期の治療介入が必要との意見がある[1]．とくに交叉咬合については，自然治癒の可能性が低いため，早期にアプローチしておく必要性が高いと考えられる[2]．

反対咬合については，自然治癒の可能性も否定できない一方で，できるだけ早期より前歯被蓋を正常に誘導して歯槽性・機能性の改善を行い，同時に骨格性の改善を図ることができれば非常に意義があるものと考える(図2)[3]．しかし，早期より改善を試みても功を奏しない症例，一度改善しても，やはり混合歯列期，永久歯列期に後戻りを生じる症例もあり，また，これを事前に予測することが極めて困難であるため，早期治療の是非が問われる[4]．その判定にあたっては，本来セファロデータ分析に基づく診断が必要であるが，口腔模型からの診査も非常に有用である(図3)[5]．参考となる乳歯列反対咬合の鑑別診断のポイントを次頁に提示する[8]．

空隙型乳歯列弓

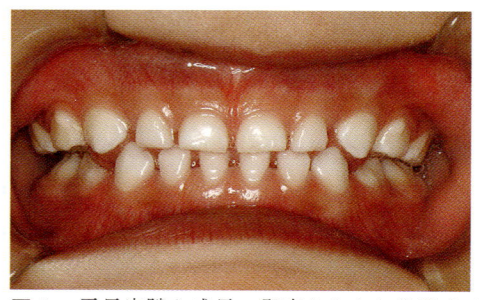

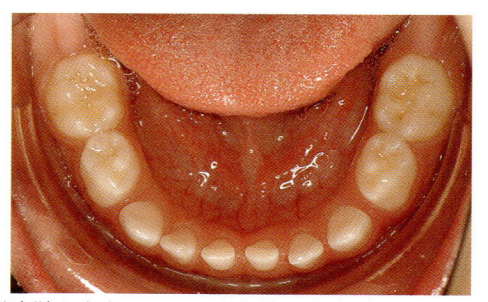

図1　霊長空隙と成長・発育とともに発現する成長空隙が存在している理想的な乳歯列．

乳歯反対咬合の自然治癒とその後の経過

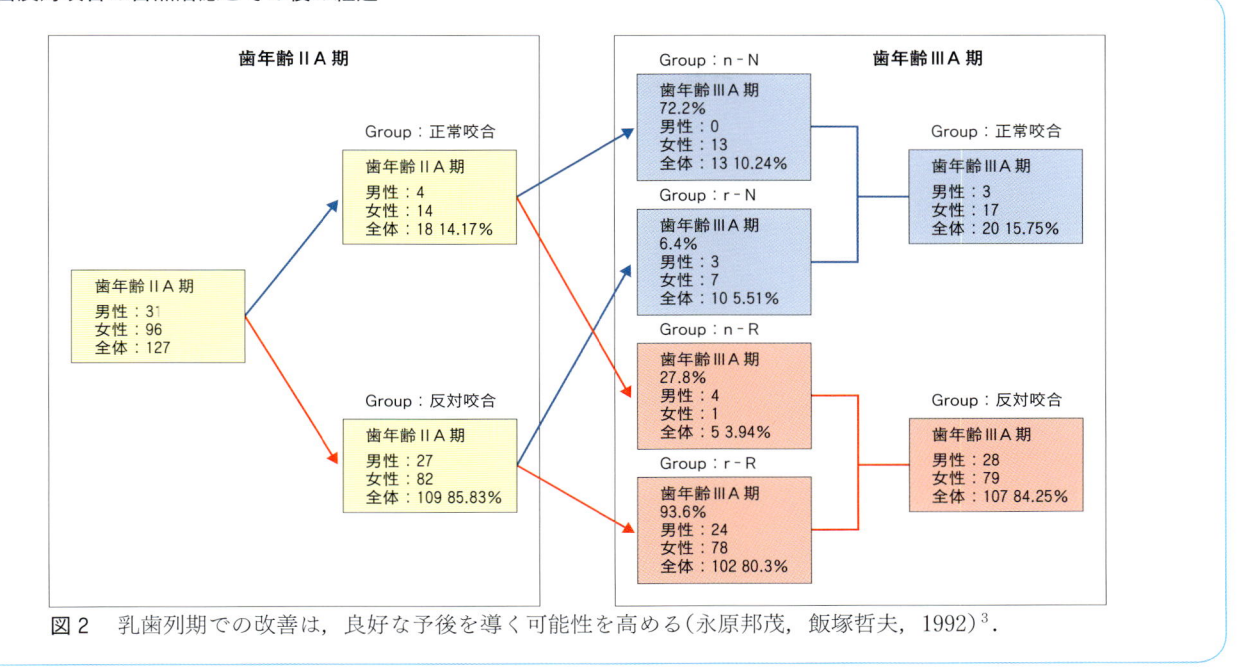

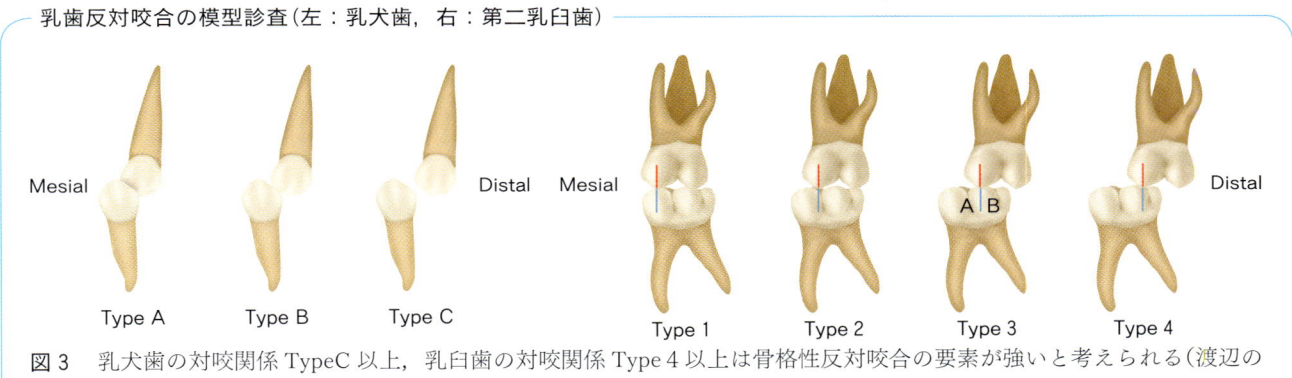

図2　乳歯列期での改善は，良好な予後を導く可能性を高める（永原邦茂，飯塚哲夫，1992）[3]．

乳歯反対咬合の模型診査（左：乳犬歯，右：第二乳臼歯）

図3　乳犬歯の対咬関係TypeC以上，乳臼歯の対咬関係Type4以上は骨格性反対咬合の要素が強いと考えられる（渡辺の分類；渡辺　修，1993）[5]．

自然治癒しやすいのは？：
〈4歳児乳歯列反対咬合の鑑別診断のポイント〉
①顎顔面骨格の変形度が少ない（セファロ分析）．
②強制的下顎最後退位でプラスのオーバージェットをもつ．
③反対被蓋範囲が前歯部に限局し，その歯数が少なく，被蓋が浅い．
④家族歴：近縁者に反対咬合の例が少ない．
⑤下顎乳犬歯に咬耗がある．
⑥顎骨内の上下顎永久中切歯の位置と歯軸に大きな問題がない．
⑦上下顎の左右側への偏位が少ない．

　乳歯列反対咬合の治療介入にあたっては，術者側が長期にわたる治療計画の一部を担っているという責任を自覚した上で患者に情報提供し，患者側はメリット・デメリットを十分理解した上で，インフォームドチョイス（納得して選択）することが重要であろう[6]．他の乳歯列不正咬合についても，根拠もなくただ様子をみるに留まらず，可能な限りの診査と検査を継続的に行い，口腔の健康情報の提供・心身ともに健康で快適な生活支援を行うことが，歯科医師の役割であると考える[7]．

【症例1】

図4　上段：初診時4歳7か月．前歯部反対咬合を認める．下段：被蓋改善後，5歳7か月．機能的矯正装置の使用により良好な前歯被蓋関係が得られた．

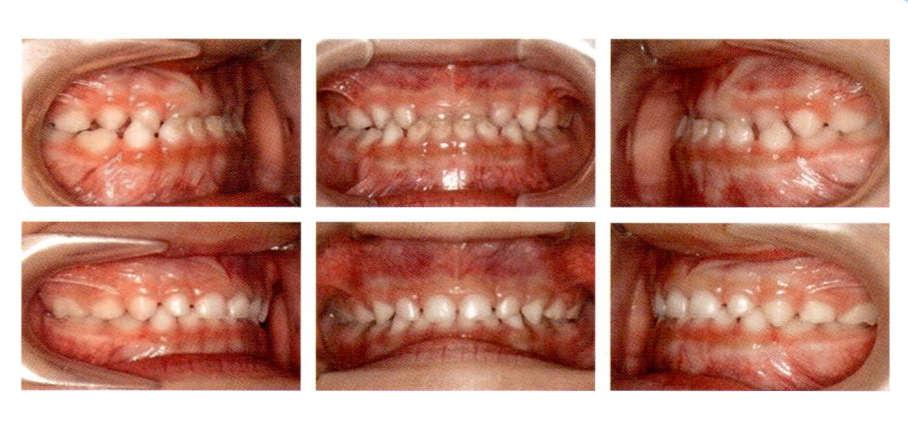

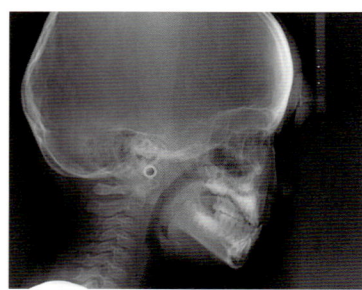

図5　側方頭部エックス線規格写真分析：被蓋改善後には上顎前歯の唇側傾斜，下顎前歯の舌側傾斜，上顎の前方成長を認め，被蓋改善に寄与していると考えられた．

初診時　　　　　　　被蓋改善後

	SNA	SNB	ANB	Mx1 to NA	Md1 to NB
治療前（4歳7か月）	81.4°	81.2°	0.2°	2.1°	16.9°
治療後（6歳2か月）	84.4°	82.4°	2.0°	4.6°	3.7°

乳歯列反対咬合・交叉咬合の実例

乳歯列反対咬合・交叉咬合に対し早期に治療を開始し，良好な結果を得た症例を以下に提示する．

症例1：乳歯列反対咬合（図4）

初診時4歳7か月，女児．前歯部反対咬合を認め，機能的矯正装置にて口腔周囲筋の賦活と舌位の改善を試みた．非常に協力的で，半日使用の結果，4か月で前歯部の被蓋が改善した．使用開始1年半後の側方頭部エックス線規格写真分析では，初診時と比較し，上顎前歯の唇側傾斜，下顎前歯の舌側傾斜，上顎の前方成長を認め，被蓋改善に寄与していると考えられた（図5）．

症例2：乳歯列交叉咬合（図6）

初診時5歳0か月，女児．上顎歯列弓の狭窄に伴う機能的な右側側方歯部交叉咬合で，下顎正中線の右方偏位（約3.5mm）を認める．顔貌への影響もあるため早期の改善が急務であると判断し，治療を開始した．上顎歯列弓の狭窄に対し拡大装置による拡大を試みたところ，第一乳臼歯間幅径が6.0mm，第二乳臼歯間幅径が4.9mm増加し，側方歯部の適正な被蓋関係が得られた（図7）．その結果，上下顎正中線は一致し顔貌のずれも改善した．咬合力検査においても咬合力，咬合面積に大幅な改善が見られた（図8）．その後も良好な状態を維持している．

V 咬合誘導への取り組み

【症例2】

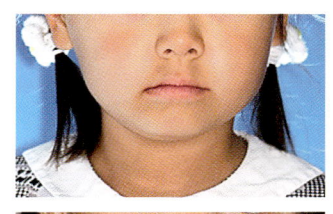

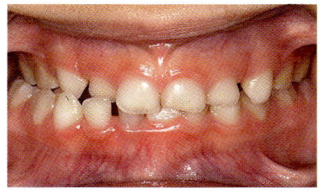

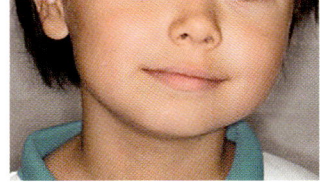

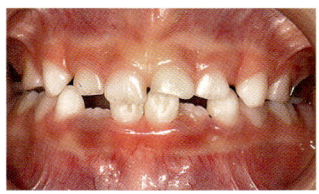

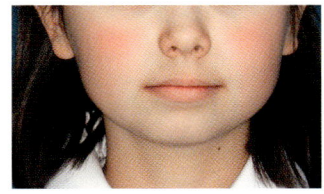

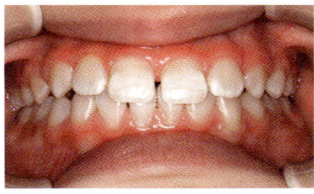

図6 正貌と口腔内正面観の経過．上段：初診時5歳0か月．右側側方歯部交叉咬合と上下正中線の不一致を認める．中段：5歳4か月．上顎歯列弓拡大後，交叉咬合が改善し，上下正中線も一致した．下段：9歳5か月．良好な経過．

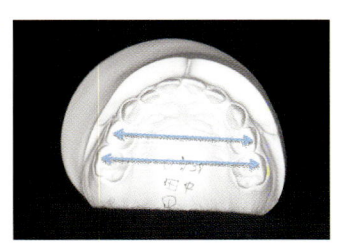

図7 初診時（5歳0か月）と交叉咬合改善後（7歳4か月）の口腔模型の比較．

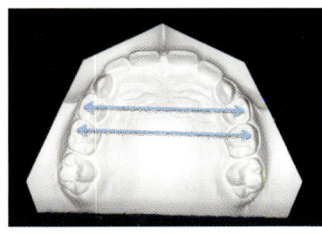

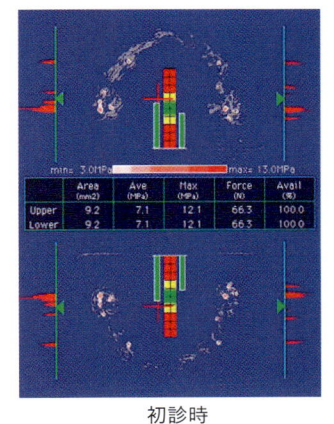

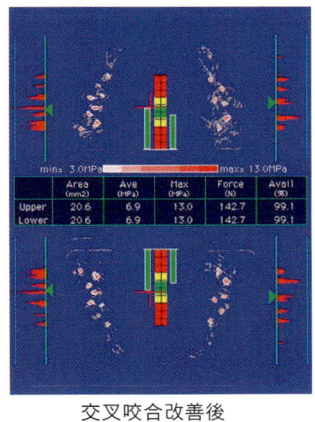

	上顎第一乳臼歯間幅径	上顎第二乳臼歯間幅径
治療前（5歳0か月）	36.1mm	40.7mm
改善後（7歳4か月）	42.1mm	45.6mm

	咬合力	咬合面積
治療前（5歳0か月）	66.3N	9.2mm^2
改善後（6歳9か月）	142.7N	20.6mm^2

図8 初診時（5歳0か月）と交叉咬合改善後（6歳9か月）の咬合力検査の比較．咬合力，咬合面積の増加を認める．

参考文献

1. 居波 徹．第45回日本小児歯科学会ワークショップ3「小児歯科臨床における反対咬合の早期治療」の総括．小児歯科臨床 2008；7：13(7)．
2. 今村基尊．乳歯列側方歯群交叉咬合の早期治療 第1報 歯・歯列弓および咬合関係からの検討．小児歯科学雑誌 2000；39(1)：135-145．
3. 永原邦茂，飯塚哲夫．乳歯反対咬合者の咬合の推移—乳歯反対咬合の自然治癒を中心として—．愛知学院大学歯学会誌 1992；30(1)：223-229．
4. 居波 徹．発達期における反対咬合の鑑別診断．成育歯科医療研究会誌 2005；7(1)：26-62．
5. 渡辺 修．乳歯反対咬合の形態的研究．愛知学院大学歯学部歯科矯正学講座 愛知学院大学歯学会誌 1993；31(3)：561-575．
6. 佐橋喜志夫：小児歯科なんていらない!?—生活者の言葉から考える子供の歯医者—．東京：東京臨床出版，2006．
7. 佐橋喜志夫．幼児期からの咬合育成—見るから診るへ，そして看ること観続けること—．東京：東京臨床出版，2006．
8. 宮原 熙．乳歯反対咬合の形態的研究—永久前歯萌出までの経年的研究—．日本矯正歯科学会雑誌 1984；43(1)：1-15．

3 混合歯列期における咬合誘導への取り組み

Oral Habits 中止支援を通して

おおの小児矯正歯科（山口県下関市）　宮本理恵／大野秀夫

はじめに

最近，核家族化や一人親家庭の増加，不規則な生活スタイルなど子どもを取りまく生活環境が変わり，心に問題を抱えた子どもが増加している．混合歯列期の不正咬合における特徴的な問題点として，Oral Habits（口腔習癖）や口呼吸が原因となっている不正咬合の増加が挙げられ，咬合誘導を行う上で，子どもの生活を把握した患児のマネージメントが必要とされる．とくに Oral Habits は心の問題と密接な関連が指摘され，中止支援においては患児にとって医院が心の癒しとなるようなサポートが大切である．今回，爪かみを伴った上顎前突症例に，Oral Habits 中止支援を行った咬合誘導を紹介する．

◎経過

「叢生が気になる」を主訴に2004年11月27日当院を受診（図1～3）．爪かみがあったため，Oral Habits の問診調査および生活の把握を行った（図4，5）．患児と母親の話の食い違いから，患児に対する関心が低いように思われ，夜尿があったことから心の問題が疑われた．爪かみが不正咬合の誘発因子となっていることを説明し，Oral Habits 中止支援プランおよび咬合誘導計画に従い，Oral Habits 中止支援を行った（図6，7）．母親には患児とのコミュニケーションを密にとり，母子関係を育成するよう勧めた．Oral Habits 中止支援1か月で夜尿を中止し，5か月で爪かみを中止した．咬合誘導に関しては上顎正中過剰埋伏歯を摘出後，Oral Habits を中止してから上顎側方拡大および前歯部の排列を行った（図8）．このとき患児から『ママが一番仲良し』とコメントが得られ，良好な母子関係がうかがえた．咬合誘導を開始して4年5か月の口腔内写真を示す（図9）．爪かみは中止しているが，爪をなめたり，口唇を巻き込むといった他の習癖への移行がみられた．しかし不正咬合を悪化する程度ではないため支援

症例の概要

患　児：N.K. 7歳6か月 女児
初　診：2004年11月27日
主　訴：歯並びが気になる
現　症：Oral Habits（爪かみ）を伴う上顎前突
既往歴：特記事項なし
家族歴：特記事項なし
現病歴：歯並びが気になることを主訴に来院．初診時，爪かみおよび夜尿を行っていた．爪かみが不正咬合の誘発因子となっていることを説明し，Oral Habits 中止支援と併行して咬合誘導を始めることとした．

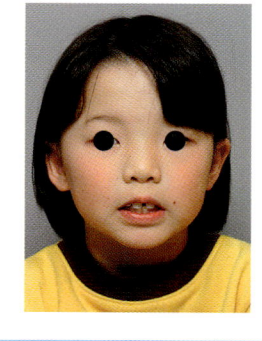

図1

V 咬合誘導への取り組み

顔貌，口腔内写真，エックス線写真，Oral Habits の問診調査

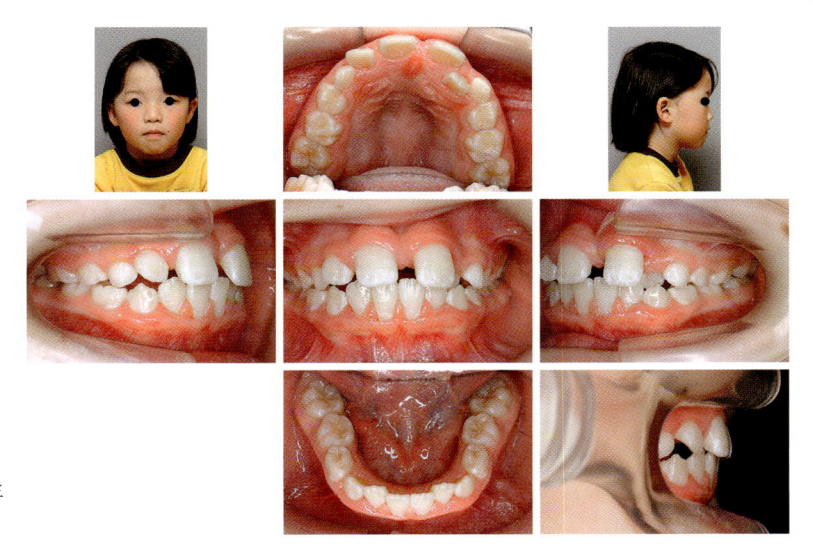

図2　顔貌，口腔内写真：初回検査2004年12月（7歳6か月）．

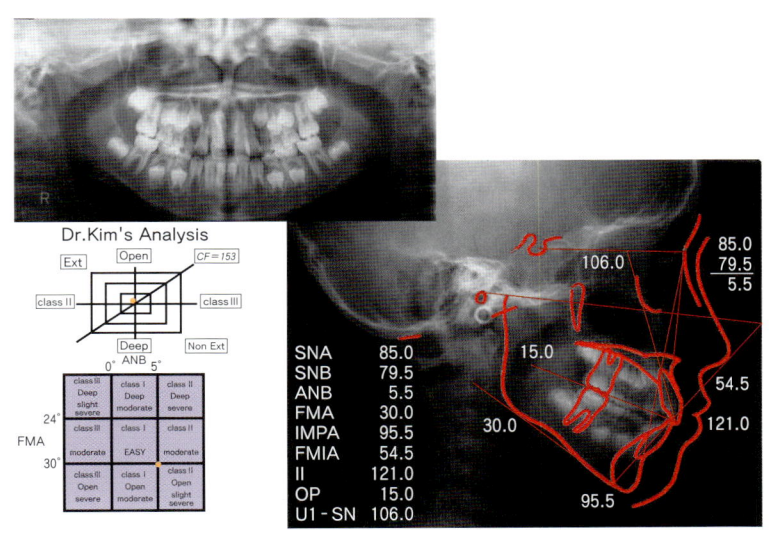

図3　エックス線写真：初回検査2004年12月（7歳6か月）．

SNA 85.0
SNB 79.5
ANB 5.5
FMA 30.0
IMPA 95.5
FMIA 54.5
II 121.0
OP 15.0
U1-SN 106.0

図4　Oral Habits の問診調査：2004年12月（7歳6か月）．

119

週間スケジュール，Oral Habits 支援プラン，咬合誘導計画

図5 週間スケジュール：2004年12月（7歳6か月）．

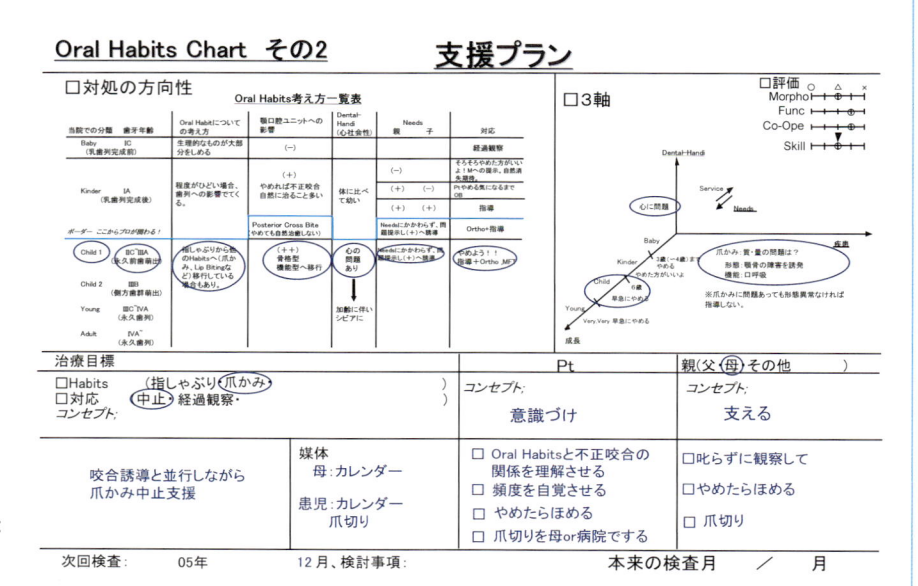

図6 Oral Habits 支援プラン：2004年12月（7歳6か月）．

図7 咬合誘導計画：2004年12月（7歳6か月）．

V 咬合誘導への取り組み

咬合誘導開始から2～4年5か月後の顔貌

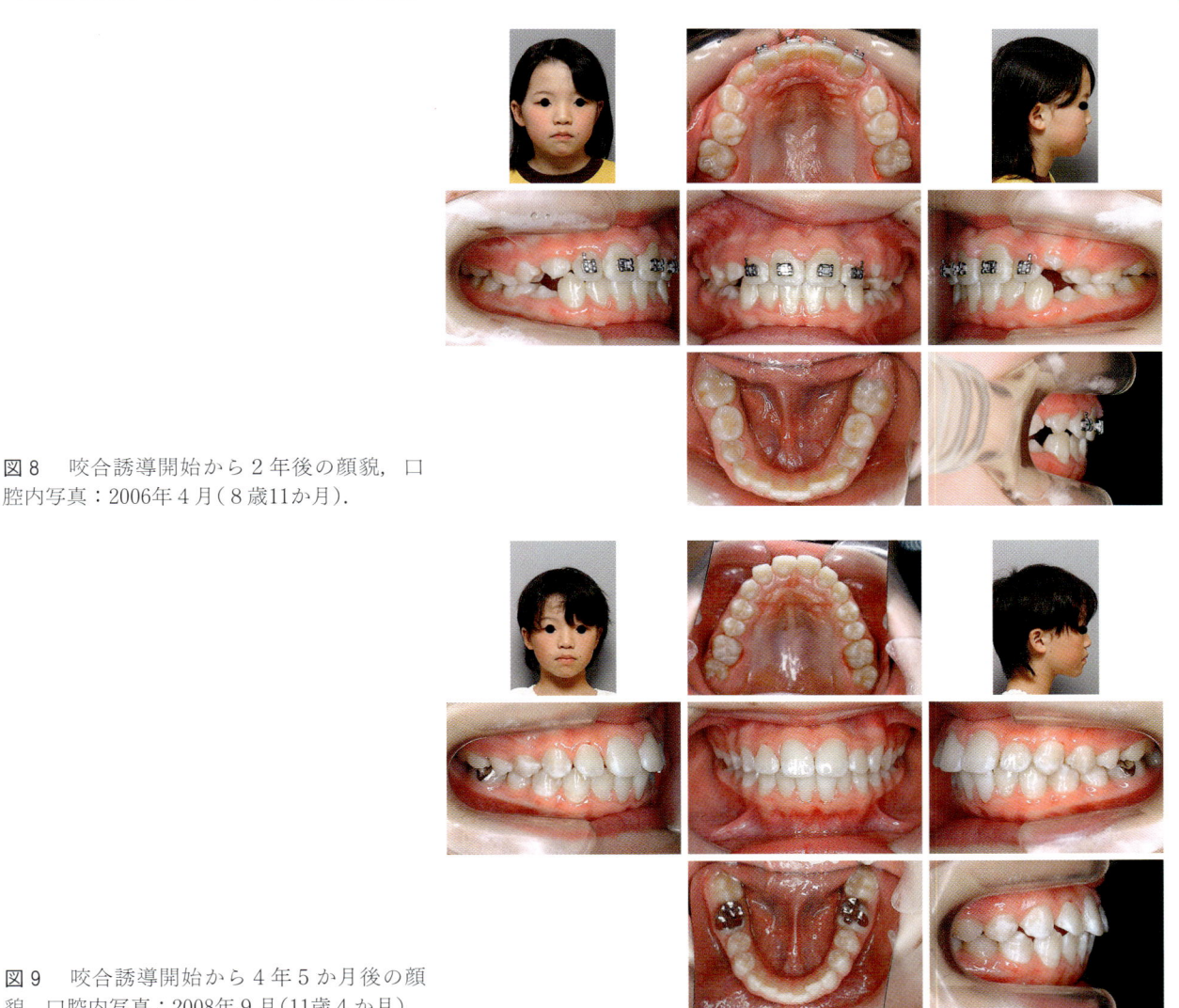

図8 咬合誘導開始から2年後の顔貌，口腔内写真：2006年4月（8歳11か月）．

図9 咬合誘導開始から4年5か月後の顔貌，口腔内写真：2008年9月（11歳4か月）．

は中止とした．今後，正常咬合確立のためマルチブラケットを装着する予定である．

おわりに

今回はOral Habits 中止支援開始5か月で爪かみを中止し，その後4年5か月の咬合誘導を行い，良好な結果を得た症例を紹介した．本症例においてはOral Habits 中止支援を行うことで，母子関係が良好になったという副産物を得た．しかし，患児が精神的に自立していない場合，Oral Habits 中止支援が困難となりOral Habits をやめないケースも多々ある．また大部分の症例は，Oral Habits 中止後正常咬合を誘導するためにマルチブラケットなどの動的治療を必要とする場合が多い．Oral Habits 中止後，Habits が再発しないように，歯科医院が癒しの空間となるような定期的フォローアップが重要である．

参考文献

1. 浜田晶子, 宮本茂広, 田中克明, 大野秀夫. 口腔悪習癖（Oral Habits）の中止支援. 小児歯誌 2004；42（2）：325.
2. 大森佳奈, 大野秀夫, 石丸知絵, 宮本理恵, 牧憲司. Oral Habits 中止支援―当医院のシステム運用した患児の臨床統計的調査―. 小児歯誌 2007；45（1）：178.
3. 大森佳奈, 大野秀夫, 石丸知絵, 宮本理恵, 牧憲司. Oral Habits 中止支援―当医院のシステム運用した患児の臨床統計的調査―. 小児歯誌 2007；45（2）：343.

4 摂食・嚥下と噛まない子への取り組み

昭和大学歯学部 口腔衛生学教室　弘中祥司／向井美惠

摂食・嚥下機能とは

摂食・嚥下機能は，生後に獲得する機能であり，授乳期～離乳期～自食期へと，食行動と食環境の相互作用によって学習される機能である(図1)．したがって，食べる機能は「食べること」によってより効率よく習熟される[1]．ところが，食べる機能の発達には個人差が大きく，その学習過程において，「なかなか飲み込まない」とか「噛まない」という訴えは幼児期において，比較的多い訴えの一つである(図2)．

実際に，このような幼児期の食行動を診る場合には，本当に「できない」のか，それともできるけど「しない」のかを見分けて対応していく必要がある．

◎「飲み込む」機能

まず，嚥下すること，すなわち「飲み込む

幼児期の食行動

図1　食べる機能の獲得（金子芳洋編著：食べる機能の障害―その考え方とリハビリテーション―，1987より）[1]．

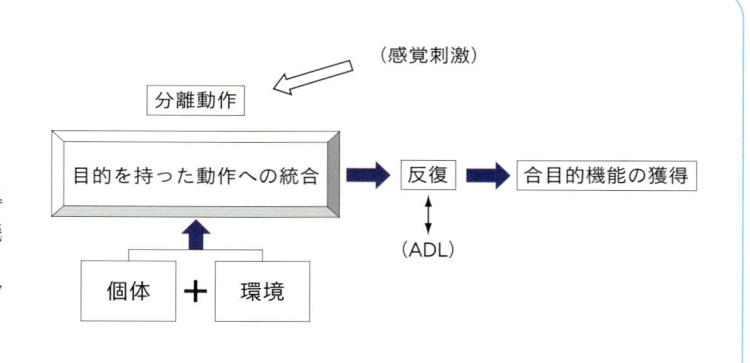

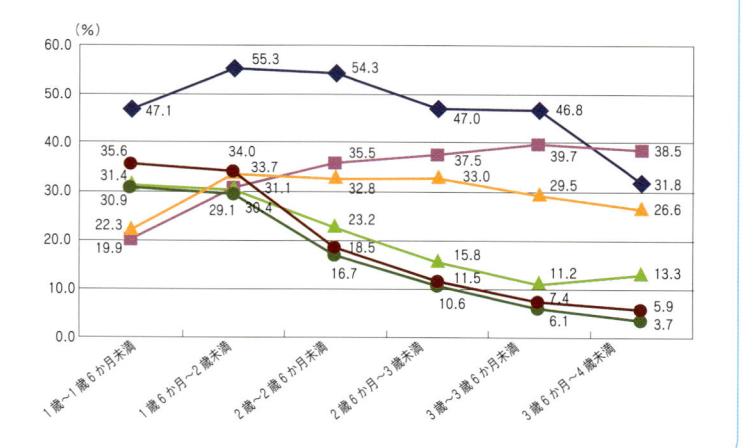

図2　年齢別子どもの食事で困っていること(厚生労働省，2006より)[6]．

122

乳児と成人の摂食・嚥下器官（Arvedson, Lefton-Greif, 1998より）[2]

図3 中咽頭部が乳児にはほとんどみられない．

うまく飲み込めない子ども

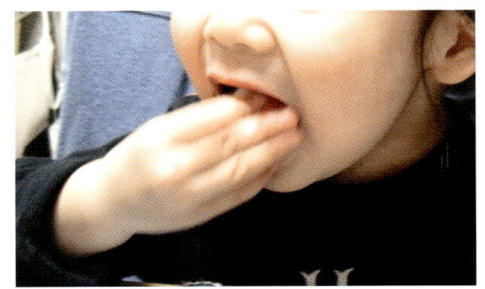

図4 詰め込みすぎ（後方に入れている）．適量以上に入ると，口腔内での移動が難しい．

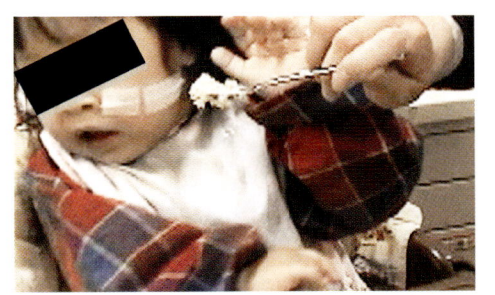

図5 経管依存症の患児．経口摂取を拒否している．

こと」は，口から食べる際に最も基本的な機能である．生後間もないころの哺乳運動でも「吸啜（きゅうてつ）すること」と「飲み込むこと」ができないと，能動的に栄養を摂取することが難しくなる．

　この成人嚥下（成熟嚥下）といわれる嚥下運動も，離乳のはじめに獲得される機能で，生後間もないころには中咽頭部がほとんどないため，口峡部⇔食道入口部間距離が最短となり，容易に嚥下運動へとつながるが（図3）が，生後の急速な発育変化により，中咽頭距離が長くなると，咽頭容積が増大して「発語」しやすくなる反面むせることも増えてくる．

　したがって，「嚥下」に機能的な問題があって，うまく飲み込めない子どもは，平易な流動食であろうと，経口からの栄養摂取は困難となるはずであるが，「なかなか飲み込めない，飲み込まない」子どもの多くは，飲み込む機能は獲得していても，その他の要因が原因として考えられる．すなわち，食欲がなかったり，好き嫌いが多かったり，次の段階の咀嚼の機能が十分発達していないために食物を飲み込みやすい形に処理ができていないか，または手指機能とのアンバランスで詰め込みすぎてしまったり（図4），あるいはまったくの心理的な要因（疾患や経管依存症：図5を含む）などから食べたくないために貯めているものと考えられる．

　嚥下機能に問題がない場合，あるいは心理的な要因が排除される場合には，簡単に飲み込める食材から評価（医療面接）をすすめ，実際に食事を行ってもらったり，ビデオで確認

表1 摂食・嚥下機能獲得段階の特徴的な動き(向井,1995より)[4]

①経口摂取準備期 ………… 哺乳反射,指しゃぶり,玩具なめ,舌突出など
②嚥下機能獲得期 ………… 下唇の内転,舌尖の固定,食塊移送,舌の蠕動様運動など
③捕食機能獲得期 ………… 顎・唇の随意的閉鎖,上唇での摂り込みなど
④押し潰し機能獲得期 ……… 口角の水平の動き(左右対称),扁平な赤唇など
⑤すり潰し機能獲得期 ……… 頬と口唇の協調,口角の引き,顎の偏位など
⑥自食準備期 …………… 歯がため遊び,手づかみ遊びなど
⑦手づかみ食べ機能獲得期 …… 頸部の回旋,手掌での押し込み,前歯咬断など
⑧食器食べ機能獲得期 ……… 頸部の回旋,食器の口角からの挿入,食器での押し込みなど

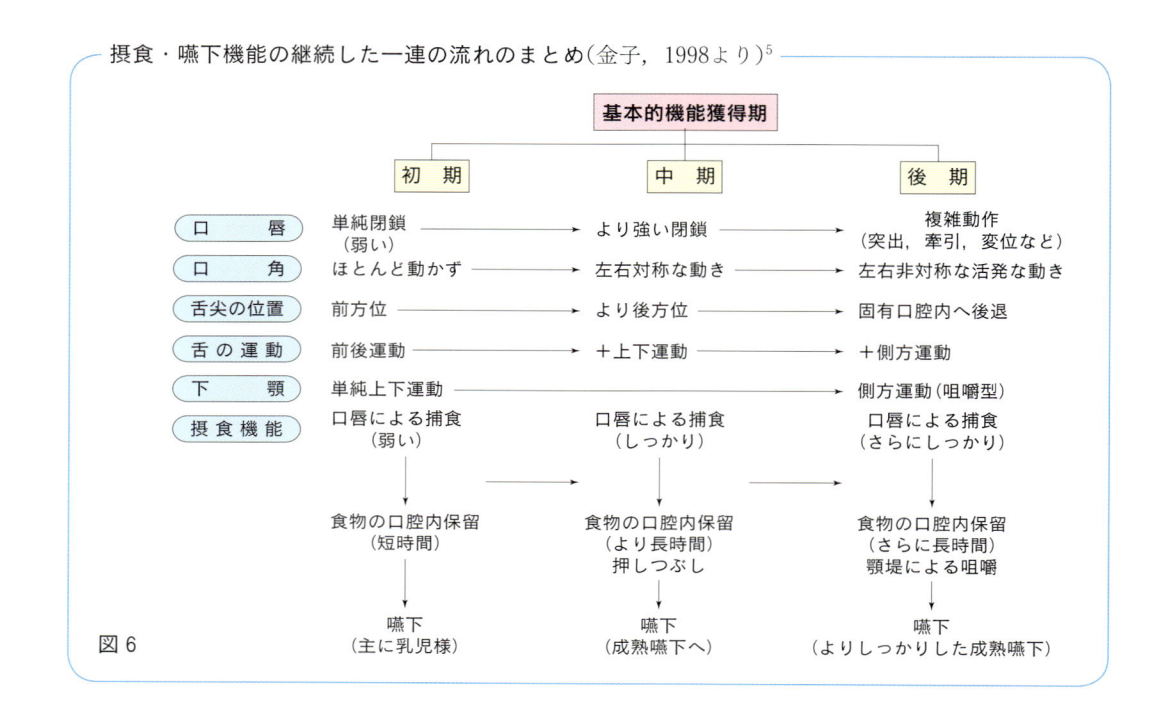

摂食・嚥下機能の継続した一連の流れのまとめ(金子,1998より)[5]

	初期	中期	後期
口唇	単純閉鎖(弱い)	より強い閉鎖	複雑動作(突出,牽引,変位など)
口角	ほとんど動かず	左右対称な動き	左右非対称な活発な動き
舌尖の位置	前方位	より後方位	固有口腔内へ後退
舌の運動	前後運動	+上下運動	+側方運動
下顎	単純上下運動		側方運動(咀嚼型)
摂食機能	口唇による捕食(弱い)	口唇による捕食(しっかり)	口唇による捕食(さらにしっかり)
	↓	↓	↓
	食物の口腔内保留(短時間)	食物の口腔内保留(より長時間)押しつぶし	食物の口腔内保留(さらに長時間)顎堤による咀嚼
	↓	↓	↓
	嚥下(主に乳児様)	嚥下(成熟嚥下へ)	嚥下(よりしっかりした成熟嚥下)

図6

するなど,どの食材・どういう場面で生じているかを判断し,適切な食事指導・摂食指導を行うことが重要である.また,その際に,保護者の育児を決して否定してはならない.なぜならば,養育者の協力なしに子どもの機能発達支援は行えないからでる.

◎「噛む」機能

次に,「噛む」ことは,離乳の後半以降に獲得される機能であり,乳前歯が生えて,乳臼歯が生えそろう2歳半過ぎ(乳歯列完成期)までは機能発達面でのバリエーションも大きい.噛むという動作は,口唇機能,舌機能の発達を経て営まれるが(表1,図6),噛めないというのは,低年齢の幼児にとっては,歯の萌出の有無や食形態の不調和などによっても影響を受けるため,一過性の食行動の場合も多い.また,これまでの食体験や食経験さらには口腔の状態(う蝕や歯列不正など)によっても,噛む機能は大きく影響を受ける.

しかし,飲み込むことと同様に,噛む機能が獲得されていても,心理的な要因などで噛まずに口の中に貯めたり,吸うような食べ方をするとか,噛まずに丸のみするような食べ方が習慣化している子どももみられ,また近年増加している(図7).

「よく噛まない」ことは,このように多くの

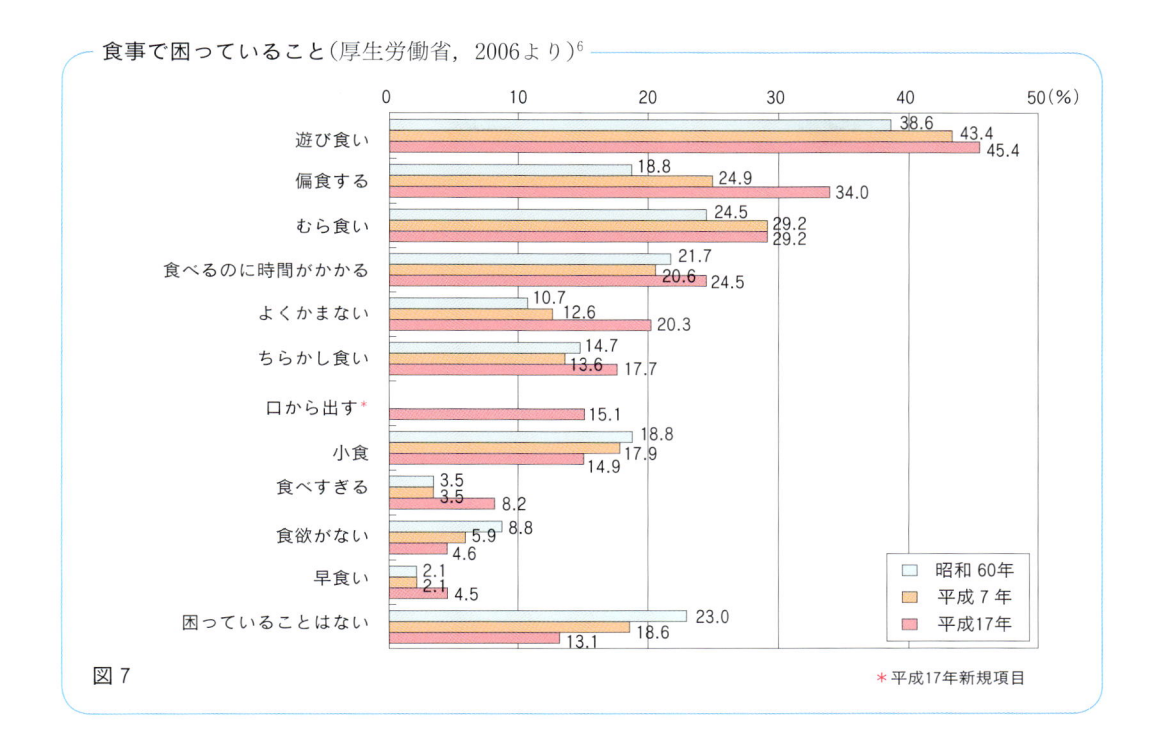

食事で困っていること（厚生労働省，2006より）[6]

項目	昭和60年	平成7年	平成17年
遊び食い	38.6	43.4	45.4
偏食する	18.8	24.9	34.0
むら食い	24.5	29.2	29.2
食べるのに時間がかかる	21.7	20.6	24.5
よくかまない	10.7	12.6	20.3
ちらかし食い	14.7	13.6	17.7
口から出す*			15.1
小食	18.8	17.9	14.9
食べすぎる	3.5	3.5	8.2
食欲がない	8.8	5.9	4.6
早食い	2.1	2.1	4.5
困っていることはない	23.0	18.6	13.1

図7　　　　　　　　　　　　　　　＊平成17年新規項目

要因が複雑に影響していることも考えられるが，臼歯を使って「噛む」動作は，「歯」だけではなく，「頰」や「舌」も利用するため，頰筋や舌運動も評価する必要がある．また，食塊が口腔の後方からスタートするよりも，前方からのほうが，より口腔内の停滞時間が長くなるため，咀嚼運動に結び付くことが多い．歯根膜感覚を学習する点からも，「前歯咬断ができるか」（図8），「適切な一口量が入っているか」，「口の奥に入れていないか」（図4）などを確認する必要がある．

おわりに

摂食，嚥下，噛まない子への取り組みは，まだ歯科の中でも歴史の浅い分野である．しかしながら，現実には非常に悩みを抱えている保護者がとても多い．我が国では，厚生労働省が「授乳・離乳の支援ガイド」[7]を策定して，変わりゆく育児環境を積極的に支援して行こうとしているが，口腔領域のスペシャリストとして小児歯科医が積極的に育児を支援している未来に期待したい．

―前歯咬断―

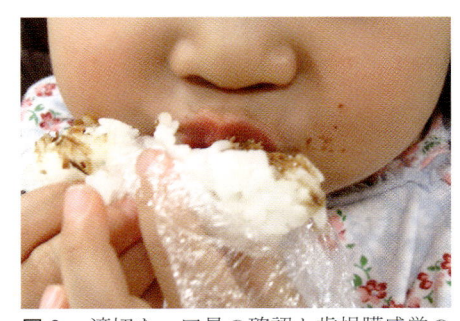

図8　適切な一口量の確認と歯根膜感覚の学習に重要である．

参考文献

1．金子芳洋（編著）．食べる機能の障害―その考え方とリハビリテーション―．東京：医歯薬出版，1987．
2．Arvedson, Lefton-Greif. Pediatric videofluoroscopic swallow studies. Communication Skill Builders, Texas, 1998.
3．田角　勝ほか．"幼児経管栄養依存症"の成因．日本小児科学会雑誌 1997；101：232．
4．向井美惠．摂食機能療法―診断と治療法―．障歯誌 1995；16：145-155．
5．金子芳洋．摂食・嚥下における舌の機能とその異常―授乳から成人嚥下への移り変わり―．日本一般臨床医矯正研究会会誌 1998；10：3-20．
6．厚生労働省．平成17年度乳幼児栄養調査結果の概要．http://www.mhlw.go.jp/houdou/2006/06/h0629-1.html
7．厚生労働省．「授乳・離乳の支援ガイド」の策定について．http://www-bm.mhlw.go.jp/shingi/2007/03/s0314-17.html

5 咬合育成と小児歯科医の取り組み

文苑こども歯科クリニック(北海道釧路市)　高田　泰

はじめに

近年，子どもの口腔を取り巻く環境が著しく変化し，子どもの咬合や顎が十分に成長していないことが，頻繁に認められるようになってきた．それに伴い，私の治療法もかなり変化し，今日に至っている．虫歯は減少した．これからは，いま何が起きているか，起ころうとしているか，十分に熟慮した上で，いままでとは違った角度から子どもたちの顎の成長や咬合を正しい方向へ導き育てていく必要があるだろう．

私は，「誘導」より積極的に「導き育てる」意味合いから，以下の治療法を「咬合育成」と呼んでいる．

咬合育成の必要性

乳歯列期における歯列，顎骨やそれらを取り巻く筋肉の成長は不十分で，左右，上下の成長のバランスも非常に悪くなっている．また，早期に歯列弓のゆがみ，大きな狭窄，上下顎の位置異常，歯の捻転，傾斜，埋伏が多発していることも毎日の臨床から実感している．そのため出生とともに成長する筋肉が十分に機能し，乳歯列期から永久歯列期を通して，子どもに見合った咬合の成長を促しているかどうかを，定期的に観察，指導する必要が出てきた．

また，子どもたちの不正咬合のほとんどに，叢生や上顎の前方劣成長がみられるため，成長期の咬合に大きく関わる舌や唇などの筋肉やその動かし方(咀嚼や嚥下など)を，年齢(成長)や歯列弓の拡大とともにコントロールする必要が出てきた．

咬合育成への取り組み

後続永久歯胚，筋機能，姿勢，食べ方などを注意深く観察することで，将来の咬合を予測することが可能になり，観察，管理，指導，訓練を継続すること(機能的育成)で，不正を予防し，歯列や咬合の改善をすることがある程度可能になってきた．

①上顎骨の前方への成長が著しく劣っている場合や，上下の顎位が著しく異なっている場合．
②すでに大きな不正が出現している場合．
③どうしても機能的育成だけでは不十分と思われる場合．

しかし，次のような場合には，矯正装置を使った機械的育成も必要になる．

③のケースでは，機械的育成期間中も筋機能訓練などの機能的な育成を同時に進めなければ，終了後の後戻りの原因となる．そのため，筋機能訓練の障害になるような装置を用いることは望ましくない．舌側からの装置はできるだけ使用しないか，短期間の使用に限定することが望ましいと思われる．

小児歯科専門医の実際の取り組み方

子どもの成長発育や不正の程度により，機

V　咬合誘導への取り組み

1．歯列弓の形態や歯の萌出，咬合は，舌尖の形と嚥下時の舌の動きに大きな影響を受ける

①舌小帯異常で起こりやすい障害

（1）舌尖のくびれが長く続くと，前歯部交換期に永久歯の捻転を引き起こす．
（2）嚥下時の舌圧が弱くなり前歯のアーチが拡大しない．その結果，叢生になりやすい．
（3）とくに下顎の歯列はコの字になりやすい．その結果歯列不正，咬合異常を引き起こす．
（4）下顎の前歯が舌側傾斜を起してくると被蓋が大きくなり，過蓋咬合になりやすい．

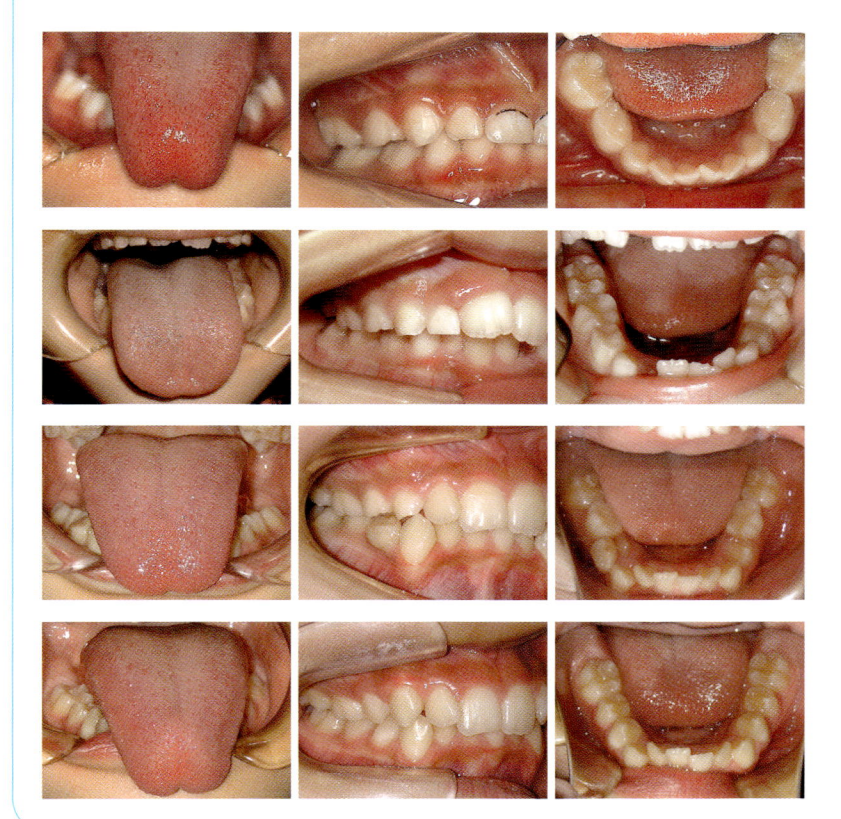

3.4歳
（1）捻転：舌小帯が短く，挙上できない．舌尖が伸びない．下顎を前方に出す動作あり．

7.3歳
（2）叢生：前歯のアーチが狭く，永久歯萌出スペースが足りない．

9.6歳
（3）コの字歯列：舌尖がくびれ，自浄作用が働かず，歯石がつきやすい．コの字状の歯列弓が形成されてくる．

11.0歳
（4）過蓋咬合：噛み合わせが深く，口が開かなくなってきている．

能的育成と機械的育成を施す比率が変化するため，今後の咬合育成の治療方針が変わってくる．小児歯科医は，将来の咬合を予測する能力をつけ，これらの程度を正確に把握する必要がある．その上で，できるだけ早期に成長を阻害する因子を除去する必要がある．歯列や咬合がどのように変化していくのか，悪い変化か，良い変化か，長年取り組んできてわかってきたことがいくつかある．そのままにしておくと，次々とさまざまな障害となって現れてくる．しかし，ほとんどの患者さんはそんなことには気づいてくれない．少しでも早く障害因子を見つけて管理，治療をすることができたら，たとえ矯正をするような事態になったとしても，良好な結果を得られることになる．

以上のような考えから，それらを含めた症例のいくつかを簡単に紹介したい．

②舌癖が出やすい原因と起こりやすい障害

（1）唇を常に開く習慣のある場合は，舌が前方へ出ている場合が多く，開咬を引き起こしやすい．
（2）嚥下が強くなる乳歯列期後半には，ほとんど目立たなくなる吸啜窩が存在していることが多い．
（3）嚥下時の挙上が弱い場合や，前方へ舌が突出する場合にはV字歯列ができやすい．

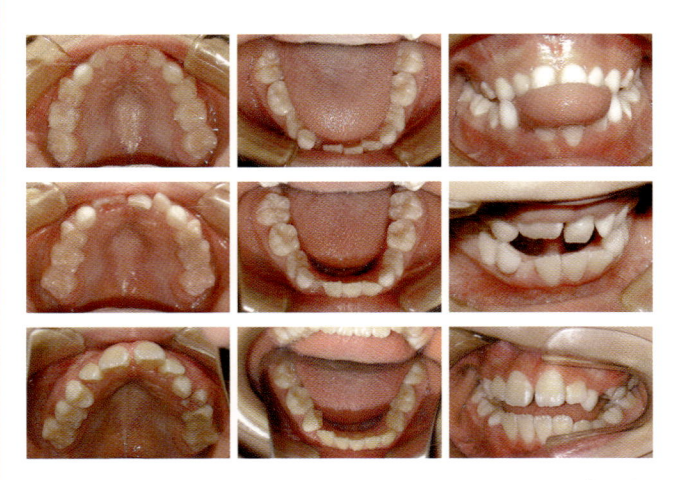

6.10歳
（1）舌前方突出癖：鼻炎があり口呼吸のため口唇閉鎖の習慣がない．舌の前方突出癖が強くなる．

7.2歳
（2）吸啜窩：嚥下時の舌の挙上が弱く，消失しているはずの「吸啜窩」の存在を認める．反対咬合性の舌の突出に変化してきた．

9.1歳
（3）V字歯列：舌癖が全突出に変化し，開咬が側方まで広がる．舌が臼歯部を圧下，傾斜，捻転させる．

＊口唇を閉じて行う正しい嚥下が確立されないため，嚥下時の舌圧が弱く，とくに上顎3〜3間の拡大がされなかったことから，V字状の歯列弓になる．今後叢生や不正咬合の増悪が予測される．

2．早期からのスピーカーブや過剰な咬耗の存在は，下顎位の位置異常と，さらなる深い噛み合わせを引き起こしやすい．このことは将来の顎関節症につながってくることが多い

①スピーカーブのでき方と起こしやすい障害

（1）乳歯列期からスピーカーブが存在しているものには，日常の食生活や姿勢に問題があることが多い．
（2）咀嚼が早いことや，硬く割れやすい小さめの食片を，好んで食べる傾向のあるものに多い．
（3）6歳臼歯の萌出時にも，近心傾斜や舌側傾斜のトラブルを起こしやすくなることが多い．
（4）下顎骨の後方回転や前方回転を起こしやすく，噛み合わせも深くなることが多い．

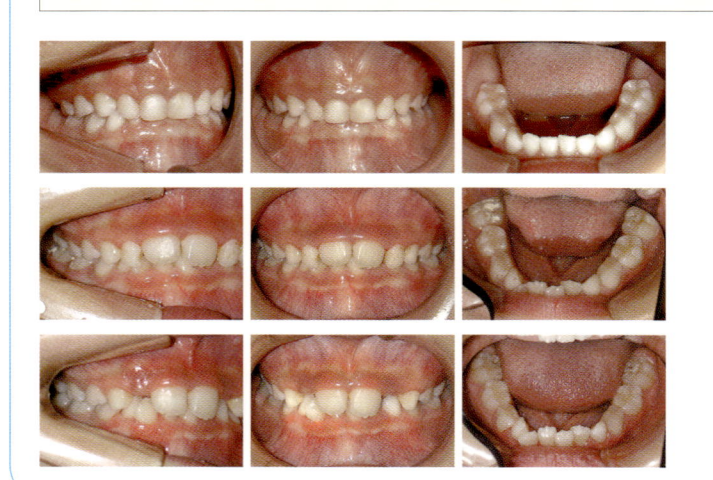

5.11歳：小さい頃からよく転んで打撲．体をたおす，よりかかる，寝そべる姿勢が日常多くみられる．歯ぎしりあり．食べ物を小さく切る習慣あり，食べ方は速い．

7.9歳：非協力児．歯石もかなり付いてきている．食べ方も話し方も速い．一口の量が少ない．小さくカリカリするおやつが好き．本が好きで下向きの姿勢が多い．右側圧下．

8.2歳：咬耗はそれほど強くないが，たてに噛む力が強く咀嚼もさらに速くなっている．前回右での片噛みのお話をした後から左でばかり噛むようになって来院．今回は左が圧下．6歳臼歯の圧下も著明．

②咬耗の原因とそれが引き起こすと考えられる障害

> （1）習癖で一番多い原因として考えられるのが爪噛み．その他，姿勢，寝方，食習慣など日常生活に関わるさまざまな要素が考えられる．
> （2）乳歯列期の乳臼歯過剰な咬耗の存在は，舌房を狭くし6歳臼歯が十分萌出する高さを消失させる．
> （3）この結果，将来的に噛み込みが深く強くなり，過蓋咬合を引き起こす．
> （4）口がだんだん開かなくなり，顎関節症を引き起こす可能性が大きくなる．

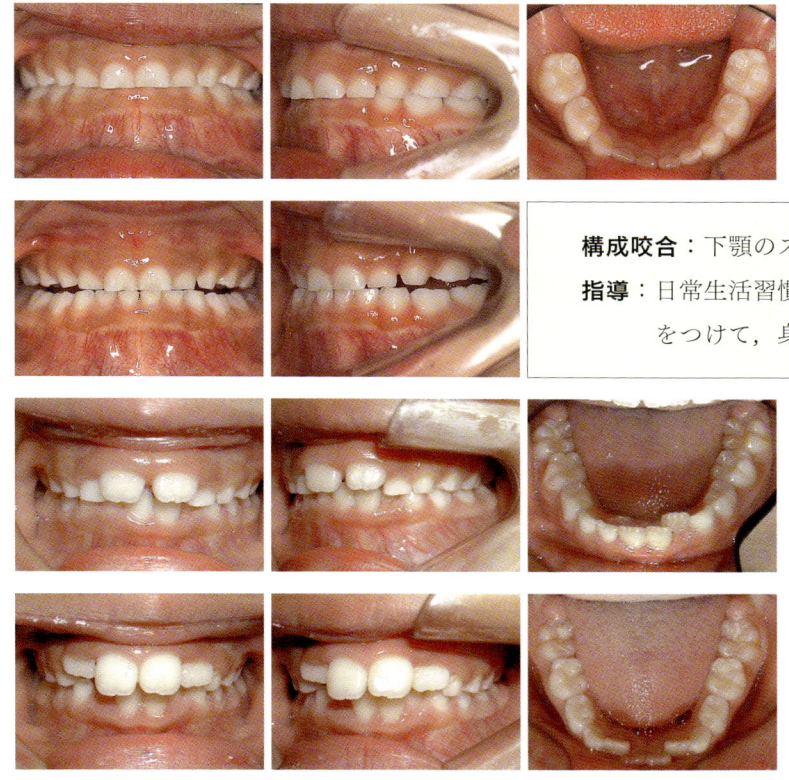

5.3歳：
　爪噛み，過蓋咬合，二重咬合，歯ぎしり，前かがみ，うつ伏せ寝，食べ方が速い，前歯の咬耗が強い．咬合力が強い（とくに左）．

構成咬合：下顎のスピーの弯曲が強いのがわかる．
指導：日常生活習慣の改善，ゆっくり食べる．姿勢に気をつけて，身体を起こすようにする．

6.3歳：
　姿勢はとても悪い．寄りかかりや寝そべりが多く，ほとんど床でゴロゴロしている．左の片噛みがみられ，臼歯の咬耗も強く，左への下顎のずれが進む．6歳臼歯は低位のままである．

6.11歳：
　あまり指導には協力的ではなく，だんだん口が開きにくくなってきた．6歳臼歯の圧下，過蓋咬合，叢生，開口量の増悪が認められる．この後矯正診査となった．

6 診断分析の実際とその意義，各種診断法の紹介

鹿児島大学大学院医歯学総合研究科 健康科学専攻 発生発達成育学講座 小児歯科学分野　岩﨑智憲／山﨑要一

はじめに

　咬合誘導における診断分析を行う目的は，的確な診断とそれに基づいた咬合管理を行うことで，良好な咬合を育成することである．今回は，その診断分析の実際として，頭部エックス線規格写真分析と模型分析から，より臨床的に重要な項目と萌出余地の予測について概説する．

頭部エックス線規格写真分析

◎側面頭部エックス線規格写真

①顎顔面形態の大まかな特徴の把握

　プロフィログラムを用い，S点を基準にSN平面もしくはFH平面に合わせて重ね合わせをすることで，顎顔面形態の特徴が把握できる．また，目的に応じて種々の重ね合わせ方法を使用する場合もある[1]（図1，2）．

②上下顎骨の前後関係の評価

　以下に代表的な分析方法とその分析値の正常値[2]を示す．大切なことはひとつの分析法だけに頼らず，複数の分析から総合的な判断をすることである．

- ANB（男子3.8±1.6°，女子4.1±1.5°）（図3）

　SN平面を基準にしたSNAとSNBの差である．しかし，FH to SNが極端な値をとる場合やshort face，long faceの場合，計測値に影響が生じる．

顎顔面形態の特徴の把握

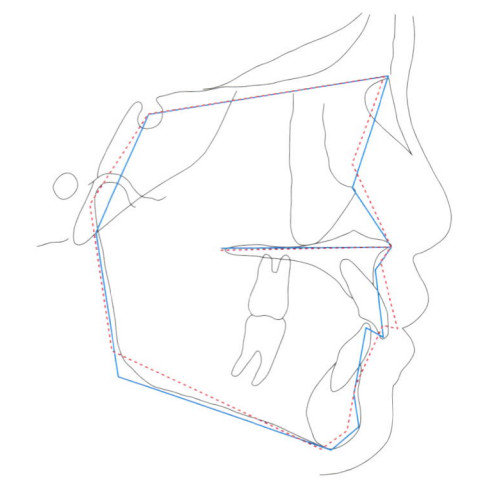

図1　側面頭部エックス線規格写真とプロフィログラムの重ね合わせ．点線は正常者．

図2　治療による変化のプロフィログラムの重ね合わせ．
――治療前，……治療後，――保定後

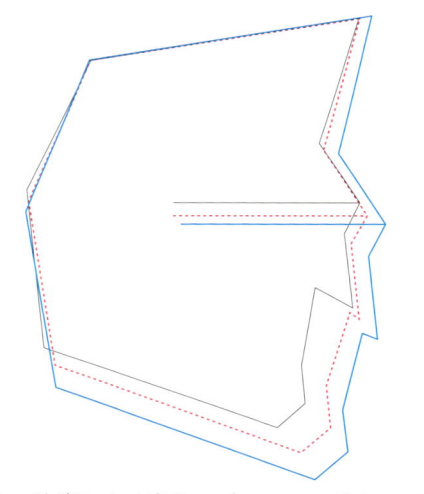

上下顎骨の前後関係の評価

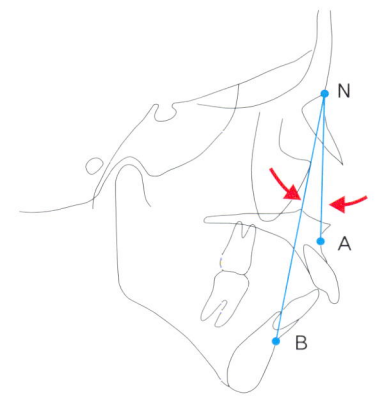

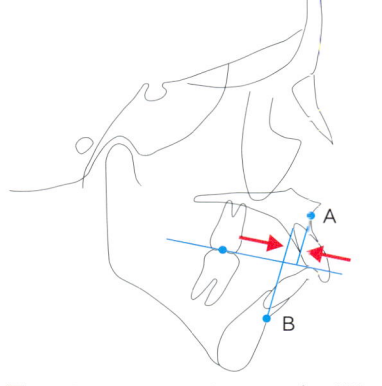

図3 ANBによる上下顎骨の前後的評価.

図4 AF-BFによる上下顎骨の前後的評価.

図5 Wits appraisalによる上下顎骨の前後的評価.

図6 APDIによる上下顎骨の前後的評価.
APDI＝Ⅰ＋Ⅱ＋Ⅲ
 Ⅰ：Facial angle
 Ⅱ：A-B plane angle（B点がA点より後方にある場合はマイナスとする．上図のケース）
 Ⅲ：Palatal plane angle（FH to palatal plane angle がFH平面に対して時計回りに回転している場合をプラスとする．上図のケース）

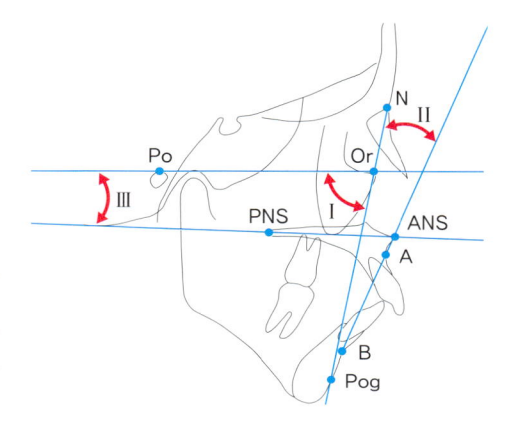

・AF-BF（男子9.8±3.3mm，女子9.0±2.6mm）（図4）

FH平面にA点とB点から垂線をおろして，その投影された2点間の距離である．

・Wits appraisal（男子0.8±2.1mm，女子−0.5±2.5mm）（図5）

咬合平面にA点とB点から垂線をおろして，その投影された2点間の距離である．基準平面を上下顎間に求めることで上下顎の回転等の影響を受けることなく評価する方法として考えられた．咬合平面が極端に平坦な場合や急峻な場合，計測値に影響が生じる．

・APDI（男子80.2±3.2°，女子80.7±2.7°）（図6）

Facial angle, A-B plane angle, palatal plane angleの3つの計測項目を足した角度である．種々の計測項目を単独で用いた場合より高い相関関係が認められ，さらに，各不正咬合の値がよく分離され，鑑別診断が行いやすいといわれている．

③下顎切歯の前後的位置 APog-L1（2-3mm）（図7）

・A点とPogonionを通る線から下顎切歯切端までの距離

上下顎骨が正しい前後的位置にあることが前提となる．

Dolicho typeは基準値より舌側に設定し，Brachy typeは基準値より唇側に設定する．

④軟組織側貌の評価 E-line（図7）

日本人成人の場合，鼻尖とオトガイを結んだ線で，上口唇は2〜3mm内側，下口唇がライン上に位置するのが，調和の取れた顔貌とされる．7〜8歳の小児の場合は，上下口

下顎切歯の前後的位置，軟組織側貌の評価，気道の大きさの評価

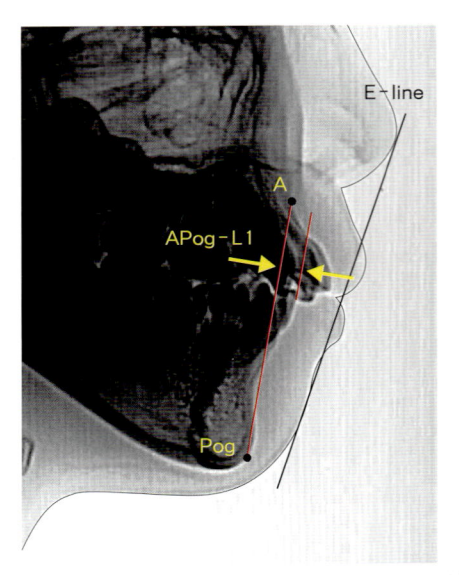

図7　APog‐L1および E‐line による下顎切歯の前後的位置の評価．

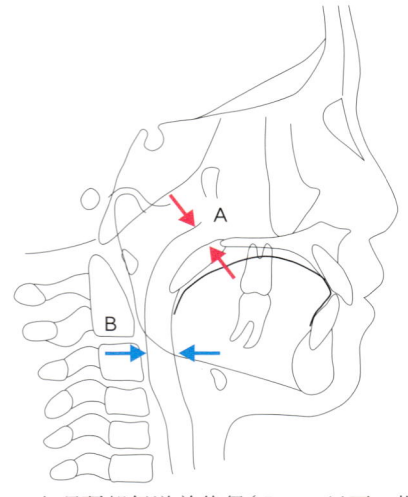

図8　A：上咽頭部気道前後径（5 mm 以下の場合，通気障害の可能性がある）．B：下咽頭部気道前後径（15mm 以上の場合，口蓋扁桃肥大による舌の位置異常の可能性がある）．

唇の位置は 2 ～ 3 mm 成人より外側とする．

⑤気道の評価（図8）

・上咽頭部気道前後径

軟口蓋と上咽頭後壁との最短距離が 5 mm 以下の場合，通気障害の可能性がある[3]．

・下咽頭部気道前後径

舌根部と下顎骨後縁の交点と下咽頭後壁との最短距離が 15mm 以上ある場合，口蓋扁桃肥大による舌の位置異常や通気障害の可能性がある[3]．

⑥成長や治療による顎骨と歯の位置変化の評価

上下顎骨の成長変化，治療効果をみる場合は，S点を基準に SN 平面で重ね合わせる（図9）．上顎の歯の位置の成長変化や治療効果をみる場合は，ANS を基準に Platal Plane で重ね合わせる（図10）．下顎の歯の位置の成長変化や治療効果をみる場合は，Me を基準に Mandibular plane で重ね合わせ（図11），それぞれ評価する．

◎正面頭部エックス線規格写真

①顎顔面と歯列の対称性の評価（図12）

上顎骨，下顎骨，上顎歯列，下顎歯列の正中のずれの有無，咬合平面の傾斜の有無を評価し，正中がずれている場合その原因の診断をする．

②上下顎骨の幅径の評価（図13）

上下顎骨の調和が取れているか評価する．上顎骨幅径の大きさが下顎骨に比べ小さい場合，上顎骨の側方拡大を行い，上下顎骨の幅径の調和を図る．

③下顎歯列拡大余地の評価（図14）

下顎歯列が舌側に傾斜している場合，下顎歯列の拡大が可能か判定し，拡大量を算出する[4]．また，上下顎骨の幅径の調和が保たれていることが前提にあるので，上顎骨の幅径が小さい場合は，上顎歯列が側方拡大された状況で評価を行う．

④気道の評価（図15）

咽頭部の読影は難しいので，鼻腔のみの評価になる．

片側に閉塞がある場合（図15の C）でも nasal cycle の影響を受け，通気障害が起きて口呼吸になる可能性がある．

成長や治療による顎骨と歯の位置変化の評価

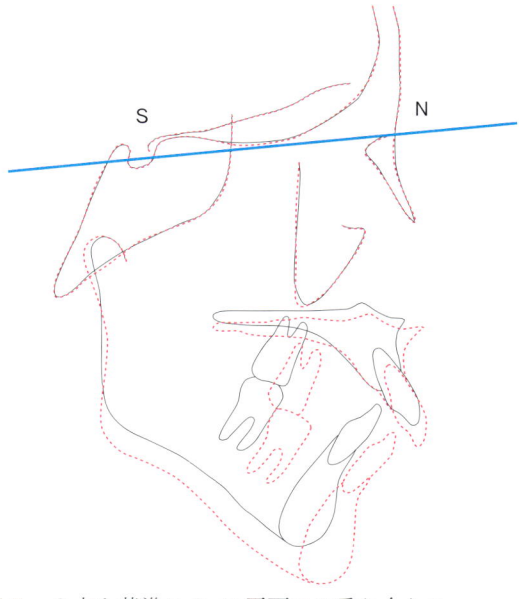

図9 S点を基準にS-N平面での重ね合わせ.

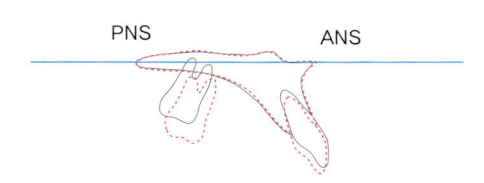

図10 ANSを基準にPalatal plane（ANS-PNS）での重ね合わせ.

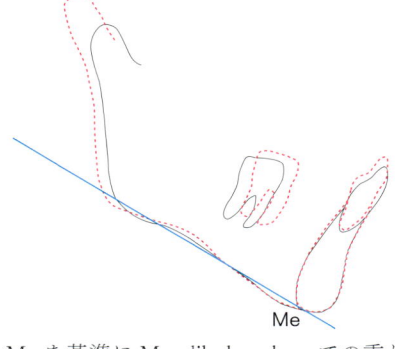

図11 Meを基準にMandibular planeでの重ね合わせ.

正面頭部エックス線規格写真

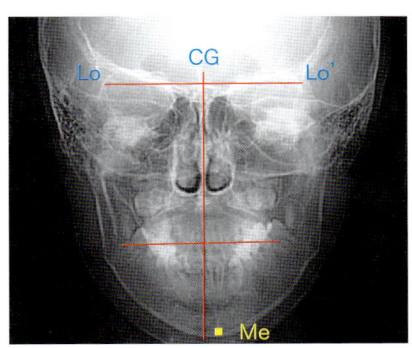

図12 対称性の評価. 上顎骨, 下顎骨, 上顎歯列, 下顎歯列の正中のずれ, および咬合平面の傾斜などを評価する.

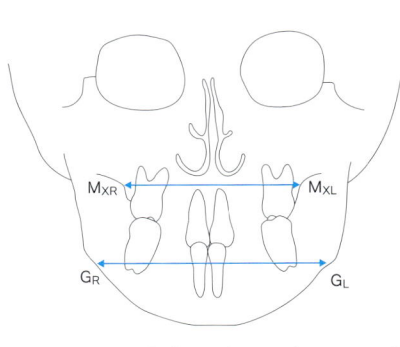

図13 上顎骨幅径の大きさ（M_{XR}-M_{XL}）および下顎骨幅径の大きさ（G_R-G_L）の評価. 上顎骨の幅径が下顎骨幅径より相対的に小さい場合, 上顎骨の側方拡大の必要性がある（次頁の表1参照）.

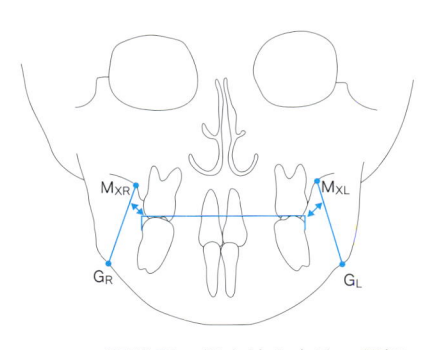

図14 下顎歯列の側方拡大余地の評価. 下に示す参考値より大きい場合, 下顎骨に対して下顎臼歯の側方拡大の可能量を示す. 参考値：8歳6〜7mm, 成人10〜11mm.

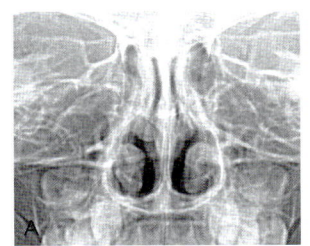

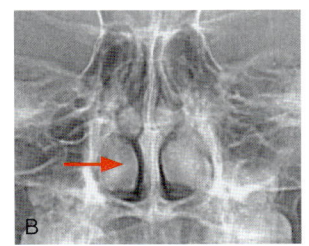

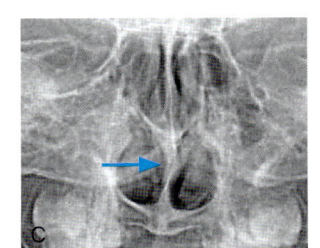

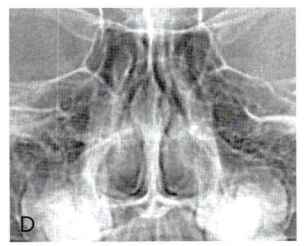

図15 正面エックス線規格写真での鼻腔所見. A：正常, B：粘膜肥厚（赤矢印）, C：鼻中隔弯曲（青矢印）, D：鼻腔閉塞（鼻道全体に不透過像を認める）.

表1 上下顎骨幅径の標準値（日本小児歯科学会[1]より一部改変）

年齢（歳）			3.9±0.4	5.1±0.4	6.9±0.9	9.2±0.9	11.0±0.9	12.9±0.9
男子	M_{XR}-M_{XL}	mean	63.2	66.9	68.3	72.9	76.1	78.0
	(mm)	SD	2.5	2.0	2.7	2.8	3.7	3.9
	G_R-G_L	mean	75.0	80.5	84.6	89.2	92.9	94.5
	(mm)	SD	3.8	3.4	3.9	2.8	3.8	4.9
女子	M_{XR}-M_{XL}	mean	60.7	62.0	64.9	68.4	70.4	71.3
	(mm)	SD	3.5	2.6	3.1	2.2	2.6	2.7
	G_R-G_L	mean	74.6	76.6	82.1	85.6	88.4	93.0
	(mm)	SD	3.9	3.9	3.7	4.7	4.1	4.2

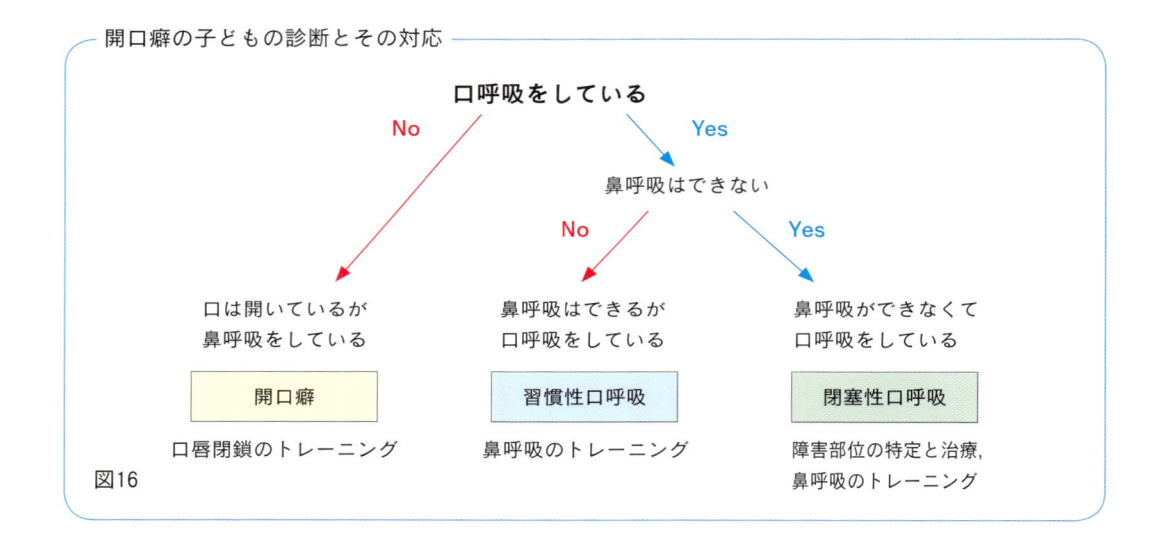

図16 開口癖の子どもの診断とその対応

口呼吸をしている
- No → 口は開いているが鼻呼吸をしている → 開口癖 → 口唇閉鎖のトレーニング
- Yes → 鼻呼吸はできない
  - No → 鼻呼吸はできるが口呼吸をしている → 習慣性口呼吸 → 鼻呼吸のトレーニング
  - Yes → 鼻呼吸ができなくて口呼吸をしている → 閉塞性口呼吸 → 障害部位の特定と治療、鼻呼吸のトレーニング

模型分析

　通常の分析に加え，歯列の形態（アーチフォームの広狭，左右対称性，大きさ），上下の歯列の関係が調和しているかを判断する．例：正常な顎位で模型を咬合させてみると，上下歯列が調和しているか，どこに問題があるのかがわかりやすい．

　上顎歯列の狭窄への対応については，歯列の側方拡大だけでなく，その原因の一つに口をあけたままの開口癖も考えられるので，それに対する診断と対応も必要となる（図16）．

スペース分析

　Hellmanの歯例ⅢA期から予測が可能といわれており，スペースの評価と萌出余地の予測には，以下の事項をすべて検討する必要がある．

・Arch Length Discreapancy（図17）
・Head Plate Correction（図18）
・Speeの彎曲（図19）
・後方スペース（Posterior Discreapnacy）（図20）

参考文献

1. 日本小児歯科学会．日本人小児の頭部X線規格写真基準値に関する研究．小児歯誌 1995；33(4)：659-696.
2. Ishikawa H, Nakamura S, Iwasaki H, Kitazawa S. Seven parameters describing anteroposterior jaw relationships:postpubertal prediction accuracy and interchangeability. Am J Orthod Dentofacial Orthop 2000；117(6)：714-720.
3. McNamara JA Jr.:A method of cephalometric evaluation. Am J Orthod 1984；86(6)：449-469.
4. 根津浩，永田賢司，吉田恭彦，菊池誠．歯科矯正学バイオプログレッシブ診断学．東京：ロッキーマウンテンモリタ，1987；55-59.

スペース分析

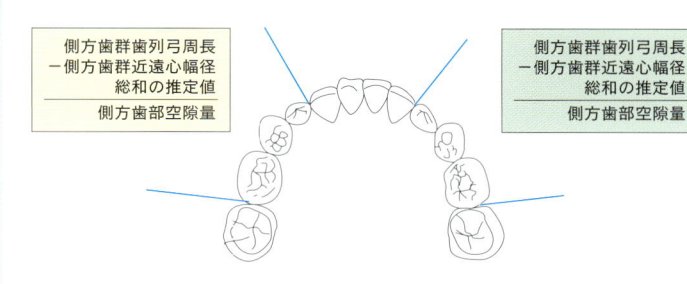

図17 スペースの分析1 —Arch length discreapancy—.
第一大臼歯近心隣接面間を切歯群，右側方歯群，左側方歯群に分けて分析する．

＜未萌出側方歯群の歯冠近遠心幅径総和の予測＞
上顎永久4切歯(X_U)から上顎永久側方歯(Y_U)の予測式
　　男児　$Y_U = 0.389X_U + 10.28 + 0.58$
　　女子　$Y_U = 0.421X_U + 9.03 + 0.61$

下顎永久4切歯(X_L)から下顎永久側方歯(Y_L)の予測式
　　男児　$Y_L = 0.523X_L + 9.73 + 0.50$
　　女子　$Y_L = 0.548X_L + 8.52 + 0.56$

下顎永久4切歯(X_L)から上顎永久側方歯(Y_U)の予測式
　　男児　$Y_U = 0.534X_L + 10.21 + 0.58$
　　女子　$Y_U = 0.573X_L + 9.02 + 0.61$

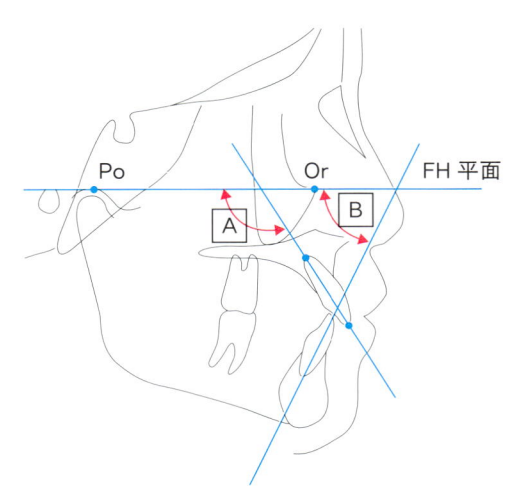

図18 スペース分析2 —Head Plate Correction—.
　　上顎(mm) = (110° − A) × 0.8
　　下顎(mm) = (B − 57°) × 0.8
　　マイナスはスペースが不足していることを示す．

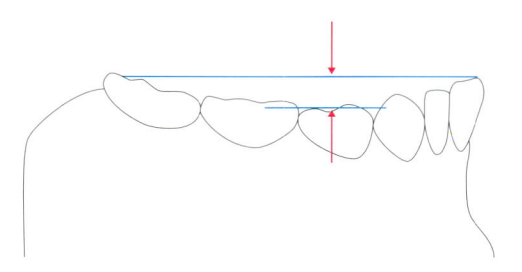

図19 スペースの分析3 —Spee の弯曲—.
Spee の弯曲がある場合はレベリングをすると切歯がその量の半分，前方に移動する．そのため，左右両側にその分のスペースが必要になる．つまり，Spee の弯曲量だけ新たなスペースが必要になる．

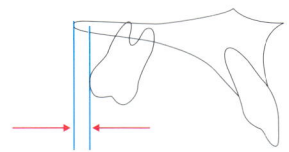

10歳男児の上顎
予想される後方スペースは現在のスペース
3mm＋残余成長量7歳(17歳−10歳)×1mm／歳
＝7mm とで 10mm となる

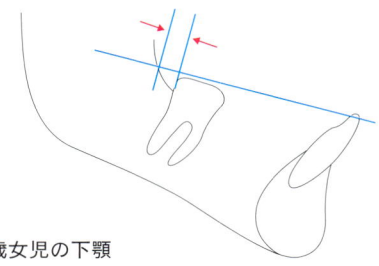

10歳女児の下顎
予想される後方スペースは現在のスペース
5mm と残余成長量5歳(15歳−10歳)×1mm／歳
＝5mm とで 10mm となる

図20 スペースの分析4 —後方スペース—.
臼歯の萌出可能な後方スペースを示す．また，それぞれのスペースは男子17歳，女子15歳まで上下顎とも1mm/year 程度増加する．したがって予測される後方スペースは現在のスペース量＋残された成長期間(年)×1mm/year となる．後方部空隙量＝予測される後方スペース−臼歯部の大臼歯の歯冠近遠心幅径の総和．

学会データの提示と今後の取り組み

萌出時期，乳歯列模型分析値，セファロ分析値等

鹿児島大学大学院医歯学総合研究科 健康科学専攻 発生発達成育学講座 小児歯科学分野　山﨑要一

はじめに

日本小児歯科学会では，1980年代後半からこれまで，小児歯科学あるいは小児歯科臨床に有用と考えられるさまざまな事項について，学会を挙げての実態調査を繰り返し行ってきた[1-16]．この中で咬合誘導に関するものとしては，次の3項目の調査研究がある．

①日本人小児における乳歯・永久歯の萌出時期に関する調査研究[1]

本調査は，我が国の小児における乳歯と永久歯の萌出時期について，1984年1月から8月までの期間に，0歳から18歳までの総数46,698名の日本人小児を対象にしている．小児歯科学会が主導し，29歯科大学・大学歯学部の小児歯科学講座が中心となって取り組んだはじめての全国調査である．

本研究の成果は，資料収集後4年の歳月を費やして1988年の小児歯科学雑誌に掲載され，以後，小児歯科学の教科書や講義・講演等の資料として広く引用されている．

研究成果の中で，とくに重要と思われる乳歯の萌出時期と萌出順序については，表1，2，図1に示す．永久歯の萌出時期と萌出順序に

乳歯の萌出時期と萌出順序

表1　日本人の乳歯萌出時期

		男児		女児	
		平均年月	標準偏差年月	平均年月	標準偏差年月
上顎	A	0.10	0.01	0.10	0.01
	B	0.11	0.01	0.11	0.02
	C	1.06	0.02	1.06	0.02
	D	1.04	0.02	1.04	0.02
	E	2.05	0.04	2.06	0.04
下顎	A	0.08	0.01	0.09	0.01
	B	1.00	0.02	1.00	0.02
	C	1.07	0.02	1.07	0.02
	D	1.05	0.02	1.05	0.01
	E	2.03	0.03	2.03	0.04

(12進法，歳.か月)　　　（日本小児歯科学会，1988）

表2　日本人の乳歯萌出順序

順序	1	2	3	4	5	6	7	8	9	10
上顎		A	B			D		C		E
下顎	A			B			D		C	E

（日本小児歯科学会，1988）

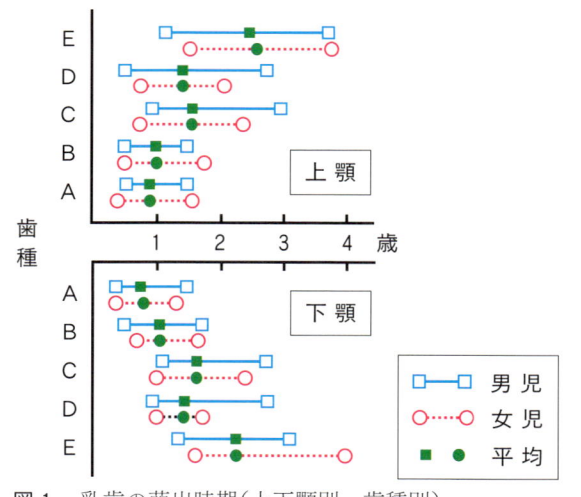

図1　乳歯の萌出時期（上下顎別，歯種別）．
（日本小児歯科学会，1988）

永久歯の萌出時期と萌出順序

表3　日本人の永久歯萌出時期

		男子		女子	
		平均年月	標準偏差年月	平均年月	標準偏差年月
上顎	1	7.03	0.08	7.00	0.07
	2	8.05	0.08	8.00	0.08
	3	10.10	1.01	10.02	0.11
	4	10.00	1.01	9.04	1.00
	5	11.01	1.04	10.07	1.03
	6	6.08	0.08	6.07	0.08
	7	13.03	1.00	12.09	1.04
	8	17.04	0.09	17.08	0.06
下顎	1	6.03	0.07	6.01	0.06
	2	7.03	0.08	7.00	0.09
	3	10.02	0.11	9.03	0.09
	4	10.02	1.01	9.07	0.11
	5	11.04	1.03	10.09	1.04
	6	6.05	0.08	6.02	0.07
	7	12.05	1.02	11.08	1.01
	8	17.03	0.10	17.05	0.09

(12進法，歳．か月)　　　　　　（日本小児歯科学会，1988）

表4　日本人の永久歯萌出順序

順序	1	2	3	4	5	6	7	8	9	10	11	12	13	14
上顎			6	1		2		4		3	5			7
下顎	1	6			2		3		4			5	7	

（日本小児歯科学会，1988）

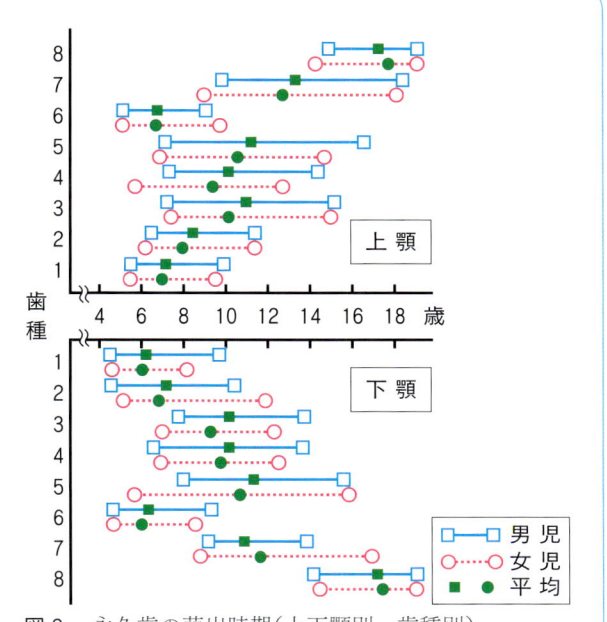

図2　永久歯の萌出時期(上下顎別，歯種別).
（日本小児歯科学会，1988）

ついては，表3，4，図2に示す．

②日本人の乳歯歯冠並びに乳歯列弓の大きさ，乳歯列咬合状態に関する調査研究[2]

本調査は，我が国における小児の乳歯歯冠と乳歯列弓の大きさ，および乳歯列咬合状態に関する基準値と頻度分布の実態について検討している．1990年3月から1991年2月までの期間に，協力が得られた20歯科大学・大学歯学部の小児歯科学講座より，乳歯列正常咬合者の上下歯列模型442組が提供された．正確な分析のために，さらに条件を絞り込み，最終的には2歳6か月から5歳11か月までの158名分の歯列模型が使用された．

本調査は，資料収集終了から2年後の1993年に小児歯科学雑誌に研究結果が掲載され，そのデータは各方面に引用されている．

歯列模型の計測部位については図3に，乳歯歯冠近遠心幅径と乳歯列弓の大きさについては表5，6に，歯間空隙ならびにターミナルプレーンに関する結果は表7～9に示す．また，本調査結果の一部を使用し，成人の資料[17]と組み合わせた「歯冠幅径ならびに歯列弓の大きさの分析図」の応用例を図4，5に示す．

歯列弓の大きさの計測部位

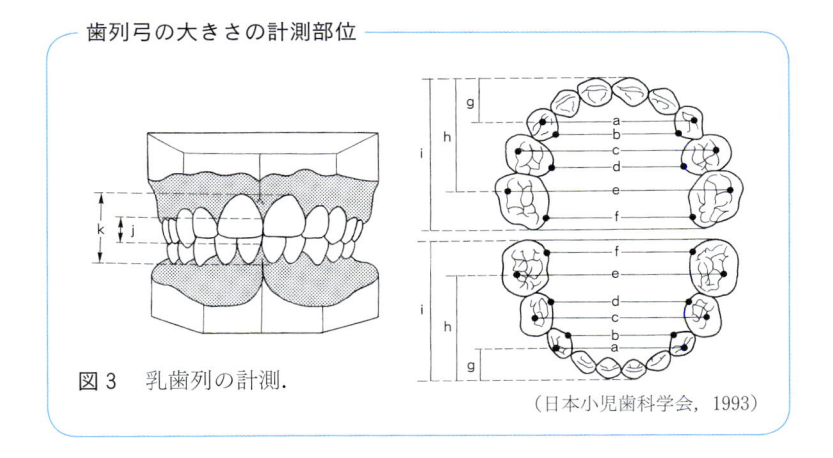

図3　乳歯列の計測.
（日本小児歯科学会，1993）

表5 乳歯の歯冠近遠心幅径

歯種		男児(N=83) 平均値±標準偏差 (mm)	変動係数 (%)	女児(N=75) 平均値±標準偏差 (mm)	変動係数 (%)	性差
上顎	乳中切歯	6.65±0.38	5.7	6.50±0.37	5.7	**
	乳側切歯	5.50±0.35	6.4	5.35±0.37	6.9	**
	乳犬歯	6.67±0.43	6.4	6.54±0.33	5.0	**
	第一乳臼歯	7.36±0.41	5.6	7.19±0.40	5.6	**
	第二乳臼歯	9.30±0.41	4.4	9.22±0.50	5.4	**
下顎	乳中切歯	4.24±0.27	9.4	4.11±0.29	7.1	**
	乳側切歯	4.78±0.34	7.1	4.66±0.29	6.2	**
	乳犬歯	5.82±0.34	5.8	5.72±0.28	4.9	**
	第一乳臼歯	8.23±0.48	5.8	8.08±0.45	5.6	**
	第二乳臼歯	10.34±0.51	4.9	10.12±0.55	5.4	**

**p<0.01　　　（日本小児歯科学会, 1993）

表6 乳歯列弓の大きさ

計測部位			男児(N=83) 平均値±標準偏差 (mm)	変動係数 (%)	女児(N=75) 平均値±標準偏差 (mm)	変動係数 (%)	性差
歯列弓幅径	上顎	C_C-C_C	30.52±1.60	5.2	29.40±1.34	4.6	**
		C_L-C_L	24.93±1.42	5.7	23.96±1.24	5.2	**
		D-D	39.66±2.10	5.3	37.81±2.26	6.0	**
		D_L-D_L	27.79±1.74	6.3	26.81±1.92	7.2	**
		E-E	46.79±2.13	4.6	45.07±1.63	3.6	**
		E_L-E_L	30.26±1.89	6.3	28.84±1.41	4.9	**
	下顎	C_C-C_C	23.48±1.36	5.8	22.61±1.25	5.5	**
		C_L-C_L	19.24±1.20	6.2	18.27±1.13	6.2	**
		D-D	33.56±1.68	6.0	32.15±1.51	4.7	**
		D_L-D_L	25.30±1.53	6.1	24.24±1.24	5.1	**
		E-E	39.09±1.94	5.0	37.83±1.47	3.9	**
		E_L-E_L	28.85±1.70	5.9	27.67±1.38	5.0	**
歯列弓長径	上顎	$A-C_C$	8.45±0.94	11.1	8.00±0.89	11.1	**
		A-E	23.15±1.43	6.2	22.52±1.27	5.6	**
		$A-E_D$	28.63±1.77	6.2	28.26±1.11	3.9	
	下顎	$A-C_C$	5.33±0.82	15.4	5.14±0.82	16.0	
		A-E	19.54±1.21	6.2	19.11±1.10	5.8	*
		$A-E_D$	25.92±1.25	4.8	25.36±1.19	4.7	**
歯列弓高径	Dental Height		3.52±0.80	22.7	3.27±0.88	26.9	
	ULA-LLA		7.84±1.00	12.8	7.37±0.96	13.0	**

*p<0.05, **p<0.01　　　（日本小児歯科学会, 1993）

表7 各歯間空隙の発現率と空隙発現状態別の発現頻度

	部位	発現率 男児(N=83)	発現率 女児(N=75)	空隙発現状態別発現頻度 空隙の状態	男女計(N=158)
上顎	A-A間	49.4	41.3	霊長空隙のみ	2.5
	A-B間	76.5	71.3	空隙型 霊長空隙+発育空隙	91.8
	B-C間	94.0	92.7	発育空隙のみ	2.5
	C-D間	87.3	84.0	閉鎖型 空隙なし	3.2
	D-E間	15.7	16.0		
下顎	A-A間	55.4	49.3	霊長空隙のみ	7.6
	A-B間	56.6	59.3	空隙型 霊長空隙+発育空隙	70.9
	B-C間	63.9	53.3	発育空隙のみ	12.0
	C-D間	74.1	69.3	閉鎖型 空隙なし	9.5
	D-E間	6.6	9.3		

（単位：%）　　　（日本小児歯科学会, 1993）

表8 ターミナルプレーン，乳犬歯咬合関係の分類と発現頻度

	ターミナルプレーン 垂直型	遠心型	近心型	乳犬歯咬合関係 I型	II型	III型
男児(N=83)	85.0 (141)	8.4 (14)	6.6 (11)	85.6 (142)	8.4 (14)	6.0 (10)
女児(N=75)	86.0 (129)	8.7 (13)	5.3 (8)	80.7 (121)	18.0 (27)	1.3 (2)
男女計(N=158)	85.4 (270)	8.6 (27)	6.0 (19)	83.2 (263)	13.0 (41)	3.8 (12)

[単位／上段：%，下段：( )内；左右別実数]　　　（日本小児歯科学会, 1993）

表9 ターミナルプレーンと乳犬歯咬合関係の組み合わせ頻度

ターミナルプレーン	乳犬歯咬合関係	男児(N=83)	女児(N=75)	男女計(N=158)
垂直	I型	77.7(129)	73.3(110)	75.6(239)
垂直	II型	3.0(5)	12.0(18)	7.3(23)
垂直	III型	4.2(7)	0.7(1)	2.5(8)
遠心	I型	2.4(4)	2.7(4)	2.5(8)
遠心	II型	5.4(9)	6.0(9)	5.7(18)
遠心	III型	0.6(1)	0.0(0)	0.3(1)
近心	I型	5.4(9)	4.7(7)	5.1(16)
近心	II型	0.0(0)	0.0(0)	0.0(0)
近心	III型	1.2(2)	0.7(1)	0.9(3)

[単位：%, ( )内；左右別実数]　　　（日本小児歯科学会, 1993）

学会データの応用例

図4　歯冠幅径-男児．　　　（鹿児島大学病院 小児歯科）

図5　歯冠，歯列弓，Basal Arch の大きさ-男児．　　　（鹿児島大学病院 小児歯科）

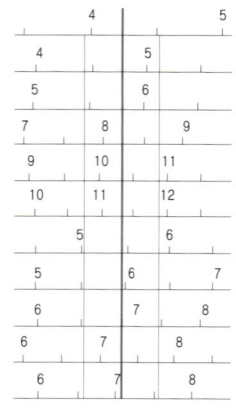

③日本人小児の頭部エックス線規格写真基準値に関する研究[3]

小児の頭部エックス線規格写真に関する基準値は，1960年前後の研究[18-20]によるものが主流であったが，その後30年を経過し，この間の日本人小児の顎顔面領域を含む身体発育は著しかった．このため，実態を反映した新たな基準値を求めるために，臨床的正常咬合者について，乳歯列期から永久歯列完成期までを6ステージに分類した側面頭部エックス線規格写真329枚と正面頭部エックス線規格写真274枚を資料とした（表10, 11）．本資料は協力が得られた20大学の小児歯科学講座において，1991年4月からの1年間で，1988年以降に撮影されたものを対象としており，資料収集終了から3年後の1995年に研究成果が掲載され，咬合誘導分析のために使用されている．

代表的な角度と距離について旧基準値[18-20]と比較した結果を表12, 13に示す．また，男児各ステージのプロフィログラムの重ね合わせを図6に示す．

表10　頭部エックス線規格写真資料の分類

ステージ	歯　列	年　齢
1	乳歯列前期	3歳～4歳前半
2	乳歯列後期	4歳後半～5歳前半
3	混合歯列初期	7歳前後（上下中切歯萌出中または完了）
4	混合歯列中期	9歳前後（上顎側切歯萌出完了）
5	混合歯列後期	11歳前後（永久側方歯群萌出中）
6	永久歯列初期	13歳前後（第二大臼歯萌出中または完了）

（日本小児歯科学会，1995）

おわりに

使いやすいコンピュータや表計算・統計ソフトウェアーなどの分析機器が不十分な時代に，膨大な資料数の全国調査が敢行され，小児歯科学会の関係者のみならず，小児に関わるさまざまな職種の人々に役立つ分析結果を残された当時の担当者の皆様のご苦労が偲ばれる．

現在，小児歯科学会では7つの大学を中心とした，「永久歯の先天性欠如に関する調査研究」が進行中であり，近い将来の成果発表が期待される．今後は，小児歯科の診療内容

表11　頭部エックス線規格写真資料の内訳

〈側面頭部エックス線規格写真〉

	ステージ	1	2	3	4	5	6
男児	例　数	32	31	27	16	27	25
	平均年齢	3 y 11m	5 y 2m	6 y 11m	9 y 2m	11y 0 m	13y 3 m
	年齢範囲(年月)	3.0～4.6	4.6～6.0	5.5～8.1	7.5～10.10	8.11～13.0	9.0～16.9
	S.D.(月)	4.99	4.84	8.20	9.05	12.24	18.70
女児	例　数	33	26	23	24	29	36
	平均年齢	3 y 11m	5 y 2m	7 y 0 m	9 y 1 m	10y 8 m	13y 2 m
	年齢範囲(年月)	3.0～4.6	4.6～6.0	5.11～8.1	7.7～11.7	8.0～12.1	10.10～16.10
	S.D.(月)	5.47	4.84	7.97	10.98	10.80	15.73

〈正面頭部エックス線規格写真〉

	ステージ	1	2	3	4	5	6
男児	例　数	23	28	21	13	24	19
	平均年齢	3 y 10m	5 y 2m	6 y 10m	9 y 3 m	11y 0 m	12y 11m
	年齢範囲	3.0～4.4	4.6～6.0	5.10～8.1	8.4～10.10	9.7～13.0	11.5～15.3
	S.D.(月)	4.93	4.64	10.33	10.51	11.25	11.52
女児	例　数	29	26	21	19	26	25
	平均年齢	3 y 10m	5 y 1 m	6 y 11m	8 y 10m	10y 8 m	13y 3 m
	年齢範囲	3.0～4.6	4.6～6.0	5.7～8.1	7.7～10.9	8.0～12.9	10.10～16.10
	S.D.(月)	5.19	4.55	8.42	8.82	11.72	17.71

（日本小児歯科学会，1995）

表12　角度計測値の比較（SNA）（青：男児，赤：女児）

	歯齢	ⅡA	ⅡC	ⅢA	ⅢB	ⅢC	ⅣA		ⅡA	ⅡC	ⅢA	ⅢB	ⅢC	ⅣA
飯塚 ('58)	N.	29	13	71	62	43	19		29	13	71	62	43	19
	Mean	80.09	81.35	81.36	80.91	80.53	81.47		80.09	81.35	81.36	80.91	80.53	81.47
	S.D.	3.43	2.78	3.29	3.07	3.46	4.23		3.43	2.78	3.29	3.07	3.46	4.23
t											*			
	歯齢	1	2	3	4	5	6		1	2	3	4	5	6
小児歯 科学会	N.	32	31	27	16	27	25		33	26	23	24	29	36
	Mean	80.31	81.13	81.97	80.91	80.69	81.64		80.52	82.09	80.49	80.16	79.68	80.14
	S.D.	3.14	3.27	3.60	3.58	3.40	2.88		2.45	3.24	3.08	3.20	2.95	2.46

*p＜0.05, **p＜0.01　　　　　　　　　　　　　　　　　（日本小児歯科学会，1995）

表13　距離計測値の比較（S-N）（青：男児，赤：女児）

	歯齢	ⅡA	ⅡC	ⅢA	ⅢB	ⅢC	ⅣA		ⅡA	ⅡC	ⅢA	ⅢB	ⅢC	ⅣA
飯塚 ('58)	N.	29	13	71	62	43	19		29	13	71	62	43	19
	Mean	61.14	62.56	63.28	65.44	67.54	66.57		61.14	62.56	63.28	65.44	67.54	66.57
	S.D.	2.69	1.72	3.34	2.59	2.93	2.13		2.69	1.72	3.34	2.59	2.93	2.13
t			**	**	**	**	**			*	**	**	**	**
	歯齢	1	2	3	4	5	6		1	2	3	4	5	6
小児歯 科学会	N.	32	31	27	16	27	25		33	26	23	24	29	36
	Mean	62.27	64.45	65.95	66.34	68.97	70.45		60.68	62.02	64.09	65.82	67.82	69.64
	S.D.	2.42	2.45	1.81	2.85	2.61	2.78		2.61	2.44	2.77	2.74	3.13	2.57

*p＜0.05, **p＜0.01　　　　　　　　　　　　　　　　　（日本小児歯科学会，1995）

を高めるためのガイドラインが必要となるが，適切な診療ガイドライン作成のためには，それを支持する治療結果に基づいたエビデンスが求められる．このため，小児歯科学会が主導し，大学と小児歯科専門開業医の連携による調査研究は，ますますその重要性を高めることになるだろう．

各ステージのプロフィログラム（男児）

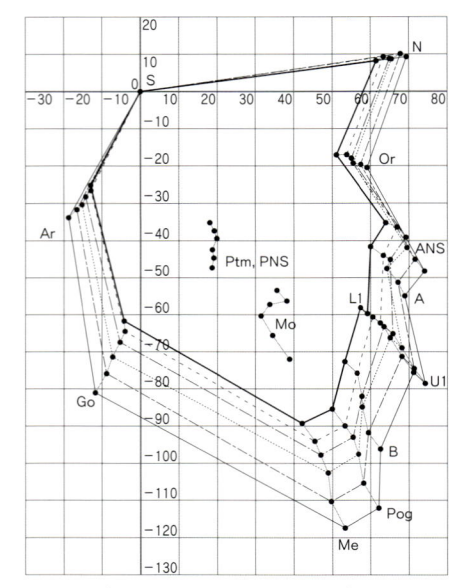

図6　プロフィログラムの重ね合わせ．

ステージ1　―――――
ステージ2　‑‑‑‑‑‑‑
ステージ3　―・―・―
ステージ4　・・・・・・
ステージ5　―‑‑―‑‑―
ステージ6　―――――

（日本小児歯科学会，1995）

参考文献

1. 日本小児歯科学会．日本人小児における乳歯・永久歯の萌出時期に関する調査研究．小児歯誌 1988；26(1)：1-18.
2. 日本小児歯科学会．日本人の乳歯歯冠並びに乳歯列弓の大きさ，乳歯列咬合状態に関する調査研究．小児歯誌 1993；31(3)：375-388.
3. 日本小児歯科学会．日本人小児の頭部X線規格写真基準値に関する研究．小児歯誌 1995；33(4)：659-696.
4. 日本小児歯科学会．小児の歯の外傷の実態調査．小児歯誌 1996；34(1)：1-20.
5. 日本小児歯科学会．小児の咀嚼機能の関する総合的研究―食生活，食べ方，生活環境等について―．小児歯誌 1998；36(1)：1-21.
6. コ・デンタル委員会．小児歯科学会員の歯科衛生士に関する実態調査．小児歯誌 1998；36(1)：22-28.
7. 日本小児歯科学会．小児の齲蝕予防，齲蝕進行抑制に関する総合的研究―保護者教育，口腔保健指導について―．小児歯誌 1999；37(5)：893-914.
8. 長坂信夫ほか．幼若永久歯の総合的研究―萌出程度，歯の異常，歯列・咬合―．小児歯誌 2000；38(1)：1-13.
9. 長坂信夫ほか．幼若永久歯の総合的研究―齲蝕状態，処置内容―．小児歯誌 2000；38(1)：14-29.
10. 長坂信夫ほか．幼若永久歯の総合的研究―歯垢付着状態，歯肉状態―．小児歯誌 2000；38(1)：30-46.
11. 日本小児歯科学会．小児の齲蝕予防，齲蝕進行抑制に関する総合的研究―1歳児から3歳児における齲蝕活動性試験―．小児歯誌 2000；38(4)：749-766.
12. 日本小児歯科学会．小児の齲蝕予防，齲蝕進行抑制に関する総合的研究―幼稚園児から中学生までの齲蝕活動性試験―．小児歯誌 2001；39(3)：477-495.
13. 井上美津子ほか．小児に対する歯科用局所麻酔剤の安全性に関する臨床的研究．小児歯誌 2005；43(5)：561-570.
14. 日本小児歯科学会 障害児問題委員会ほか．歯科大学・大学歯学部における「障害児歯科」の教育と診療についての現況調査．小児歯誌 2005；43(5)：571-582.
15. 大東道治ほか．小児歯科学会専門医制度に関する会員の意識調査．小児歯誌 2006；44(4)：493-504.
16. 日本小児歯科学会 教育問題検討委員会ほか．全国29歯科大学・大学歯学部における小児歯科学教育の実態．小児歯誌 2008（印刷中）．
17. 長岡一美ほか．現代日本人成人正常咬合者の頭部X線規格写真および模型計測による基準値について（第1報）．日矯歯誌 1993；52(5)：467-480.
18. 飯塚哲夫．頭部X線規格写真による日本人小児の顔の成長に関する研究．口病誌 1958；25：260-272.
19. 坂本敏彦．日本人顔面頭蓋の成長に関する研究―SELLA TURCICAを基準として―．日矯歯誌 1959；18：1-17.
20. 小野博志：頭部X線規格写真による日本人幼児の顔面頭蓋の成長に関する研究（第1報）．口病誌 1960；27：436-446.

VI

各地域の専門医の取り組み

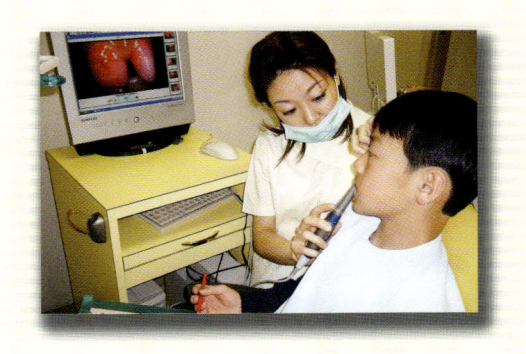

1 サム小児歯科クリニックでの取り組み

サム小児歯科クリニック（北海道札幌市）　石塚　治

はじめに

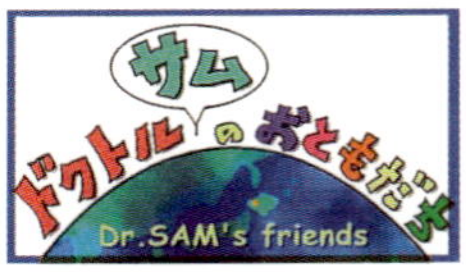

当院は小児歯科専門で開業して26年目を迎える．開業当初のう蝕治療中心の診療から変遷して現在はう蝕予防中心の診療スタイルに様変わりしている．

スタッフは常勤歯科医師（指導医）1名，非常勤（専門医，認定医）2名，歯科衛生士（常勤4，非常勤1）5名，歯科助手1名．診療ユニットは4台，予防指導コーナー2箇所である（1日平均患者数は約45名，新患平均年齢1歳8か月，診療はすべて予約制）．当院の特徴は①効果的口腔管理，②計画的う蝕治療，③早期歯列咬合誘導である．

図1　ホームページ．http://www.sam-dent.com

◎効果的口腔管理

①低年齢から受け入れ：当院の新患平均年齢は1歳8か月と低年齢児が多く，母親の口腔衛生への関心の高さを反映している．HP「ドクトルサムのおともだち」（図1）で種々の情報を発信しており，中でも「1歳半小児歯科デビュー」を推奨している．また，卒乳のすすめ，習癖への対応をはじめとして，母子に対する予防指導および継続管理の大切さをアピールしている．

②甘味飲料摂取法の指導：甘味飲料によるう蝕発生頻度が高い現状から，生活の実情に合ったわかりやすい摂取法を指導している（図2）．とくにイオン飲料・乳酸菌飲料・100％ジュース・炭酸飲料などの頻回摂取制限が重要である．

③カリオロジーに基づくう蝕予防指導：唾液を用いた簡易検査である「RDテスト」を実施し，「むし歯原因菌」減少へのモチベーションとして重宝している（図3）．

④ベテラン歯科衛生士による予防指導（図4），PTC（図5），シーラント処置，フッ素塗布

◎計画的う蝕治療

①レントゲン検査：必要に応じて初診時あるいは定期健診時（年1回程度）には主にバイトウイング法によるレントゲン検査を行う（図6）．

②計画治療：口腔内を6分割してブロックごとに原則1回で治療を終了する．

③局所麻酔：表面麻酔を施し（図7），浸潤（伝達）麻酔を行う（図8）．

④ラバーダム防湿：治療時は必ず防湿を行う（図9）．

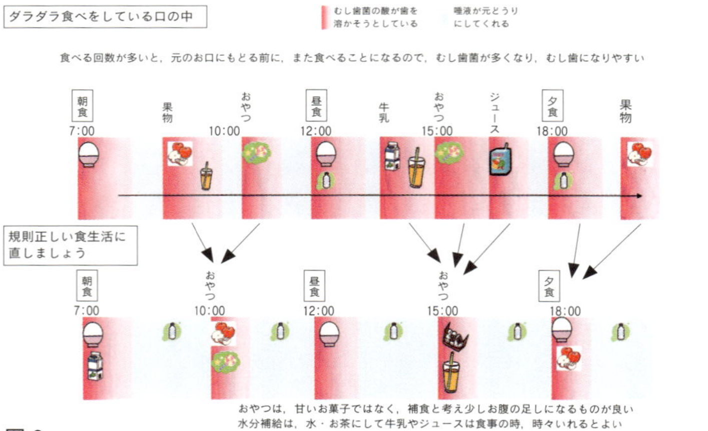

図2

VI 各地域の専門医の取り組み

　当医院での各取り組み

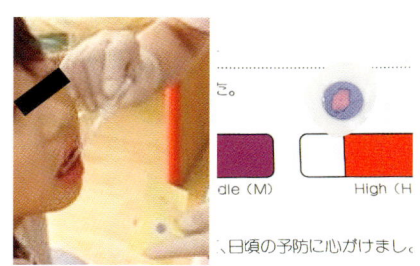

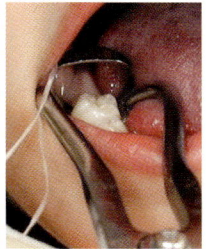

図3　RDテスト． 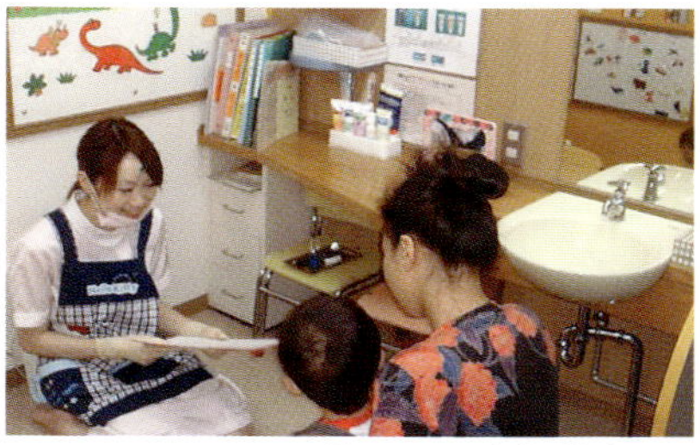
図4　カーペット敷きの予防指導室． 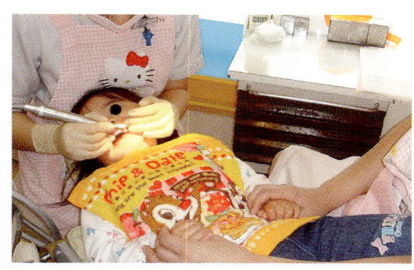
図5　歯科衛生士によるPTC． 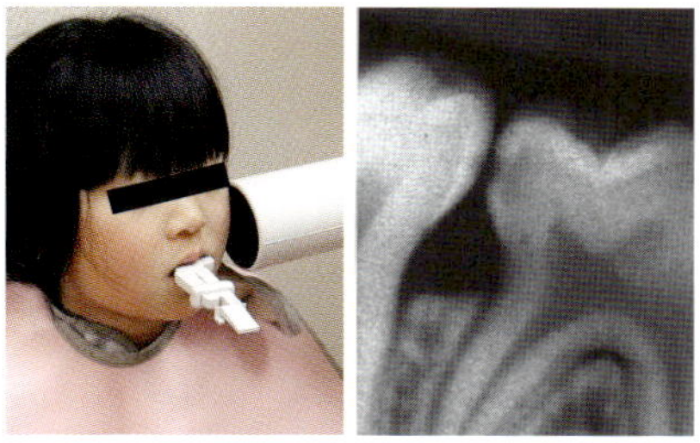
図6　snap-A-rayを用いたX線撮影． 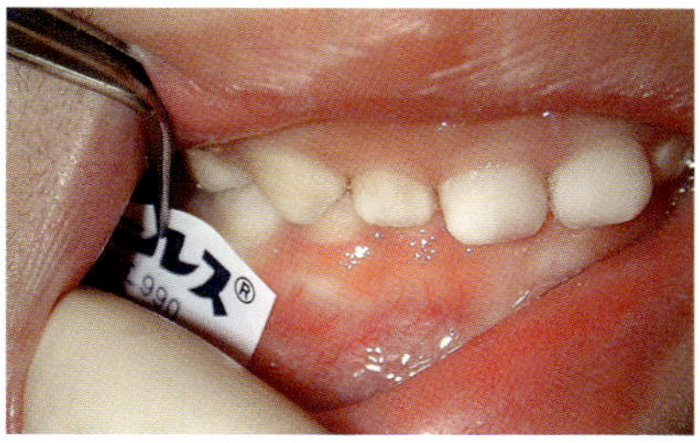
図7　表面麻酔（ペンレス）． 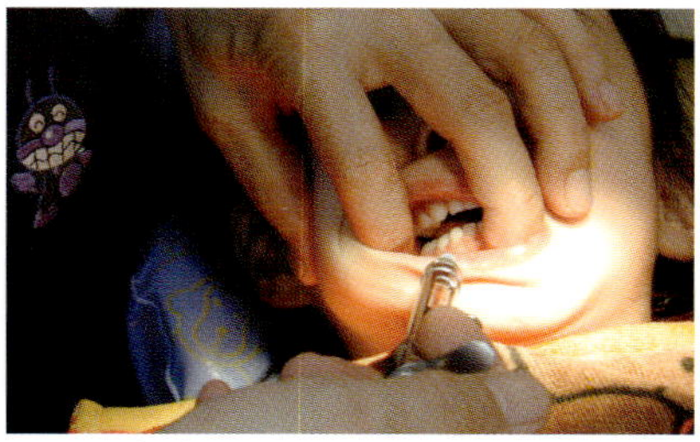
図8　麻酔は小児の視界を配慮． 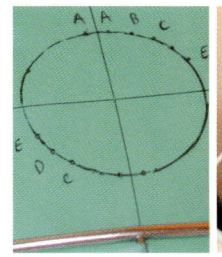
図9　必ずラバーダム防湿を行う． 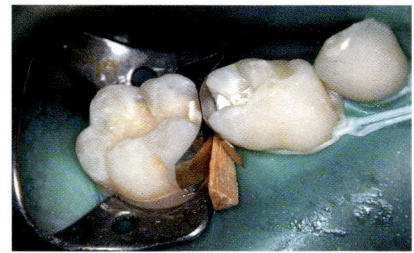
図10　EASY-MATRIXの使用． 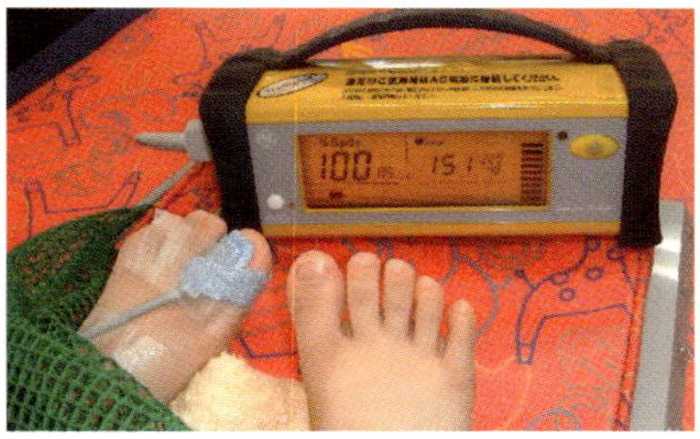
図11　POMによるモニタリング．

〈治療前〉　お子さんの前歯がこのように生えてきたら
〈治療後〉　早めに治してあげましょう
大人の前歯が上2本，下4本生えたら検査の時期です．

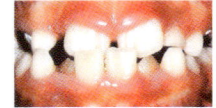

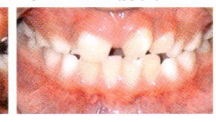

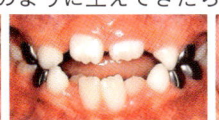

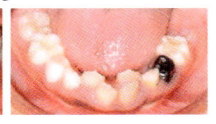

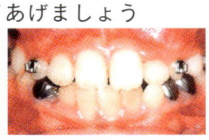

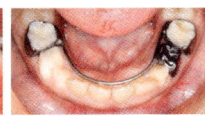

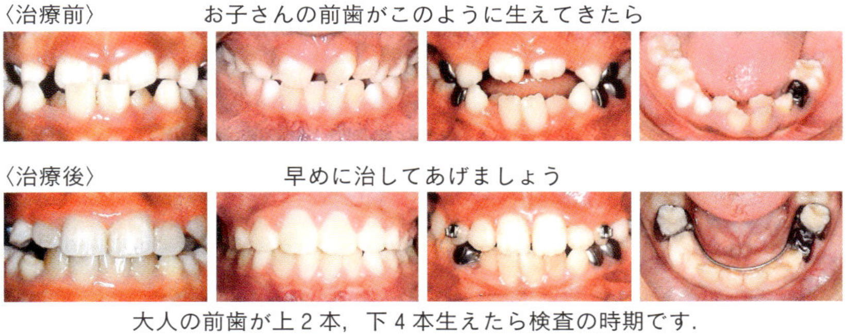

図12　「歯並び・咬み合せ」への関心は非常に高くなってきており，小児歯科医の役割は大きい．切歯交換時期は永久歯冠の大きさ，歯列弓の大きさなどの情報が得られるため，早期歯列咬合誘導を開始するのに好都合である．

⑤隣接隔壁：著者の考案した「EASY-MATRIX」を隣接面窩洞に使用する（図10）．

⑥患者管理：アニメを見ながらの「リラックス治療」，恐怖心の強い患児に対する「内服薬による鎮静療法」，抑制治療時において「パルスオキシメーター（POM）によるモニタリング」を行う（図11）．

◎早期歯列咬合誘導

　永久切歯交換期はさまざまな歯列および咬合異常が出現し，保護者は早期にこれらの異常に対する処置を希望されることが多い．当院では上顎両中切歯，下顎四前歯の萌出を待って早期歯列咬合誘導の検査を開始し，必要に応じた誘導治療を開始している（図12）．

2 地域医療に配慮した当医院の取り組み

岩寺小児歯科医院（北海道札幌市）　岩寺環司

はじめに

　私が開業した昭和58年頃の子どもたちの口の中は，むし歯がとても多く，その治療をするだけでほとんどの時間を費やしていたことを思い出します．もちろんその頃から予防や歯列の育成などにも力を入れていましたが，いまは多くの小児歯科専門医の頑張りで，診療が治療から予防へと変化してきているのではないでしょうか．しかし，それぞれの地域では，子どもたちが持つ個性やご家族の悩み・心配事，地域が抱える課題も複雑かつ多様で，一人の小児歯科医や一軒の小児歯科専門医院で解決できるものではなくなってきています．ですから，地域での働きがとても重要ではないかと感じています．

地域での歯科医療活動

　私は，開業当初から地域での歯科医療活動がとても大切だと考え，できるだけのお手伝いをしてきました．保健所で行われる1歳半健診・3歳児健診や歯科医師会で行っている障害者の診療，小学校の学校歯科医および幼稚園の園医，保健所主催の母親対象の講演会や歯科医師会主催の妊婦対象の勉強会，むし歯予防デー検診や健康フェア，口腔ケアマニュアルの編集などさまざまです（図1〜4）．最初からいろいろな仕事を任されたわけではありません．小児歯科専門医のことを他の一般歯科の先生にも知っていただくために，いろいろなお手伝いをしながら，特殊性や専門知識がとても大切だということをわかってい

障害者の診療，1歳半検診

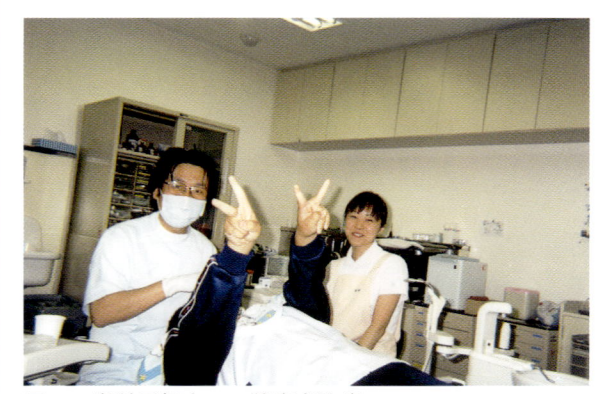

図1　歯科医師会での障害者治療．

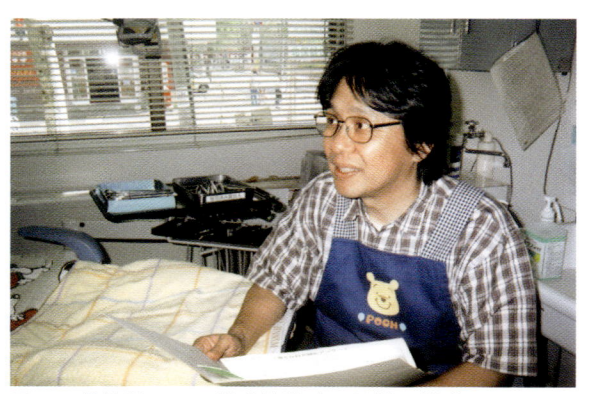

図2　保健所での1歳半検診時．母親に説明しているところ．

幼稚園での取り組み

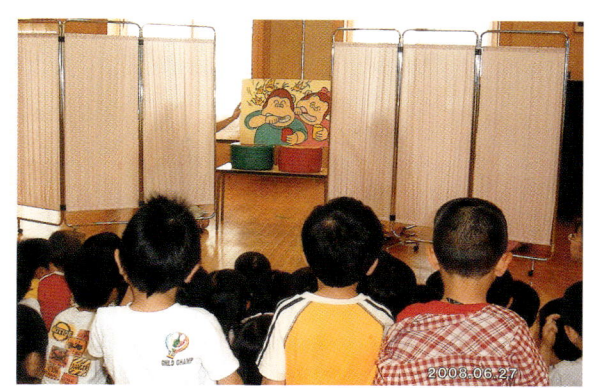

図3　手作りの紙芝居.

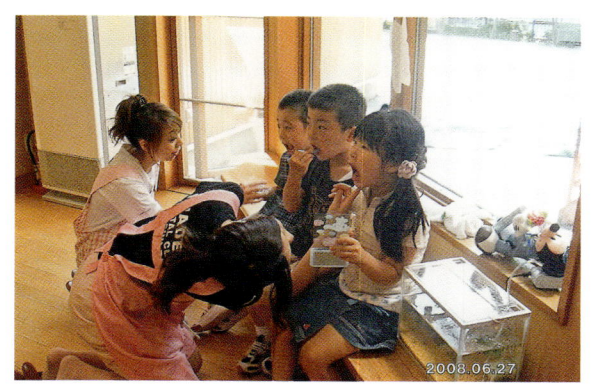

図4　ブラッシング指導.

歯科衛生士の教育・研修

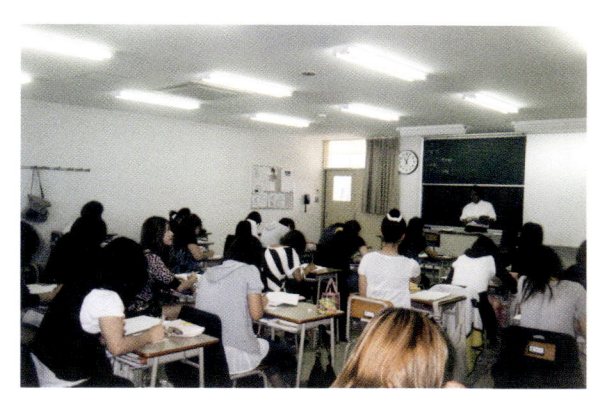

図5　歯科衛生士学校での講義.

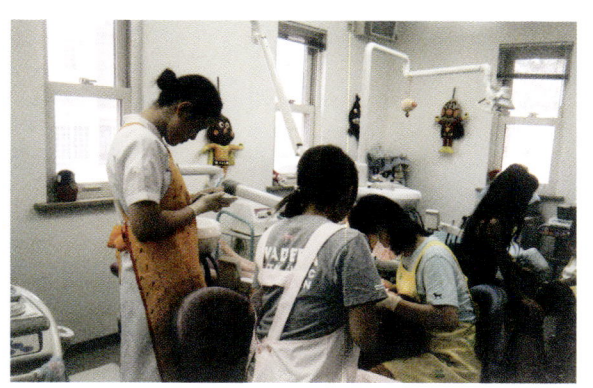

図6　自院での研修.

ただく努力をしました．そうすることにより，少しずつ多方面でも起用され，そのうちに患者さんも紹介してくださるようになってきました．

また，私は歯科大学の特別授業や歯科衛生士学校での小児歯科の全講義を受け持ち，自院は，二つの歯科衛生士学校の研修施設などにもなっています（図5，6）．そうすることにより，歯科医師や歯科衛生士も他の医院よりすんなりと就職が決まりますし，卒業後開業した歯科医からの紹介患者も増えてきています．

おわりに

自分の時間を削って多くの歯科医師と出会い，そして小児専門医としての地道な働きかけや活動をしたことがとても重要だったのではないかと思っています．診療以外の仕事が増えてきて実際にはとても大変ですが，そこからも力をもらい日々の診療の糧としています．

自院での子どもたちの診療を第一にしながら，これからも地域医療に貢献していきたいと願っています．

3 地域の専門医としての取り組み

(医)高慈会 髙野歯科クリニック(東京都葛飾区) 髙野博子

当医院での取り組み

　私が開業している東京都葛飾区は、千葉県と埼玉県の県境にあり、「フーテンの寅さん」でお馴染みの人情味の残る下町です。そこでの小児歯科専門医としての開業は、診療室のみならず、地域医療との関わりが大切と考えています（図1）。診療室での取り組みは、1人の子どもの長期管理から兄弟、両親、祖父母へと来院希望が広がり、いわゆるファミリー歯科として家族と向き合うことが小児歯科医としての自然の方向でした。現在の診療は、小児歯科・矯正・口腔外科・顎関節・インプラントの専門医、認定医の先生方を非常勤に迎え、9名の歯科医師と連携をとって診療することで科目、内容の幅を広げています。また、診療室の2階では父と姉が内科、小児科、皮膚科を開業しているので全身疾患のある患児についても連携をとっています。この取り組みは、都市型開業ゆえとも思われますが、私は、「小児歯科クリニック」というより「小児期の歯科クリニック」でありたいと考え、「小児期のお口の健康」に関わるすべてのことに相談にのり、成人まで長期管理・治療計画が立てられるように対応していきたいと考えます。

　私の信条は"小児期の歯科を学ばずして歯科を語るな"です。大人を診れば診るほどに、小児期に小児歯科専門医による、永久歯列への咬合誘導、セルフケアー意識の大切さを育てられることが、一生涯を通じて健康でいられることの秘訣だと考えます。当クリニックでの、昨年1年間の葛飾区内の来院エリアを調べたところ、広い範囲からの来院がみられました（図2）。また、12歳までの家族の通院率を調べたところ、9歳まで増え続け、9歳では9割の家族を一緒にみていることがわかりました。9歳から少し減るのは1人で来られる年齢なのかとも思います（図3）。

　このように、当クリニックが地域に根付き、さまざまな家族と向き合って信頼を得られ、多くの臨床的課題に取り組むことができるのは、小児期の歯科を基盤として専門的に取り組んでいるからと考えます。私自身も、子ども達との触れ合い、子ども達の笑顔が、仕事の楽しさ、やり甲斐につながっています（図4～12）。

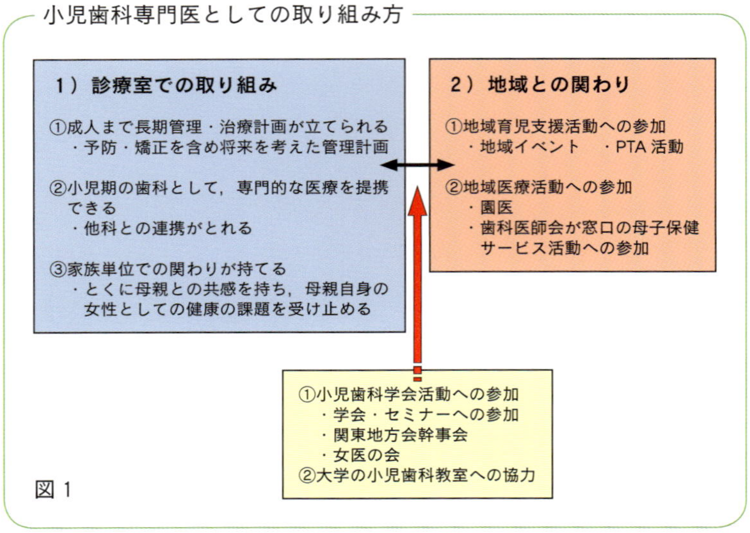

小児歯科専門医としての取り組み方

1）診療室での取り組み
①成人まで長期管理・治療計画が立てられる
　・予防・矯正を含め将来を考えた管理計画
②小児期の歯科として、専門的な医療を提携できる
　・他科との連携がとれる
③家族単位での関わりが持てる
　・とくに母親との共感を持ち、母親自身の女性としての健康の課題を受け止める

2）地域との関わり
①地域育児支援活動への参加
　・地域イベント　・PTA活動
②地域医療活動への参加
　・園医
　・歯科医師会が窓口の母子保健サービス活動への参加

①小児歯科学会活動への参加
　・学会・セミナーへの参加
　・関東地方会幹事会
　・女医の会
②大学の小児歯科教室への協力

図1

Ⅵ 各地域の専門医の取り組み

12歳未満の来院エリア

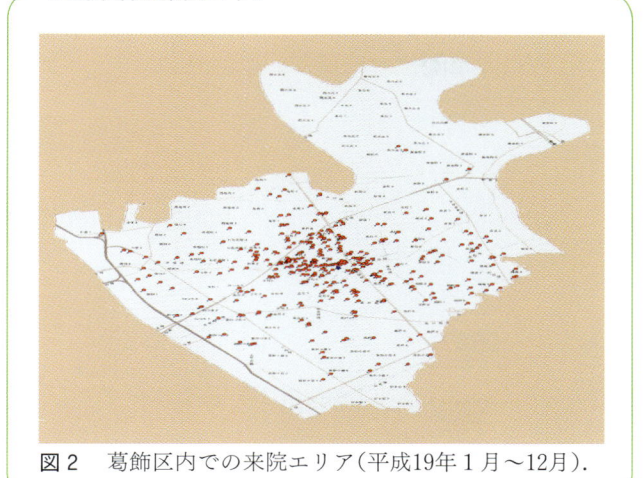

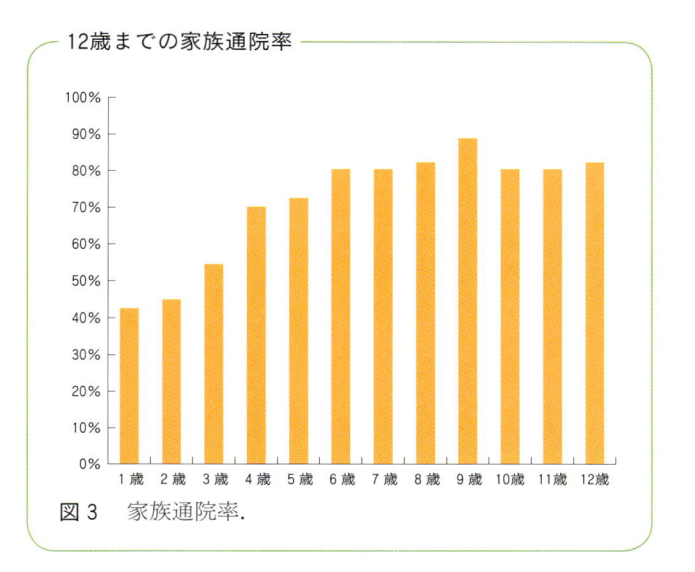

図2　葛飾区内での来院エリア（平成19年1月〜12月）．

12歳までの家族通院率

図3　家族通院率．

診療室での取り組みの実際

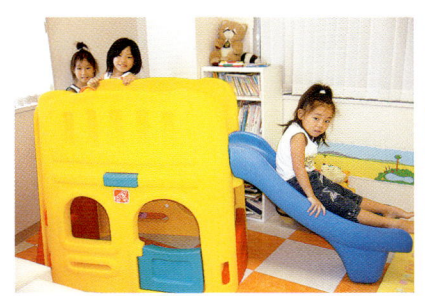

図4　待合室のプレイルーム．

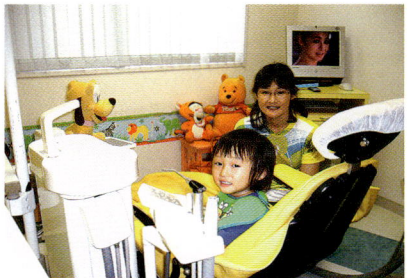

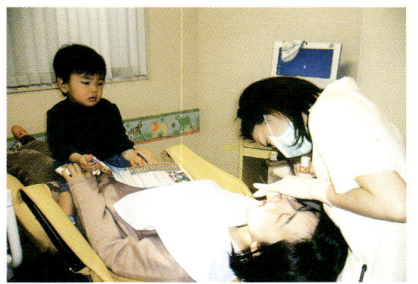

図5　診療室には家族で入ってもらう．

図6　お母さんを見て泣きやみました．

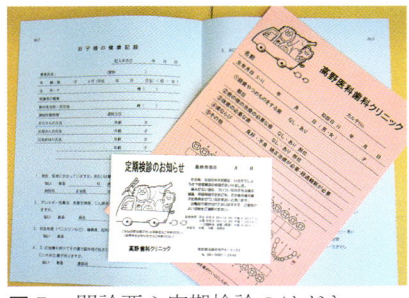

図7　問診票や定期検診のはがき．

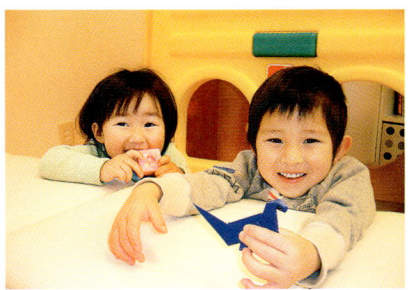

図8　ご褒美の折り紙や風船．

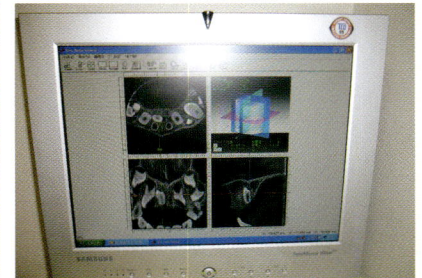

図9　CTを見ながらの治療．

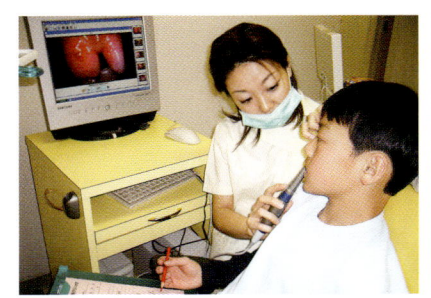

図10　ブラッシングのチェック．

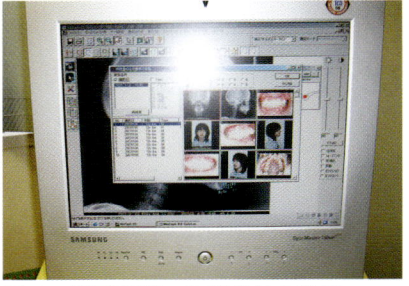

図11　矯正診断・治療方針の説明．

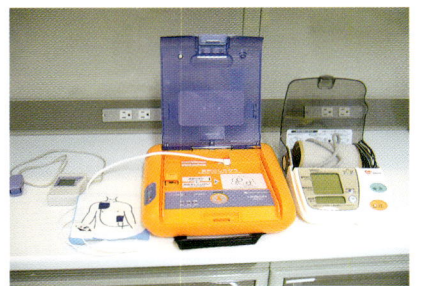

図12　危機管理への対応．

147

4 地域に生きる小児歯科

森歯科医院（愛知県一宮市）　森　榮

はじめに

　少子高齢化などにより小児歯科医にとって厳しい時代となった．筆者は，いわゆるう蝕の洪水時代の1972年に歯科医となって以来，大学小児歯科医局・名古屋駅前の小児歯科単科診療室での院長勤務15年を経て，現在は，亡父の歯科医院を受け継ぐ形で，愛知県の北西，一宮市郊外で診療に携わっている．
　一般歯科を継承したことと，小児歯科患者が少ないこともあり，小児歯科単科に踏み切れないまま現在に至っている．

診療室の地域環境（地域性）

　一宮市の人口は約38万，当町は市の外れで人口約2万の住宅地（最寄りのJR駅からバスで20分）である．
○保育園4施設・幼稚園2施設
○小学校3校（児童数併せて約1500人）
○中学校1校（生徒数約500人）
○歯科医院7施設（1医院以外は小児歯科を標榜している）

診療形態

○待合室1・診療室1・診療台5（内小児用が1台）
○歯科医師3名・歯科衛生士6名（非常勤を含む）・その他3名
　午後3時から6時までの小児患者が多い時間帯には成人患者が少ないので，小児用でないチェアーも使用する．自尊心をくすぐると効果がある場合には，「今日は大人の椅子だよ．お利巧さんしか乗れないよ」と声掛けをしている．
　小児歯科単科での経験からいえば，専門医としては，単科のほうがやりやすかったと思っている．その一方，一般歯科医院の中の小児歯科の利点としては，家族そろっての受診，とくに田舎にある歯科医院として，祖父母に連れられての受診も多く，口腔衛生指導の効果は大きいと思われる．同時に診療を受けている他の患者さんも，小児の歯科治療の大切さなどを見たり聞いたりして，子どもの受診のきっかけとなることもある．

地域での立場

　父親が生前，地域で色々な役職をこなしていた．筆者も地元で育ち，女性の立場からさまざまな役職を与えられている（右ページ参照）．このことは，仕事上での信頼感から与えられたことでもあり，また，患者さんへの影響力の点からも，意義のあることと捉えている．

おわりに

　いわゆるファミリー歯科として今後も地域で存続していくにあたり，後継者に小児歯科の本質を指導するとともに，小児の診療で得た知識をもとに，奉仕を通じて社会貢献したいと考えている．

Ⅵ　各地域の専門医の取り組み

地域での役職・活動

歯科医師会役員
── 公衆衛生担当 ──
- 1.6歳児歯科健診
- 2歳児歯科健診
- 3歳児歯科健診
- 保育園フッ素洗口事業
- 妊産婦歯科健診
- 障害者歯科診療
- 障害者施設歯科健診
　　　　　………など

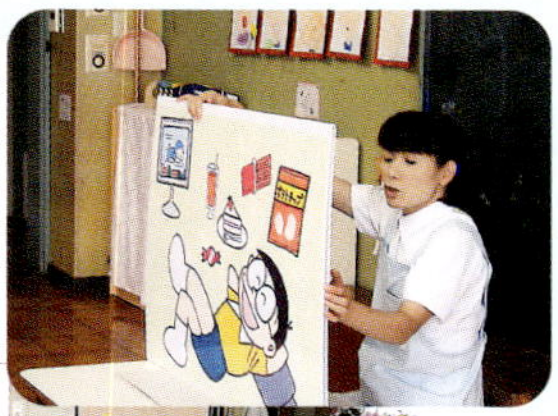

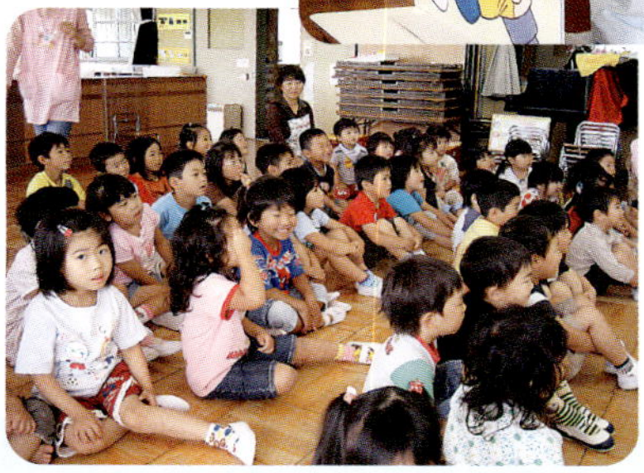

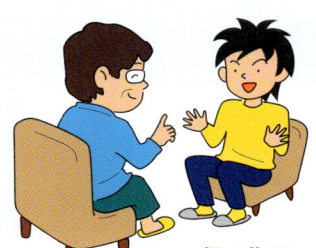

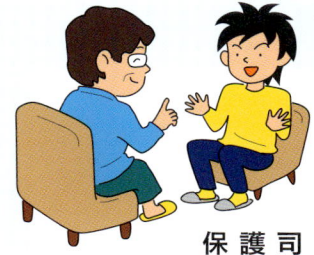

保育園理事
園歯科医

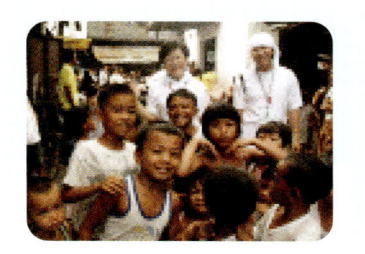

保護司

歯学部同窓会役員
海外ボランティア活動
フィリピン貧困地域での
無料歯科医療活動など

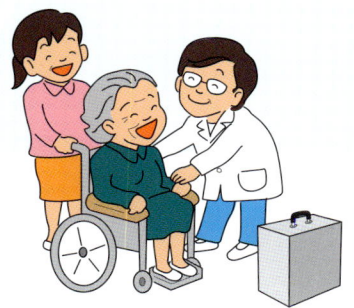

福祉法人理事
嘱託医・協力歯科医

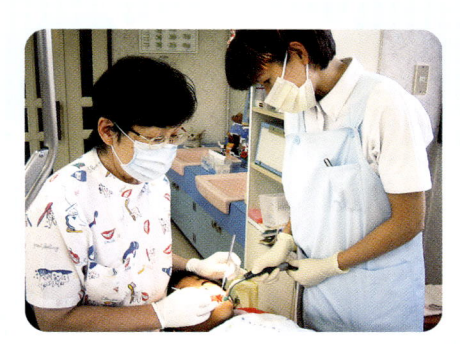

小中学校
同窓会役員

森歯科医院
小児歯科医

ロータリークラブ
タイ・ラオスでの
口腔衛生活動

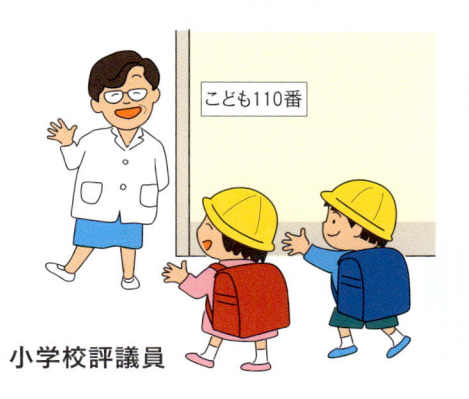

こども110番

小学校評議員

町内会

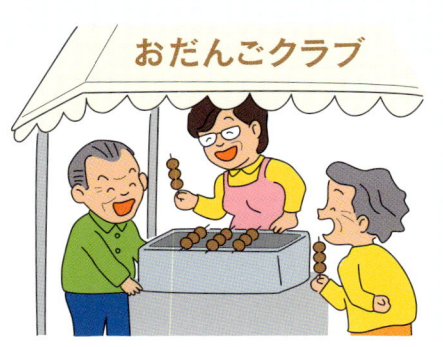

おだんごクラブ

ミニボランティア活動

5 地域に情報発信できる小児歯科医をめざして

さとう子ども歯科医院（愛知県蒲郡市）　佐藤　厚

小児歯科医の役割とは

　成長期の子どもたちに発生するこの時期特有の歯科領域の異常を見つけ，適切に対処することは，われわれ小児歯科医の仕事の一つである．しかし，地域の子どもたち全員のことを考えると，そのような異常を見つけるのは，自院だけでは到底追いつかない．自分の持っている情報を地域に還元することも，小児歯科医に求められる仕事の一つであると考えている．情報伝達の対象は，子どもたちを見る機会の多い学校(園)歯科医がふさわしいであろう．

　私の地区では春と秋の年2回，学校歯科健診が行われている．それに伴い毎年のように健診の統一性を図る目的で研修会が行われる．しかし，どのように研修を重ねても，う蝕を含めて，集団健診の場では見逃しや見間違いがあるのは否定できない．継続的な歯科管理を受けている子どもの保護者は別として，そうでない大多数の保護者の立場からすれば，学校歯科健診の後，いわゆる治療勧告書をもらわなければ，「我が子は大丈夫」と思うのが当然であろう．できるだけ精度の高い歯科健診を行うことで問題解決する項目もあるが，健診担当者自身が未経験な異常は，それと気がつかず見逃されてしまうこともある．そのような場合，問題がより複雑になってからの来院という現実もある．小児歯科医の出番はここにある(図1)．

　図2〜6は，私が地域で情報伝達した症例の一部である．各地域で小児歯科医が活躍し，一般歯科医によい影響を与えれば，その地域の子どもたちの健康は増進するはずである．さらに小児歯科医の存在価値も認識されると考えている．

図1　当地区学校(園)歯科健診の問題点

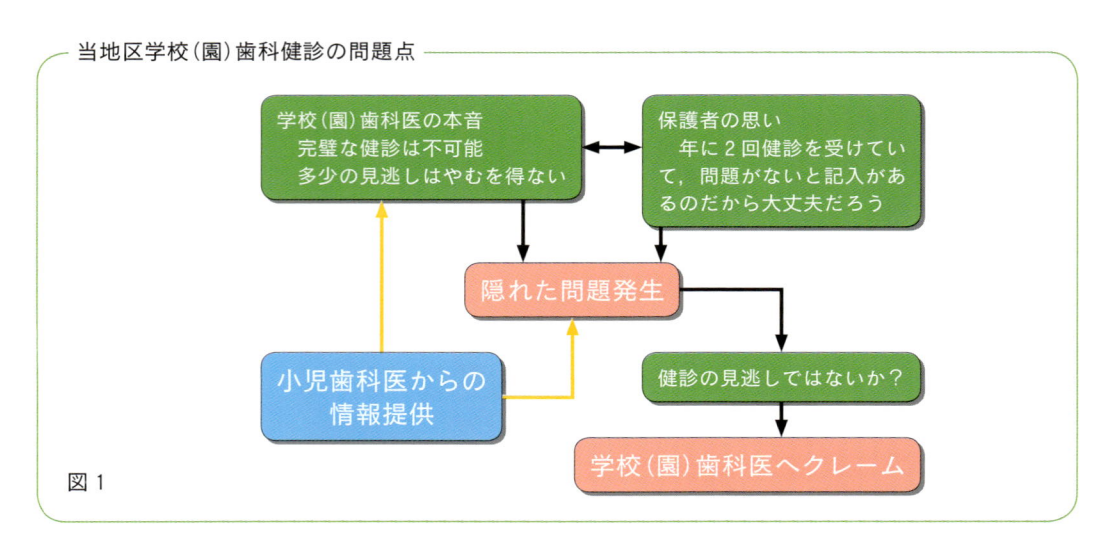

地域で情報伝達した症例

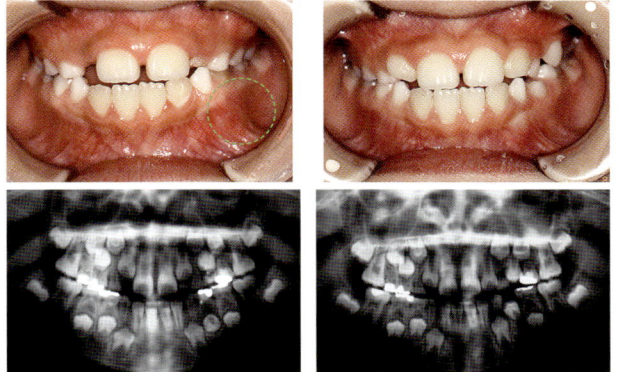

図2　歯髄処置済みの乳歯の根尖部に無痛性膨隆が認められると，後継永久歯の位置異常や濾胞性歯嚢胞が隠れていることがある．早期に発見できれば，乳歯の抜歯をするだけで問題が解決する．

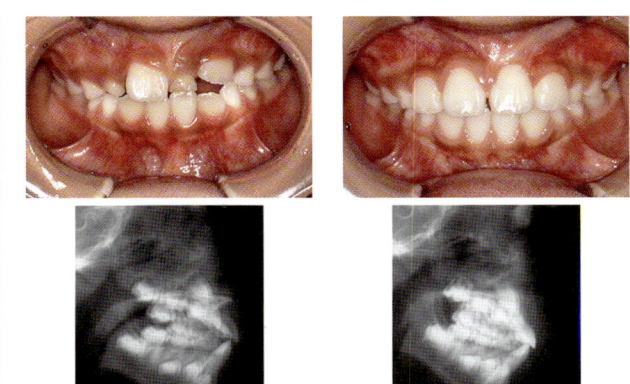

図3　萌出に左右差があるときは，異常が隠れていることがある．このような異常を見逃さないよう学校歯科医に伝える．このような症例でも早期に対処すれば，歯根が屈曲せずに治療を終えることができる．

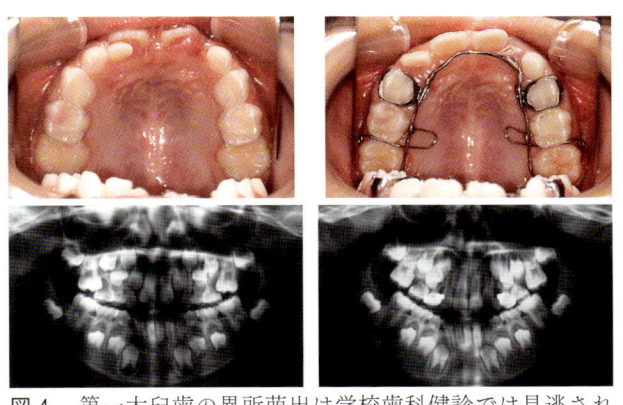

図4　第一大臼歯の異所萌出は学校歯科健診では見逃されやすい．萌出途中に見えるのであろう．第一大臼歯の咬合確立のためにも早期に解決しておきたい．

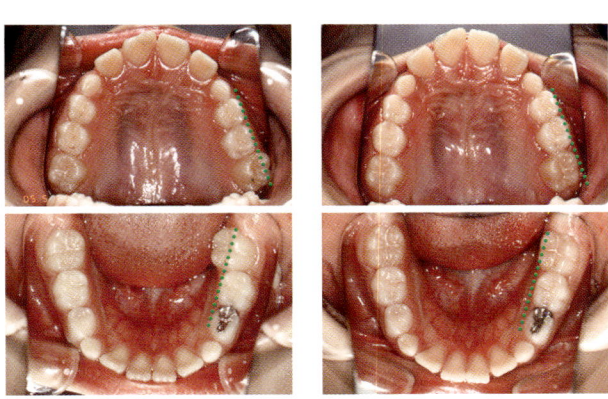

図5　第一大臼歯の鋏状咬合も学校歯科健診では見逃されやすい．バイトがしっかりしてくると治療が難しくなるので，早期に解決しておきたい．

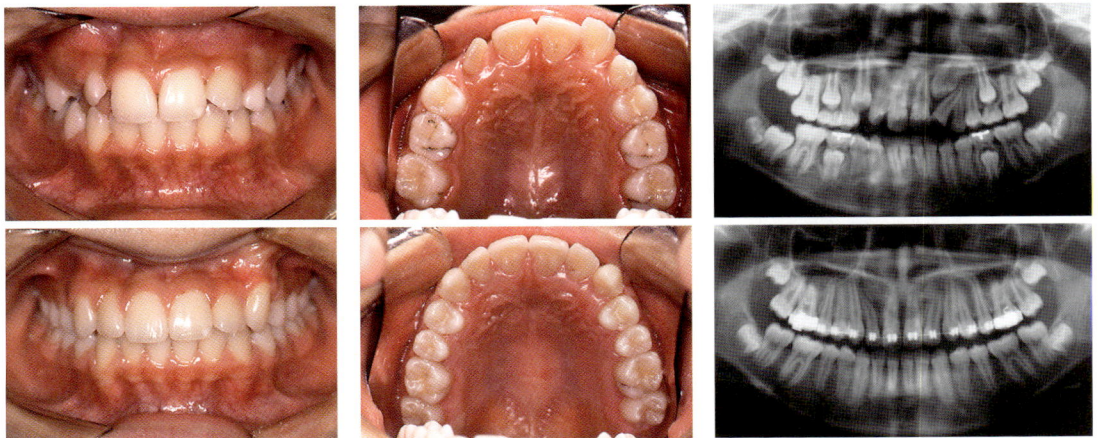

図6　上顎犬歯の位置異常にも注意を払う必要がある．とくに側切歯の萌出状態に不自然さを感じたら疑ってみる．

6 「ムーミン歯科へようこそ」

ムーミン歯科(大阪府寝屋川市)　矢尾夕美子

はじめに

　ムーミン歯科は大阪府の北部、京阪沿線の住宅地にあって、最寄りの駅からは徒歩で15分ほどかかり、ほとんどの患者は車か自転車で通院しています.

　今年、診療所は開院30周年を迎えました.当初は小児歯科として開設した診療所も平成になって医療法人ムーミン歯科と改め、ファミリー歯科として再出発しました(図1).

診療所の構成

　診療所の1階は小児歯科・障害者歯科診療室(診療台5)・レントゲン室・消毒コーナー・ブラッシングコーナー(図2,3)、2階は待合室(図4)と矯正・成人歯科の診療室(診療台3)、3階はミーティングルームです.診療所に隣接する建物の一階は、筋機能訓練室・スタッフルーム、その二階はメインコンピューター室・カルテ庫・事務室です.レントゲン室にはCT、セファロ、パノラマ、デンタルを備え、画像は、カルテとともにチェアーサイドのPCで見ることができます.画面いっぱいに拡大されたレントゲン像による説明はとても説得力があります.

　スタッフは、歯科医師(常勤3名、非常勤3名)、歯科衛生士5名、歯科助手3名、消毒コーナー係1名、受付1名および事務長(週2回)です.

小児歯科・障害者歯科診療室

　5台の診療台は、全体の進行状態がつねに把握できるように手の届きそうな距離に並べました.各チェアーには歯科衛生士が配置され、カルテに記載された管理計画・治療計画・指導内容および診療予定などに従って保健指導や予防処置などを行います(図5,6).そのあとで、「先生、お願いします」との呼びかけで、歯科医師が歯科衛生士と交代して診療が始まります.治療が必要な場合には、担当の歯科衛生士がチェアーサイドで助手を務めます.

　処置後、歯科衛生士がフッ素塗布、説明・指導などをしている間に歯科助手が次の準備をして患者を導入します.その間に歯科医師は、処置・説明内容、次回の処置予定などをPCに打ち込みます.そして保護者や患児と話していると、一息つくまもなく"先生、お願いします"の声がかかります.

　私の小児歯科臨床では、鵜匠が鵜を操るよ

ムーミン歯科へようこそ！

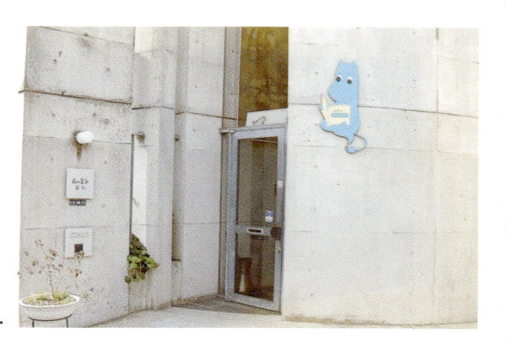

図1　出入口の外観.

Ⅵ 各地域の専門医の取り組み

診療所の構成

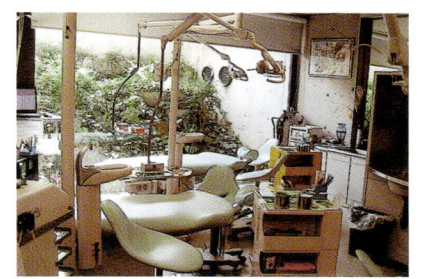

図2 陽光いっぱいの診療室.

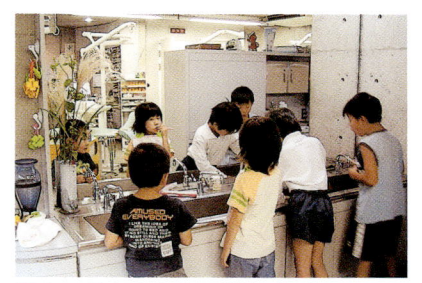

図3 子どもたちで賑わうブラッシングコーナー.

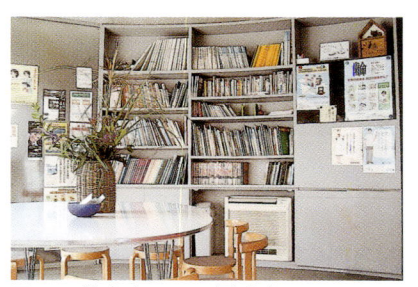

図4 待合室はミニ図書室.

全体が見渡せる診療室

図5 5台の診療台は目が届く範囲に並べました.

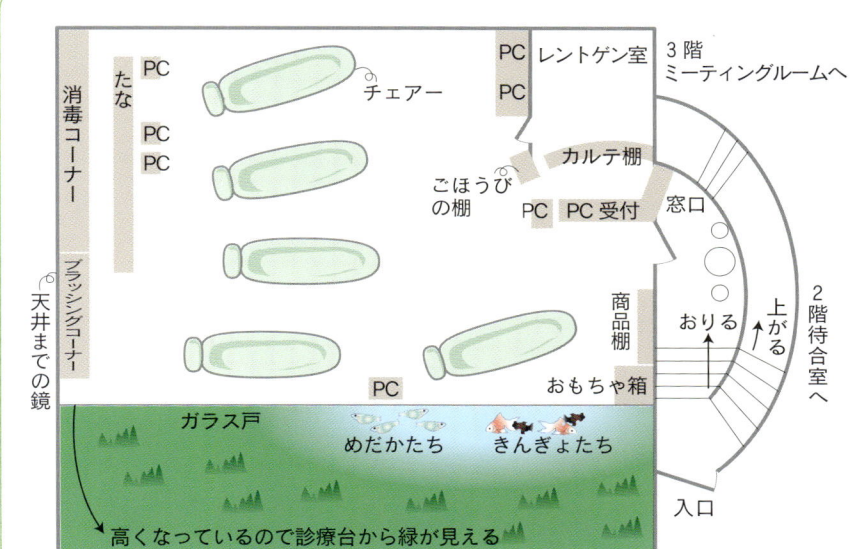

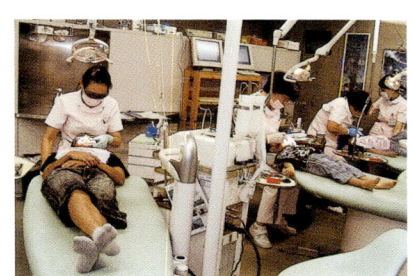

図6 各診療台には歯科衛生士が配置されています.

うに，歯科医師は必要に応じて5台の診療台を回診しながら歯科衛生士とともに診療を進めていますが，これには各診療台を預かる自分の分身のようなベテラン歯科衛生士との緊密な協同作業が不可欠です．しかし，ときには1羽の鵜が5人の鵜匠に追いまわされているような気持ちになることもあります．

地域社会への働きかけ

ムーミン歯科ではスタッフとともに地域の子どもや障害者のために以下のような活動をしています．

①市立"子育て支援ステーション"での保護者指導(教室年2回，歯みがき指導年2回)
②保育園(8箇所)での口腔保健活動(年1回)
③診療所での保護者教室(月1回・一般公開)
④市立"障害者歯科センター"の診療への参加
⑤市立"障害児歯科診療所"の診療への参加
⑥老健施設(2箇所)での訪問歯科診療(週1回)
⑦近隣住民への居宅訪問歯科診療(要請に応じて)

153

7 専門医について

カノミ矯正・小児歯科クリニック（兵庫県姫路市）　嘉ノ海龍三

専門医とは？

　一般社会における医療の分野で「専門医とは？」の問いには，多くの人がまず誤った理解はされていません．特殊な病気を診断し，治療の窓口になってくださる医者（専門家）．広辞苑によると「専門医＝特定の分野の病気の診察や治療をする，その分野に精通した医師」とあります．しかしながら，小児歯科における「専門医」は小児の口腔の分野の全般についての病気の治療をしているのでしょうか？世間一般に小児歯科のイメージは「泣いて診療を受けさせない子の歯の治療をしてくれる」，でも「お利口にできるようになったら近くの歯医者が便利」と，このように感じています．どうしてこのようなことになるのでしょう？

　こどもにとっては「玩具がたくさんあって」「お姉さんが優しくて」「治療が痛くない」「我慢して治療したらご褒美がもらえる」こんな歯医者さんが理想でしょう．このようなことは，専門医にとって手段としては必要ですが，「小児歯科の専門医」は本来の目的，小児期の特定の病気の診断や治療にかかわり，その将来のガイドラインに沿って治療を行うことに比べて重要ではありません．では，いったいどのような病気が我々の患者の管理の対象なのでしょう？

　まずはじめの疑問ですが，妊婦に歯科の管理指導や乳児期からの摂食指導を行うのは保健所でしょうか？それとも産婦人科でしょうか？

　昨今，初産の年齢の高齢化に伴い，最近では比較的多くの新生児がNICU（図1）をへて退院してきますが，多くの未熟児に摂食の障害が認められます．嚥下に軽い障害があり，食べ物をなかなか飲み込めずに長く口の中に保持していることにより，ランパントカリエスになってはじめて我々のところに来院されます．単にう蝕の治療を行うだけで，その患者の問題は解決するでしょうか？専門医としては嚥下を含めた摂食指導が保護者と患者から望まれているのではないのでしょうか？

　我々が最初に患児に接することで発見する可能性のある口腔領域の異常に，先天性欠如歯，埋伏歯，過剰歯，上唇小帯，舌小帯付着異常，その他の異常があります．それらの対処はいかがでしょう？必要に応じて自分で処置されて，他の専門医等の紹介と連携は取れているのでしょうか？

　同様に顎の成長に影響を与えるような習癖

兵庫県立こども病院の新生児治療室・NICU（新生児集中管理室）

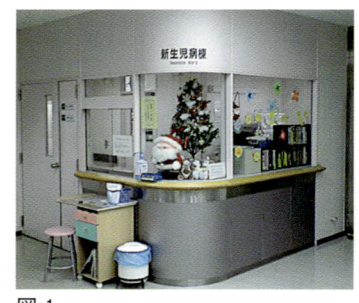

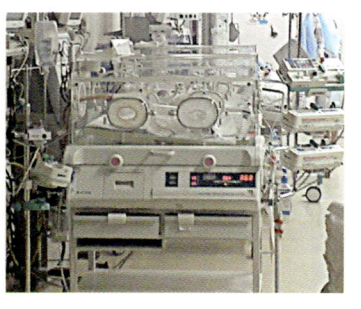

図1

や機能異常や疾患を見逃していないのでしょうか？そのために他の医療分野の専門医と連携は取れていますか？最近では多くのこどもに口呼吸が認められます．よく聞く話が，「耳鼻科に受診しているが，時間ばかりかかって治らないのです」．ではなぜ口呼吸になったのでしょう？多くの患児が慢性の鼻疾患に至る前から，普段から口が開いているそうです．その原因は口を閉じる筋肉が弱いから？指しゃぶりをしていたから？上手に嚥下できないから？しっかりよく噛んで食べていないから？これらのことは歯科の領域です．はじめから口呼吸の乳児はいません．

少なくとも小児歯科専門医は定期健診を通じて，小児の口腔の状態（硬組織，軟組織，口腔機能）を監視して，管理しているはずです．そこで起こってくる問題は時代を背景にさまざまな疾病を引き起こしているはずです．いちはやくその問題に気づき，社会に警鐘を鳴らしていく，専門医とはそのような社会への使命を持ったものです．

もちろん，いきなり新生児が来院を希望してくることは稀です．しかしながら，そういう状況にならないのもまた寂しい気がします．生まれてくる乳児は，産婦人科，小児科（新生児）の手をへて小児科，小児歯科への連携が生まれてくるべきなのに，我々は「虫歯」になるまで手が出せないところにいる．このような話をすると，同僚から「それは保険診療の範疇にない」と反論される向きがありますが，それでは専門医に特化した保険制度なるものがあるのかという疑問が残ります．

私の意見は，保険制度と医療連携はまったく別の観点から考えるべきで，小児の口腔の専門医ということであれば，妊婦，新生児から始まる口腔の管理の一端を担うことが重要です．また，定期健診を通じて不正咬合の予防につながる口腔の成育も，我々小児歯科専門医に課せられた大切な任務ではないので

低年齢から口呼吸のみられた患児のMFTと矯正を行った症例

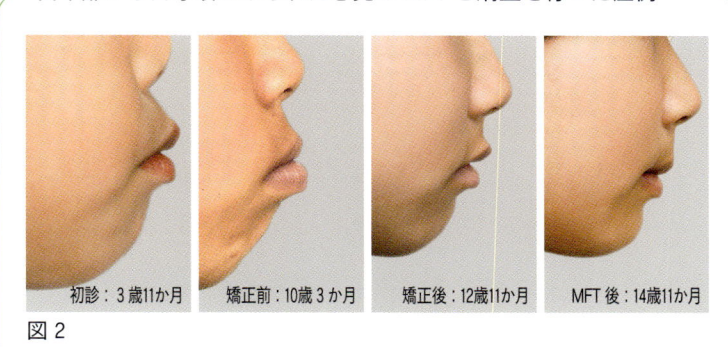

初診：3歳11か月　矯正前：10歳3か月　矯正後：12歳11か月　MFT後：14歳11か月

図2

しょうか？要は学会が認めた専門医であることよりも，小児歯科診療に特化した小児の口腔の管理や診断と治療ができ，他の医療分野との連携が取れることで，社会から「専門医」として認知されていくのです．それでこそはじめて，名ばかりの「標榜医」と小児歯科臨床の各項目が達成できる「認定医」と，さらに広範囲に患者の管理ができる「専門医」の違いが出てくるはずです．

私自身に振り返っても，こども病院から幼児期の摂食指導の依頼があるまで，そのこととランパントカリエスに関連があることに気づくのが遅かった気がします．また口呼吸に関しても，何度も耳鼻科に紹介したあげく，耳鼻科の先生から口腔機能に関して指摘を受けて，はじめてMFT（Oral Myofunctional Therapy）のトレーニングを行った経緯があります（図2）．

しかしながら，常日頃から他の医療機関と密に連絡を取り合う関係であればこそ，話し合うことも，最近の子供の特化した疾患について情報交換することもできるのです．要は「専門医」とは，それを社会が認めてはじめて専門医なのです．そのための努力をすべての「小児歯科専門医」がやっていかないと，前述の「近くが便利」になってしまうのです．「小児歯科」の標榜は歯科医師であれば誰でもできるのですから，正しく社会に理解を求めるのであれば，あるべき「小児歯科専門医」の姿を社会に向かって発信し続けることが大切です．

8 はしもと小児歯科医院での安全な診療への取り組み

はしもと小児歯科医院（福岡県北九州市）　橋本敏昭

当医院の安全な診療を行うための努力

当医院では安全性を第一に掲げ，小児患者の診療を安全に行うための設備や方法，スタッフ教育に重点を置いて毎日研修を行っている（図1）．

本稿ではその一端をご紹介する．

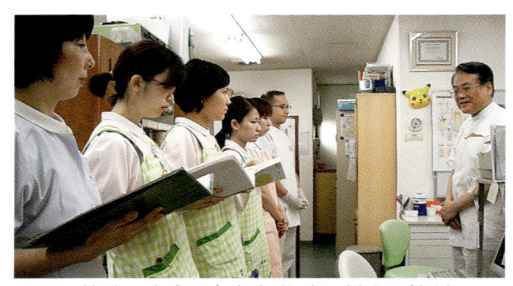

図1　特殊な患者は毎朝朝礼時に対応を検討する．

小児歯科診療を安全に行うために

①十分な問診を行い，問題がある場合は十分にスタッフと対応を検討した上で診療を行う．注意事項はカルテの表紙に赤ペンで記入し，診療前に毎回必ずスタッフが確認できるようにしておく．

②基本的に保護者の付き添いは自由であるが，保護者がいてかえって危険な場合や問題があれば母子分離を行う．

③泣き暴れる小児でもできるだけ興奮状態を鎮めてから治療を行う．

④嘔吐反射の強い小児患者には
- 来院前2時間は食事を控えさせる．
- 嘔吐反射に対するツボ（肩井，人迎，天突，内関）への刺激を試みる．
- 経口表面麻酔剤の使用による嘔吐刺激の減弱（図2）．
- 腹部を圧迫しない．
- 笑気吸入鎮静法（IS）の応用による嘔吐反射の抑制．
- 嘔吐を起こした場合，速やかに嘔吐物を除去し，気道を確保し吸引させないよう配慮する．

⑤患児の状態を見てできるだけ安全と思われる治療法（たとえばインレーよりも即日充填処置）を選択する．

⑥症例ごとに安全性の高い体位を検討する．

⑦ラバーダムを使用するときは鼻閉等がないかどうか，気道の確保が十分にできているかを確認する．

⑧タービン等を使用するとき術者は持つ方の手でレストを必ず置き，また反対側の手で顎の確保を行い，みぞおちの辺りで頭部をホールドし，患者の体動をある程度抑制しつつかつ同調するようにする（図3）．

⑨体動が激しい患者で保護者やスタッフが抑制する場合は，胸部や腹部を避けるようにする（図4）．

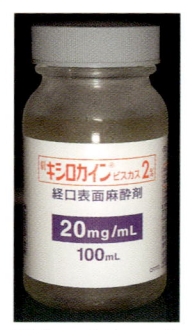

図2　キシロカインビスカス®．

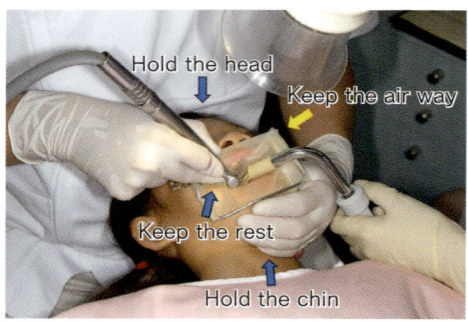

図3　頭部の動きを抑制しつつ同調することで治療の安全性と確実性を確保する．

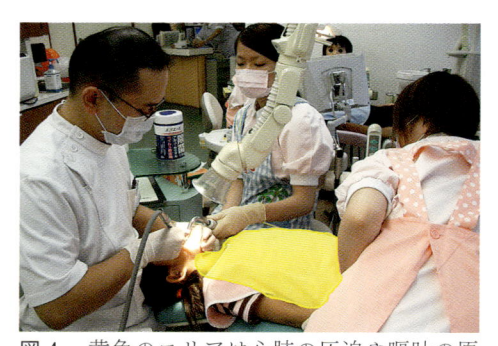

図4　黄色のエリアは心肺の圧迫や嘔吐の原因となるため押さえないよう注意する．

- 小児歯科診療を安全に行うために（つづき）

⑩抑制具の使用はできるだけ控えなければならないが，体動が激しい患児で安全のために使用する場合はインフォームドコンセントをしっかりと行う（図5）．
⑪注射麻酔は安全性の高い麻酔法を選択し適応は必要最小限とする．体動の激しい患児ではレストの置けるCI-TOJECT®にて歯根膜内麻酔を行う．血管への刺入を防ぐにはアスピレイティングシリンジ®を用いる（図6）．
⑫小児は日によって状態が変わりやすいため診療日ごとに健康状態をチェックする．
⑬全身に問題がある場合は心電図，血圧計，パルスオキシメーターなどを使用しモニター管理を行う（図7）．
⑭局部のみにとらわれず常にライフサインがあるかどうかなど周囲の状況を考慮しながら治療する．
⑮術者は常に精神的，肉体的に安定した状態で診療が行えるよう訓練する．
⑯AEDなどの設置を行うと同時に救急処置システムを整え，他科との連携を密にしておく（図8）．
⑰あらゆる患児に対応できるような知識と高度な技術を習得する（図9）．
⑱当医院で対応できない患者は無理をせず他の施設に依頼する．
⑲すべての工程で感染予防に努める．

＜より安全で確実なブロック治療をめざして＞
・ランパントカリエスの患者，非協力児，一部の障害児は一口腔単位の診断，治療計画のもとブロック治療を行い，通院回数や麻酔回数を減らすとともに治療を早く終わらせるようシステム化を行っている（図10）．

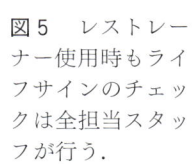

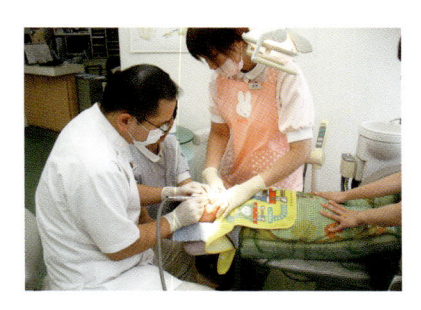

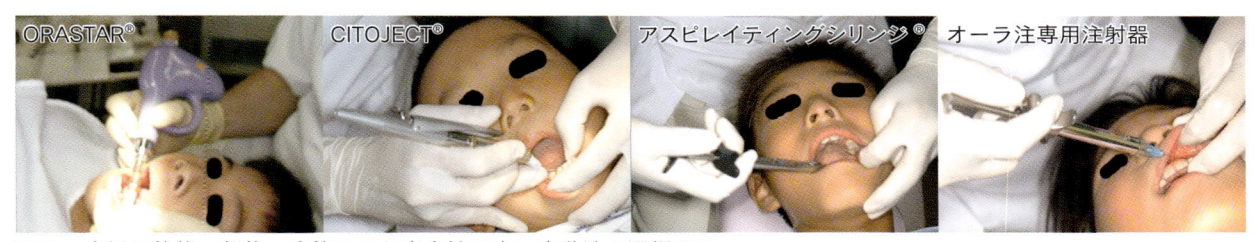

図5　レストレーナー使用時もライフサインのチェックは全担当スタッフが行う．

図6　患児の状態，部位，症状により安全性の高い麻酔法を選択する．

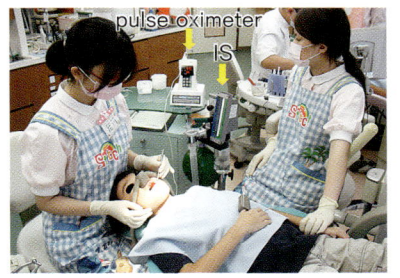

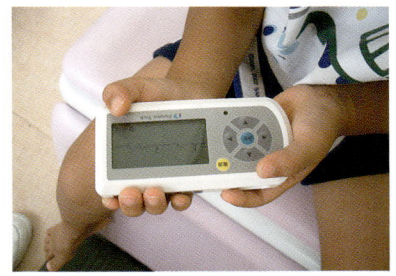

図7　左：問題のある患児はモニター管理を行う．右：恐怖心を与えず手の平などに当ててすぐに計れる携帯型心電図（EP-202®）．

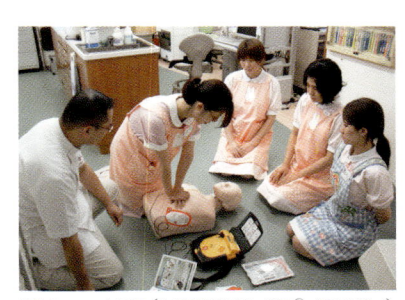

図8　AED（LIFEPAK CR® PLUS）の訓練．小児専用のパットもある．

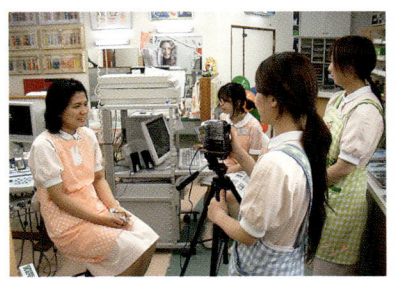

図9　ビデオとパソコンを用いたカウンセリングおよび対応訓練．

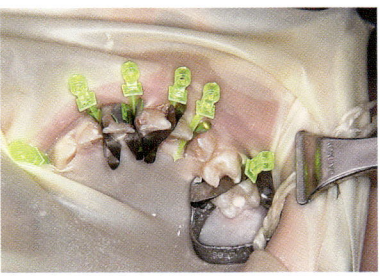

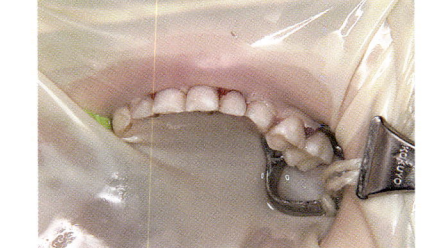

図10　左：C B A│A B C D E 8本の乳歯に対してブロック治療を行っているところ．右：治療終了後．ブロック治療は熟練した歯科医師が行う．

9 局所麻酔時の配慮

さかぐち小児・矯正歯科医院(福岡県福岡市) 坂口繁夫

はじめに

"痛くなったら手を上げて"歯科医院でよく耳にするフレーズです．私は小児歯科の治療を行う上で，患児が手を上げる理由は恐怖や痛みや苦みなど，何らかのストレスがあるためと考えています．当院では患児の手が上がらないように種々の配慮をして麻酔を行っているので，その一端を紹介します．

当院の基本的な麻酔法

① 麻酔の液が漏れても苦くないようにロールワッテを噛ませて，臼歯部にはワッテを置く(図1)．
② 浸潤麻酔は2回に分けて行い，本人の希望があれば，いつでもうがいをしてもらう．
③ 表面麻酔はペンレスを使用する．ペンレスは1枚を40等分する．透明のシールで，貼っている場所が確認しにくいため，中心部にマジックでマーキングを行っている．シールが小さく剥がしにくいので，中心に折り目を入れている(図2)．
④ 刺入点の粘膜を乾燥してから，ペンレスを1分間貼付する．その後シールの上から探針で圧を掛けて，表面麻酔の効果を確認する(図3)．
⑤ 麻酔ができる状態であれば，電動注射器を用いて浸潤麻酔を行う(図4)．患児が麻酔に対して不安を感じている状態であれば笑気吸入鎮静法を併用する(図5)．

麻酔を行う上でとくに注意している点

◎ 麻酔が効きにくい部位と治療

下顎臼歯の遠心部および頰側部のう蝕治療，下顎臼歯の抜髄，アブセス(膿瘍)，フィステル(瘻孔)形成時の歯肉切開と不良肉芽の掻爬などは，基本的に麻酔が効きにくいので笑気吸入鎮静法の併用で行う(図5)．

麻酔法の実際

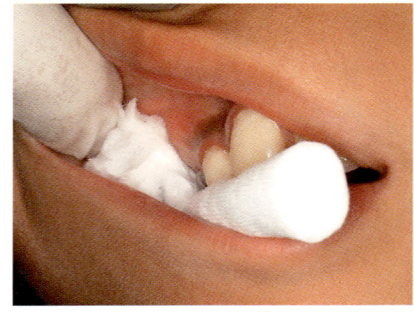

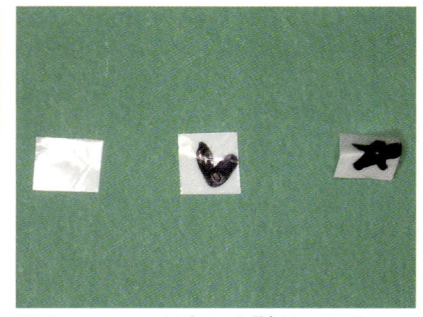

図1 ロールワッテを噛ませ，臼歯部にはワッテを置く．

図2 シールが小さく剥がしにくいので，中心部に折り目を入れている．

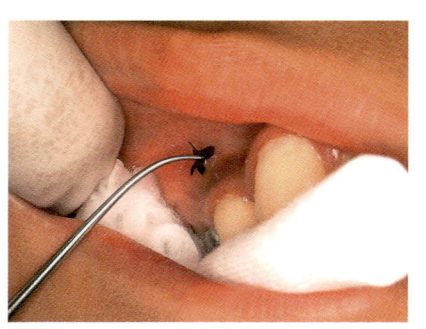

図3 シールの上から探針で圧を掛けて，表面麻酔の効果を確認する．

電動注射器

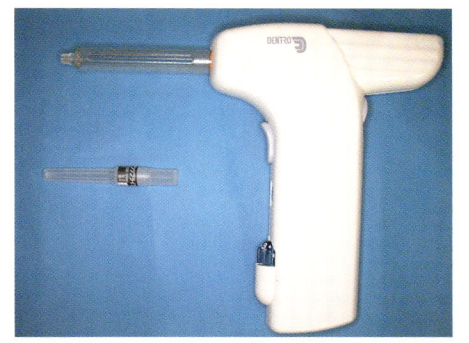

図4 麻酔ができる状態であれば，電動麻酔器を用いて浸潤麻酔を行う．

バイブラジェクト

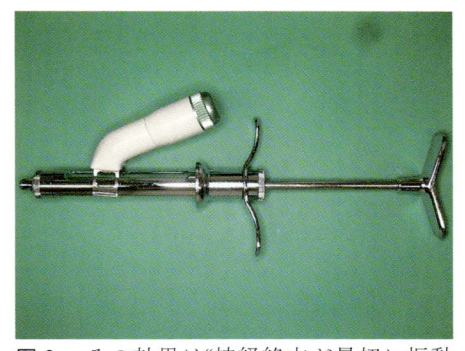

図6 その効果は"神経終末が最初に振動を感じ，それから痛覚を伝達することができない"という神経機能の理論に基づいている（取り扱い説明書より）．

笑気吸入装置

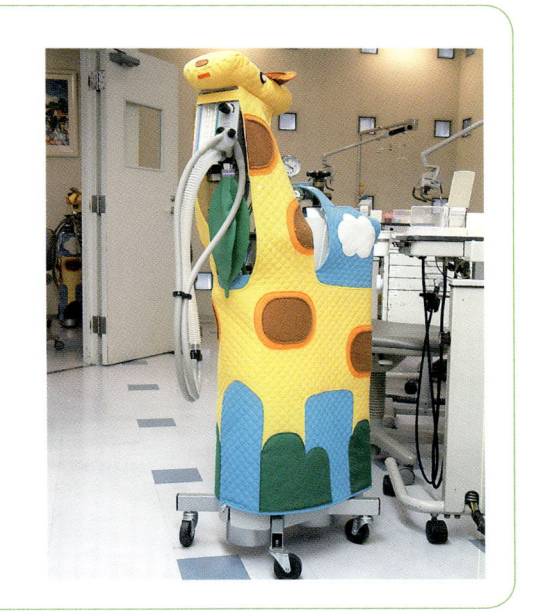

図5 装置そのままではボンベが見えるので恐怖心が増す小児もいる．当院ではオリジナルのキリンさんのカバーを掛けている．現在，カバーはバージョンアップしてセキムラから販売されている．

◎ 無痛麻酔が困難な部位

上顎口蓋側歯肉，下顎舌側歯肉は無痛麻酔が困難なため，バイブラジェクトと笑気吸入鎮静法の併用で行う．バイブラジェクトは麻酔用シリンジに装着して使用する電動クリップで，注射時の痛みを軽減することができる（図6）．

おわりに

以上，当院での麻酔システムを紹介しました．残念ながら1日の診療で子どもたちの手が上がらない日はありません．さらに改良して"手が上がらない日"を実現したいと思っています．

10 小児歯科専門医としての取り組み

いしいかおり小児歯科（福岡県前原市）　石井　香

診療時のポイント

かかりつけ専門医として，つねに心がけていることは，保護者との信頼関係を築くこと，医療事故を起こさないということです．そのためのポイントをいくつかご紹介します．

①十分な治療のインフォームドコンセントを得るために，治療を行う前にエックス線写真などで説明を行うのはもちろん，治療の途中でう蝕の状態を保護者に肉眼で確認してもらう（図1〜3）．とくに，外傷時は保護者の気が動転していて十分なインフォームドコンセントがとりにくいため，治療方法や予後をチャートや写真にまとめ説明する．

②局所麻酔は，無痛下で歯科治療を行う場合の第一選択肢である．しかし，術後の咬傷も臨床でよく目にする問題点である．そこで局所麻酔を行ったら，噛まないでシールを貼り，必ず咬傷の写真を見せ本人と保護者に注意する（図4，5）．

③ラバーダムの使用は小児歯科において必要不可欠なものである．インレー，乳歯冠の装着時にも，誤飲，誤嚥の事故防止に有効である．しかし最近ラテックスアレルギーの子どもが増えているのも事実．アナフィラキシーショックを起こすこともあるので，術前の問診が大切である．ラテックスアレルギー用のラバー，バキュームチップ，手袋もノンラテックスを使用する（図6）．

④非協力児の治療では，全身を拘束する抑制器具は小児に強い恐怖心を与える上に，保護者にもよい印象を与えない．そのため頭部のみを固定する特注ヘッドレストを使用して体はスタッフが抑える（図7）．

⑤笑気吸入鎮静法は，恐怖心，嘔吐反射の強い小児の治療や外科的処置のとき有効な方法であり，有効と判断した場合は積極的使用する（図8〜10）．

インフォームドコンセントを得るために

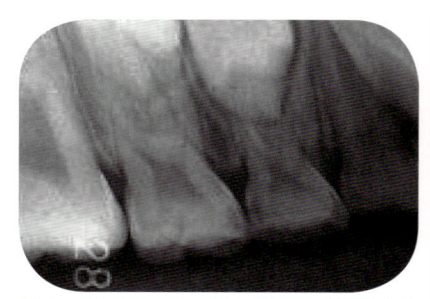

図1　治療の説明時に用いた隣接面う蝕のエックス線写真．

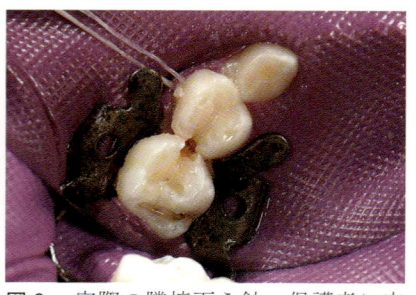

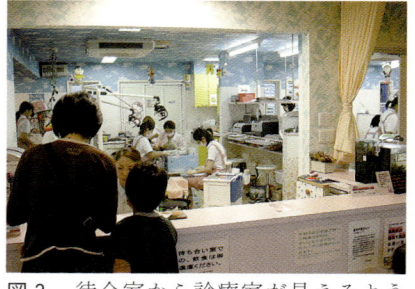

図2　実際の隣接面う蝕．保護者に肉眼で確認してもらう．

図3　待合室から診療室が見えるようにオープンカウンターにしている．

VI　各地域の専門医の取り組み

局所麻酔時の配慮

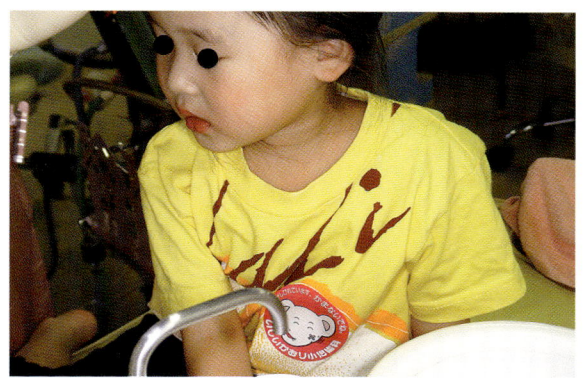

図4　局所麻酔後は噛まないでシールを貼る．本人だけでなく周りの人の注意も喚起する（目立つ色で）．

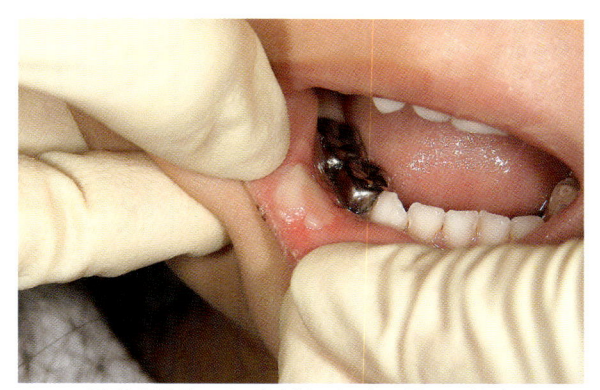

図5　局所麻酔後は必ず咬傷の写真を見せ，注意することで麻酔後のトラブルが減る．

ラバーダムの使用

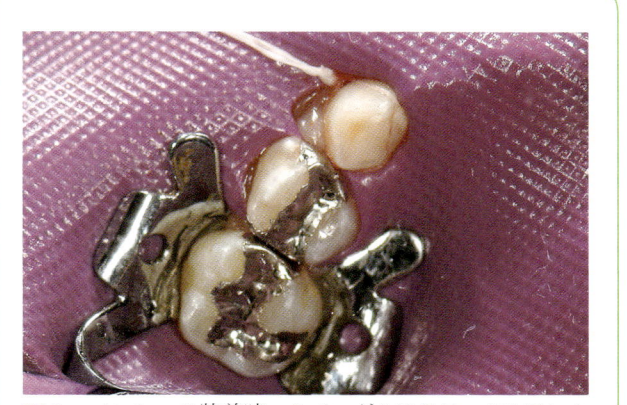

図6　インレーの装着時，ラバーダムはラテックスアレルギー用を使用．バキュームチップ，手袋もノンラテックス．

非協力児の治療

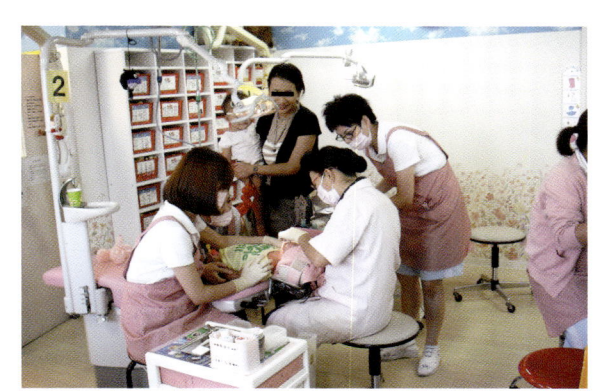

図7　頭部のみを固定する特注ヘッドレストを使用して体はスタッフが抑える．

笑気吸入鎮静法

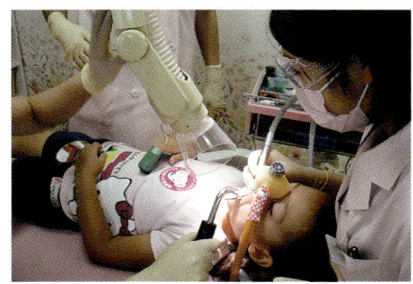

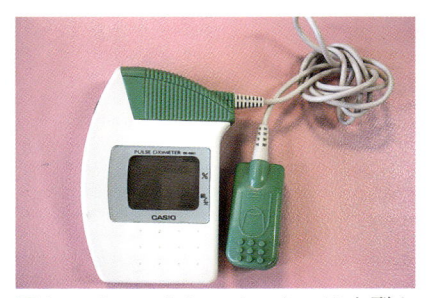

図8　患児にはパルスオキシメーターを装着し，スタッフの健康を考えて口腔外バキュームも稼動させている．

図9　パルスオキシメーターは小型なので小児に恐怖心を与えず，手軽に脈拍，酸素飽和度をモニターできる．

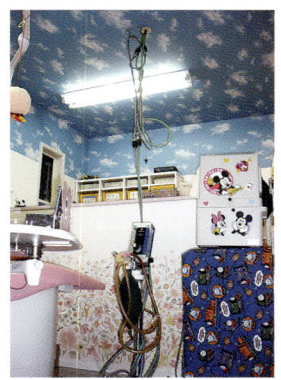

図10　最近の機器はコンパクトで，安全面にも工夫がされている．天井に配管しておくと使い勝手がよい．

161

11 地域における食育への取り組みについて

しながわ小児歯科医院(長崎県佐世保市)　品川光春

食育と歯科との関わり

平成17年7月に「食育基本法」が施行,そして翌18年3月に「食育推進基本計画」が策定され,国をあげて食育の推進を実施していくことになった.歯科からみれば,歯や顎を失うことにより,食べることや話すことができなくなり,楽しくおいしく食べる機能を維持し向上させるためには,歯と口が健康であることは当然のことである.そのためには,歯科から食育へのアプローチは胎児期から必要であり,とくに,小児歯科専門医としては,地域における食育推進のキーマンの一人になることが必要ではないかと感じている.

ところが,食育基本法の中には,歯と口の健康や機能の大切さについての具体的な記載がなく,食育推進基本計画の中に,(健康づくりや医学教育等における食育推進)の項に,歯科に関する記述として「食生活を支える口腔機能の維持等についての指導を推進する」という記載が盛り込まれているだけである.

つまり,食育基本法では,食育は知育,徳育および体育の基礎となるべきものと位置付けられており,食物の氾濫した現在の食生活・食習慣の乱れや食材,食物の安全性などに主眼がおかれているため,具体的には,栄

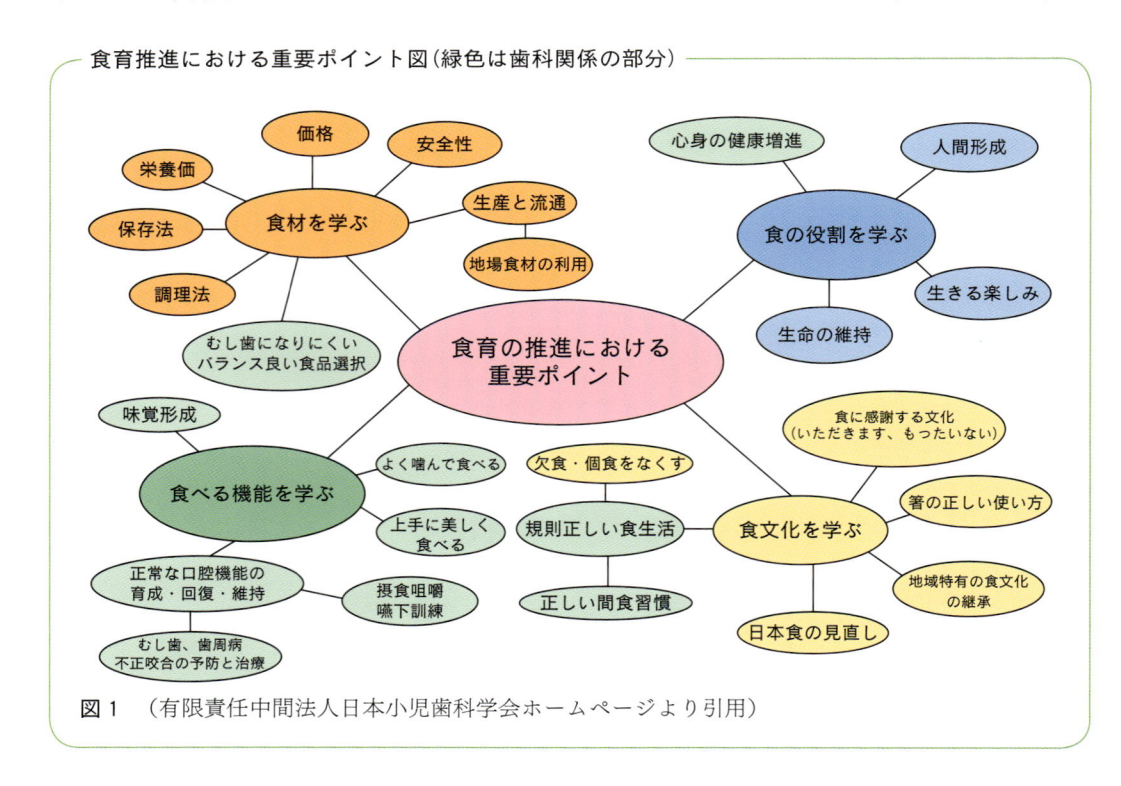

食育推進における重要ポイント図(緑色は歯科関係の部分)

図1　(有限責任中間法人日本小児歯科学会ホームページより引用)

表1 各ライフステージにおける「食育」推進と小児歯科の関わり（有限責任中間法人日本小児歯科学会ホームページより引用）

	胎児期（出生前）	乳児期・離乳期	幼児期（就学前）	学齢期（小学生・中学生）	青年期（高校生）
歯列・咬合と口腔の形態と疾患	乳歯の母体内形成	吸啜窩の存在 乳歯の萌出 ミュータンス菌の母子伝播	乳歯列の完成 むし歯の発症 歯肉炎の初発	乳歯から永久歯への交換後，永久歯列の完成 歯肉炎の拡大 不正咬合の顕在化	隣接面う蝕の多発 歯肉炎の増加 不正咬合の固定化 顎関節症の発現
食べる機能と問題点	胎児の指しゃぶり等の発現	哺乳反射から随意的な口の動きの獲得 手づかみ食べ 指しゃぶり・おもちゃしゃぶりの開始 味覚の形成開始	口唇を閉じて適量の食物をよく噛んで，左右バランスよく食べる 噛めない，飲み込めない子が出現 味覚が本格的に形成される 悪習癖による口腔機能異常が発現 ブクブクうがいができる	歯の交換により食べにくい時期がある 偏食による口腔機能の偏り 悪習癖による異常嚥下癖の習慣化 食生活環境の乱れ	悪習癖による口腔機能異常の定着化
歯科健診	妊婦歯科健診	乳児歯科健診 かかりつけ歯科医の定期診査	1歳6か月児歯科健診 3歳児歯科健診 保育所・幼稚園歯科健診 かかりつけ歯科医の定期診査	学校歯科検診 かかりつけ歯科医の定期診査	学校歯科検診 かかりつけ歯科医の定期診査
小児歯科医の役割	妊婦への歯科保健指導 歯周病の母体および胎児への影響指導 産婦人科との連携協力	母乳育児支援 咀嚼訓練としての離乳食の助言 むし歯の母子感染予防指導 かかりつけ歯科医としての指導・助言・治療	1歳6か月児，3歳児健診における指導・助言 歯科健診担当者育成 保育所・幼稚園での歯科保健指導 ブラッシングの習慣づけ 薄味・シュガーコントロール 口腔習癖および摂食指導 かかりつけ歯科医としての指導・助言・治療	学校における歯科保健指導 歯科健診担当者育成 口腔内のセルフケア能力の育成 むし歯および歯肉炎の治療と予防 不正咬合・歯列の治療 口腔習癖，食べ方，食生活指導 外傷の予防とその対応 かかりつけ歯科医としての指導・助言・治療	学校における歯科保健指導 口腔内のセルフケア能力の育成 むし歯および歯肉炎の治療と予防 不正咬合・歯列の治療 口腔習癖の指導 かかりつけ歯科医としての指導・助言・治療

養面や食教育，生産，消費を含めた幅広い分野からの議論・対策になっているのが実状のようである．そのため歯科からみると，歯と口が健全であるという前提に立った食育の展開になっているように思える．その結果として国民や行政からみると食育と歯科との関係がほとんど理解されていないのが実状であり，歯科関係者の中でも，食育と歯科との関連について，なかなかイメージがつかめていないようである．

小児歯科での取り組み

現場の小児歯科での実践を考えてみると，臨床の中心であるう蝕の治療や歯肉，歯列咬合の管理・育成とともに，保健指導としてのブラッシング指導や食生活指導は大変重要な柱の一つでもある．とくに，小児歯科の歯科衛生士は，カリエスコントロールの中で，重要な位置付けとして，さまざまな角度で食生活指導を毎日のように実践しており，その指導内容は，現在実施されている幅広い視点からの取り組みである「食育の推進」への指導・対策の中にすべて包含していると考えられる．つまり，図1に示すように，食育の推進に歯科はさまざまな分野・領域と関係しており，私たちも気づかないうちに，日々の臨床を通じて，子どもたちの食育推進を毎日実践しているのである．

毎日おいしく食べて，食育を推進していくための歯科からの食育推進へのキーポイントとしては，以下の2点である．

①これから生まれてくる子どもたちには，生涯を通じた歯と口腔の健康を育成するため，歯科疾患予防，健全な口腔機能育成のための定期的な管理を実施する．

②すでにう蝕などの歯科疾患や口腔機能の障害に罹患してしまったら，疾患の治療・指導訓練実施後，定期的な管理を実施する．

歯科についての具体的なチェックポイントをライフステージごとにまとめてみると，表1のようになる．

「歯がなくてはおいしいものが食べられない」

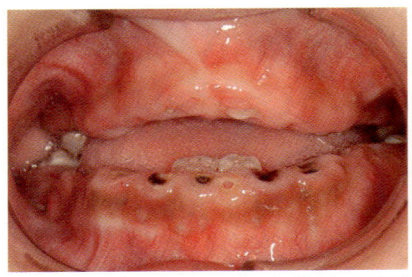

図2a　5歳10か月，男子初診時の正面口腔内写真．重症う蝕と歯肉炎，開咬による咀嚼機能障害の症状．

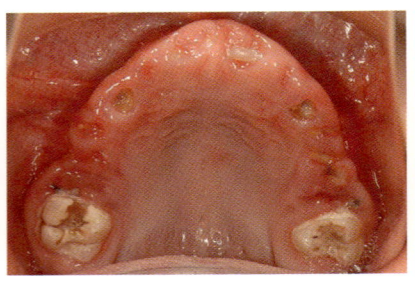

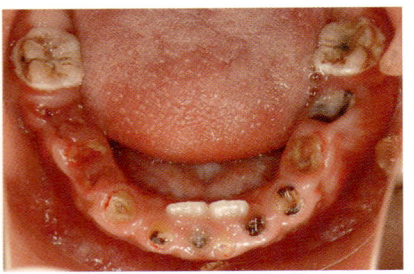

図2b　上顎の口腔内写真．乳歯は残根状で，第一大臼歯も重症う蝕に罹患．

図2c　下顎の口腔内写真．乳歯は残根状で，第一大臼歯も重症う蝕に罹患．下顎中切歯も舌側より萌出．

佐世保市での取り組み

　食育と歯科との関わりは，歯科医師からみれば当然のことが，一般の人々には必ずしも十分に理解されていないのが実状である．私の診療所のある佐世保市では，平成18年3月に「食育推進基本計画」が公布されたときから，当時の市長がその重要性を認識して，その年の6月に「佐世保市食育推進会議」を立ちあげ，その担当所管を保健福祉部に設置した．また当時の保健福祉部長が食育における歯科の関与について認識していたことなどの幸運が重なり，国からの計画案の中には，歯科に関する記載がほとんどなかったにもかかわらず，最終的には歯科に関する記述が可能になった．しかしながら，その過程は決して容易ではなかったのも事実である．

　私が歯科医師会から佐世保市の食育推進計画を作成する「食育推進会議」に委員として出席したとき，初回の会議の際に，事前に国の計画に基づいて市で作成された「計画案のタタキ台」が委員へ配布されたが，その中にはまったく歯科や口腔という記載のない案であり，実質的にはそれを基に検討することになった．市の職員による計画案の説明の後，会議の委員長（長崎大学環境科学部准教授）から意見を求められ，やはり多くの委員の意見は，「姿勢が悪い」「箸を満足に持てない」「朝食抜きが多い」「地元の農産物の需給率は」といった議論で終わりそうになった．私としてはそのままでは困ると思い，「いくらおいしい食物で，栄養価も高く，しかも安全な食品でも，歯がなくてはおいしく食べられないのではないでしょうか」と意見した結果，当初は委員の方々もよく意味が理解できなかったようだが，最終的にはほとんどの方の理解が得られた（図2a〜c）．

　その後，長崎大学環境科学部（農学部系）の先生たちが，具体的な答申案をまとめる作業になり，やはり食育と歯科の関係がどうしてもわからないという連絡があり，佐世保市歯科医師会において，会長以下関係する理事7名とじっくり協議を行った．佐世保市には，平成12年に「佐世保市歯科保健基本計画および実施計画」が策定されており，その中の基本目標として以下の3つが掲げられている（図3）．

1. 生涯おいしく，楽しく食事をすることができる．
2. 歯科疾患が生活に支障をきたす原因とならない．
3. 口もとを気にせず，機能的にも問題なく楽しく会話をすることができる．

佐世保市での取り組み

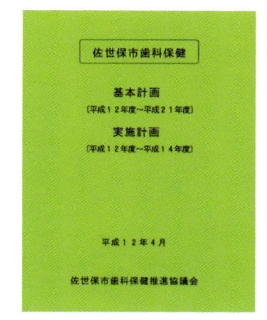

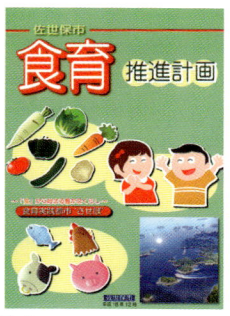

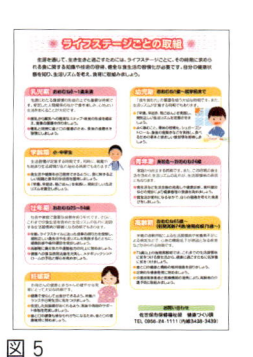

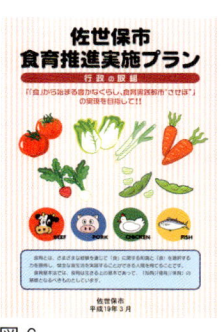

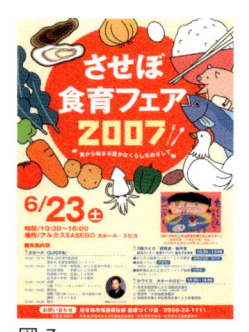

| 図3 | 図4 | 図5 | 図6 | 図7 |

　そして，この歯科保健の目標と食育の目標はかなりの部分で重なり合うのではないかという基本的なところからしっかり議論したところ，やっと理解してもらうことができた．

　大学とは別に，最終的には市のほうでも，食育推進会議には副市長以下，各部の部長も出席していたので，歯科からの意見をどうするかという議論になり，市の部長会でもやはり歯と口の健康は食育推進に欠かせないという結論になり，それを含んだ佐世保市の食育推進計画が完成した（図4）．

　私は，このような経験により，なかなか歯科以外の人々は歯科が担っている役割の内容や重要性を十分には理解していないと改めて実感したので，あえて地域活動における小児歯科からの発信として提言したいと考えた．

　会議の中で，他の委員から，食育を推進していくためにも，むし歯があったり，口の中が汚くならないように，自分の子どものむし歯予防をしっかり行うようになったとか，高齢者の口腔ケアを考えるようになったという発言もあり，「むし歯予防」や「歯科保健」という切り口だけでなく，「食育の推進」という新たな切り口から，歯と口腔の健康の大切さを改めて多くの市民が再認識する一つの機会になったと思う．小児歯科専門医の役割はさまざまにあると考えられるが，生涯を通じた歯科医療・保健の入り口である子どもたちが一生歯と口腔の健康を維持することができるよう，さまざまな観点から地域活動に積極的に参加することにより，専門医として持っている情報を正しく発信していくことも，小児歯科専門医としての重要な役割の一つではないかと考えている．

佐世保市食育推進会議と食育推進のスケジュール

- 佐世保市食育推進会議条例に基づき，第1回会議（平成18年6月）での審議開始
- 第4回会議（平成18年9月）計画の素案作成
- 10月にパブリックコメントを市民から求める
- 第5回会議（平成18年11月）計画案の最終調整
- 12月に「佐世保市食育推進計画」（図4）が策定され，啓発用のリーフレット（図5）の作成
- 平成19年3月「佐世保市食育推進実施プラン」（図6）の策定
- 「させぼ食育フェア2007」（図7）を開催
- 平成20年8月から委員のメンバーも一新され，第2期目の推進会議が発足

参考文献

1．佐世保市食育推進計画．2006. 12.
2．佐世保市食育推進実施プラン．2007. 3.
3．佐世保市歯科保健基本計画・実施計画．2000. 4.
4．歯科関係者のための食育推進支援ガイド．社団法人日本歯科医師会．2007. 6.
5．三輪全三．小児の口腔機能の現状―食育にどう関わるか―．小児歯科臨床 2008；13(9)：35-42.

TOPICS

トピックス

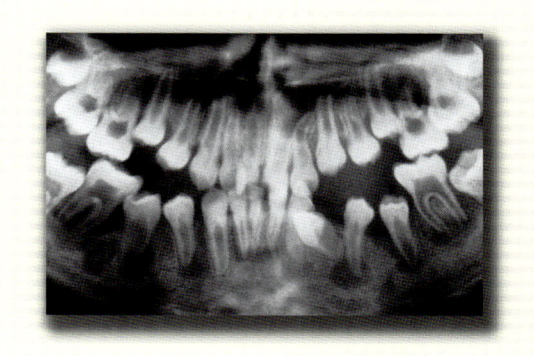

TOPICS 小児歯科領域における再生医療

東北大学大学院歯学研究科 口腔保健発育学講座 小児発達歯科学分野　福本　敏

はじめに

近年，再生医学の進歩により，さまざまな治療法の開発が試みられている．基本的には，各組織中に存在する幹細胞を，適切な細胞に分化誘導することで，組織再生を行おうとするものである．当初は，ES細胞(embryonic stem cell)を用いた研究が行われてきたが，もともとES細胞の作出には，受精卵を用いることから，倫理的な問題がつねにつきまとっていた．

最近，京都大学のグループが，皮膚の線維芽細胞に4つの遺伝子を導入することで，ES細胞と類似の万能性を有する細胞の作成に成功した(図1)．これをiPS細胞(induced pluripotent stem cells，人工多能性幹細胞)と呼び，ES細胞が持っていた倫理的な問題をクリアーできる革新的な技術として注目されている．iPSの技術は，どのような細胞においても，幹細胞としての機能を保持させることが可能であり，拒絶反応のない移植への応用など，さまざまな利用法が考えられている．しかしながら，遺伝子導入に用いる遺伝子そのものや，ベクターによる発癌など，いくつかの問題点も示唆されている．

小児歯科の臨床の中で，いわゆる再生医療に触れる経験としては，白血病患者における骨髄移植や，臍帯血移植が考えられる．病的な状態の血液細胞を薬剤や放射線で除去し，多分化能を有する造血系幹細胞を含む骨髄細

万能細胞と組織幹細胞

図1　ES細胞やiPS細胞は，その細胞自体から個体発生が可能であり，いろいろな組織の再生に応用できる可能性を秘めていることから万能細胞と呼ばれている．またiPS細胞は，分化した組織細胞から4つの遺伝子を導入することで，作成可能であることから，受精卵を用いるES細胞と比較して，倫理的問題が少ない．一方，歯髄幹細胞などは，万能細胞と比較すると，個体発生を誘導することはできないが，さまざまな細胞に分化する能力を有する．骨髄幹細胞なども，歯髄幹細胞と同じく組織幹細胞の代表例である．

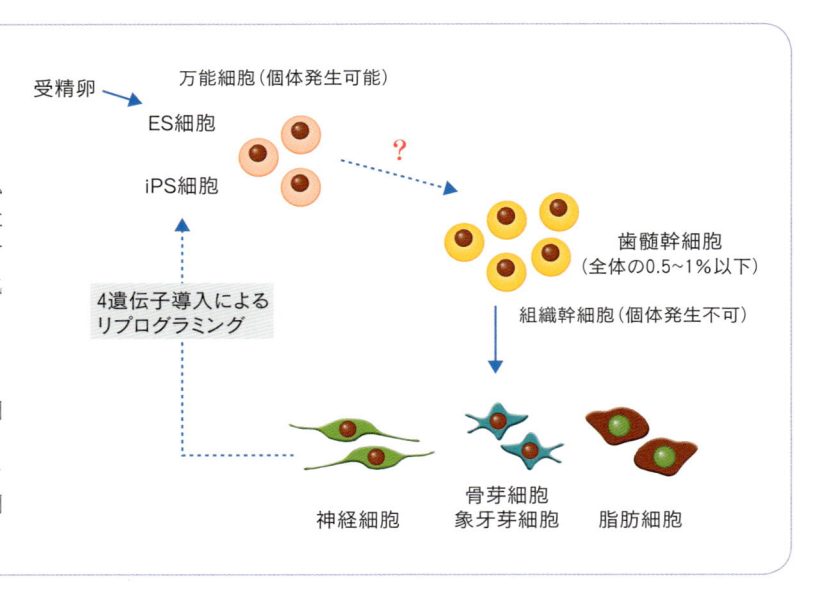

乳歯の歯髄を用いた組織再生

図2 歯髄幹細胞は，はじめ第三大臼歯の歯髄より同定されたが，交換期の乳歯の歯髄にも存在することが報告された．この交換時期の乳歯から得られた歯髄幹細胞も，いろいろな細胞に分化する能力を有している．歯科では，これら歯髄幹細胞を，歯自体の再生や，インプラント周囲の人工歯根膜の形成などに応用が可能と考えられる．また，骨の欠損部分の再生や，神経損傷あるいは神経変性疾患への応用も期待されている．

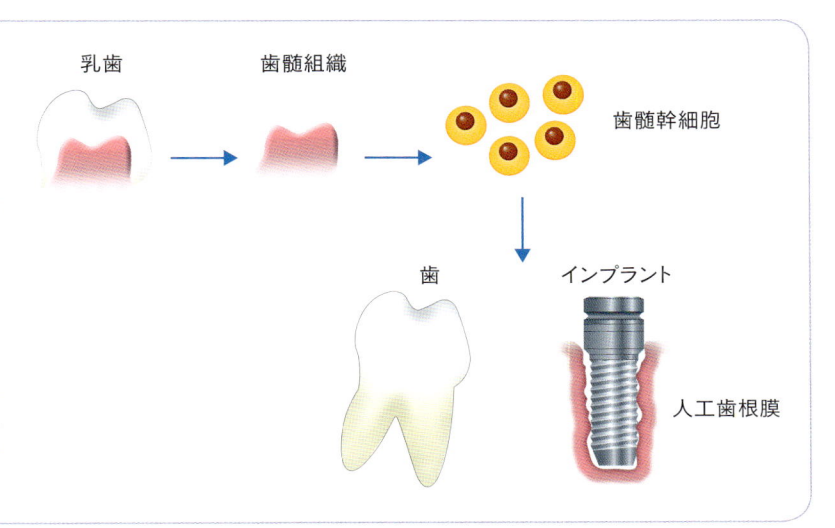

胞を移植することで，いわゆる血液細胞を再生することになる．このような患児を治療する際には，易感染性などに対するさまざまな注意を払いながら行っていくことになる．場合によってはGVHD（graft versus host disease, 移植片対宿主病）などの併発により，口腔内の管理が極めて困難になることも少なくない．これは移植細胞による宿主組織の破壊によるもので，口腔内に多数の潰瘍や唾液の分泌低下を生じることがある．したがって，移植組織の拒絶も含め，非自己からの移植に関しては，このような問題がつねにつきまとうことになる．自己の細胞からの移植や，自己細胞を用いた再生治療が期待される大きな理由の一つである．その他の理由としては，移植によるウイルス感染などが考えられるかもしれない．

歯科領域における再生医療

歯科領域においての再生医療を考えた場合，歯自身の再生や，インプラント周囲への人工歯根膜の作成など，いくつかの利用法が考えられる（図2）．人工的な器官原基法と呼ばれる手法により，人工歯胚の形成が可能となってきている．また，胎児期の口腔上皮を用い

唾液腺の器官培養

培養24時間後　　　培養48時間後

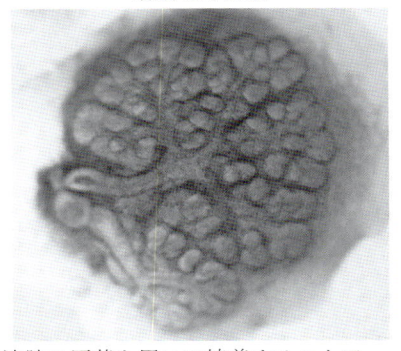

図3 マウス胎生13日目の唾液腺の原基を用いて培養することで，in vitro で高度に分化した唾液腺を形成することが可能である．写真は培養後24時間目と48時間目である．このような手法は，胎児期の細胞が存在すれば，器官構築が可能であることを示す一例である．歯胚や肺組織においても，同様の器官培養が可能である．

ることが可能であれば，試験管内で歯胚や唾液腺を形成することも可能である（図3）．しかしながら，胎児組織を利用することは，これもまた倫理的な問題が生じることになるし，自己の細胞を用いての再生治療を考えた場合，胎児期の細胞を用いた治療は，現実的には不可能であろう．そこで考えられるのが，脱落した乳歯内に存在する少量の歯髄細胞を利用する方法である（図2）．

骨髄細胞を用いた方法は，その細胞を調整

するためには，非侵襲的な方法とはいえず，何らかの苦痛を伴うものである．最近では，高齢者の脳組織の中にも，神経幹細胞が存在することが報告されているが，これもまた利用は難しい．小児歯科の臨床の現場で，頻繁に経験する乳歯の交換は，再生治療のための大変貴重な細胞の供給源といえる．もちろん，生活歯髄切断や抜髄などで得られる歯髄組織も有効であり，過剰歯，第三大臼歯，あるいは，矯正治療時の便宜抜去歯も利用可能である．すべての外科的な処置時には，その都度再生治療に必要な細胞が得られるというわけである．

◎歯髄幹細胞の利用

歯髄に含まれる細胞について考えた場合，大部分は歯髄を構成する線維芽細胞であり，また血管構築に必要な細胞，象牙質を形成する象牙芽細胞や，その前駆細胞など，さまざまな細胞集団からなる．そのなかで，歯髄幹細胞と呼ばれる細胞は，全体の0.5～1％程度とごくわずかであるが，この細胞は神経細胞や，脂肪細胞，骨芽細胞や象牙芽細胞にも分化しうる能力を有する(図1)．この幹細胞は，ES細胞やiPS細胞と異なり，細胞自体から個体を発生させうるような万能性はないものの，神経変性疾患患者への神経再生や，骨欠損部位への骨再生，あるいは象牙質の再生などに十分利用できるものであり，また万能性を有しないことは，倫理的な問題もほとんどないといえる．またiPS細胞のように，遺伝子導入などを行っていないことから，発癌などの危険性もない．

このように，乳歯などを利用した幹細胞の供給は，多くのメリットがあるといえる．実際，実験的なレベルでなく，実用可能な技術として応用するためには，歯髄幹細胞の効率の良い調整法や，増殖誘導法の開発，さらには脱落乳歯の採取時期や保存法の確立が重要な項目になる．また，歯髄幹細胞の個体差などについても詳細な検討が必要となるが，実験レベルでは十分利用可能な技術となってきているため，あとは時間と，それを確立していくための社会的な組織構築が必要である．このあたりの技術基盤に関しても，専門医を中心としたネットワークを利用すべきであると思われる．そして，新しい歯科として医学領域の再生治療のための細胞の供給源として，幹細胞を提供できるような環境を小児歯科から発信していくことが大切で，近い将来実現可能となるであろう．

◎再石灰化とエナメル基質の役割

再生医療というのは，幹細胞を応用した方法のみが再生ではない．たとえば，脱灰した歯質を元に戻すことも，小児歯科では重要な再生療法であり，外傷などで脱臼した歯の再植の際に，適切に歯根膜を回復させることも，その一つであるといえる．前者は，再石灰化という言葉の中で広く理解され，実際の現場でも，フッ化物の応用なども含め，積極的に試みられている方法である．しかしながら，現在の歯科治療は，臨床経験を基にした治療が主体であり，さまざまな生物学的メカニズムをベースとした治療とは言い難い．そこで，最近明らかになってきた生物学的な理解を踏まえた治療法を構築していく必要がある．

たとえば，エナメル質の形成には，エナメル芽細胞がその形成に関わっており，初期には多くのエナメル基質を分泌し，その後，この基質を吸収しながら高度に石灰化した組織ができることが知られている．う蝕などでいったん喪失したエナメルは，再生が不可能であり，表層下脱灰のような表面破壊を伴わないケースに限り，再石灰化が可能であると思われている．エナメル質の形成には，エナメル基質が大変重要な役割を持っており，最近では人工的に作製したエナメル基質タンパクを用いることで，ハイドロキシアパタイトの表面に，アパタイト結晶を析出させること

歯の研究の多様性と発展性

図4 歯の発生は，唾液腺，肺，腎臓などと共通の発生過程を示すことから，歯の発生研究で得られた知見は，他の組織再生に応用可能となる．また，歯は外胚葉組織として，皮膚や毛と類似している．さらに硬組織として，歯は骨や軟骨と共通の分子を利用して石灰化が行われ，歯根膜の線維は，腱や靱帯にも共通している．機能を考えると，歯は重要な感覚器官の一つであり，歯がなくなると，食べ物をおいしく感じないもの，このような役割によるものと考えられる．したがって，歯の研究は，広く全身の組織や器官の発生や機能の理解につながるとともに，歯の再生療法も，さまざまな組織の再生に応用可能な技術へと発展させることが可能である．

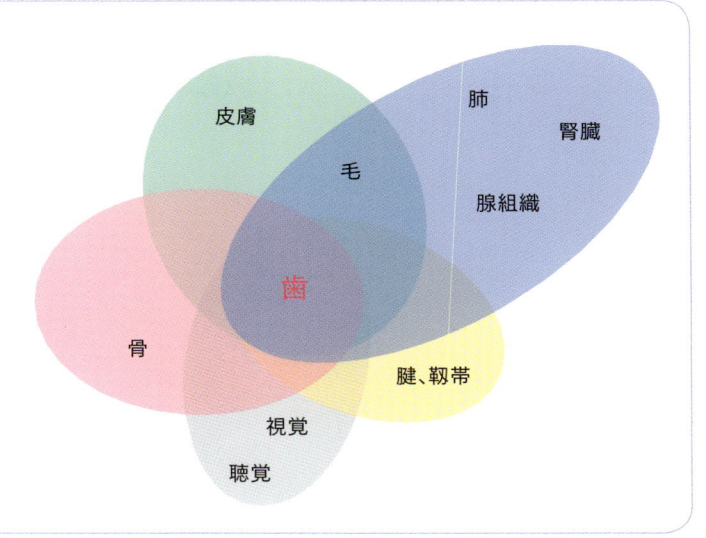

が可能になっている．つまり，いったん欠損した歯の表面にも，再度アパタイトを再生することが可能なのである．

このように，個々のエナメル基質の分子機能が明らかになることで，それを再生に応用できるようになってきた．また，エナメル基質は，歯周病の治療にも用いられているエムドゲインにも多量に含まれており，今まで未知であったエナメル基質の多彩な機能が，一つひとつ明らかとなり，臨床に応用されてきた．また，工学的な手法により，歯の表面に人工的なアパタイトを被膜状に添加する技術も開発されてきている．

おわりに

このように，歯科再生医療は，決して夢物語でなく，近い将来現実に応用できる技術であり，いち早くその知識と応用法を検討していく必要がある．歯の研究は，同様の発生や機能を有するさまざまな組織や器官の発生の理解や，再生治療の開発に大きく貢献することが予測される（図4）．また，このような技術を小児歯科から発信していくことが，良い意味で小児歯科の未来に大きな影響を及ぼすことになり，小児歯科医にしかできない新しい技術となるであろう．

TOPICS 歯による個人識別について

東京歯科大学 法人類学研究室　橋本正次

はじめに

　歯科的な情報が，それが誰であるか，あるいは誰のものであるかを明らかにする，いわゆる個人識別（身元確認）に利用されたという事実は，すでに古代ローマ時代にみられるという．そして，このような情報が，とくに被害者が多数の大規模災害の犠牲者身元確認に有効であることは，19世紀の終わりに発生したパリのバザー会場における火災事故で証明され，爾来航空機事故やホテル火災などの災害が発生すれば，歯科医がその身元確認作業に参加することが当然のようになってきた．過去に発生し報告されている主な航空機事故犠牲者の身元確認理由をみれば，そのおよそ40％が歯科的証拠によるものであるという．この数字は，1985年に発生した日本航空機墜落事故の犠牲者の身元確認においても同様であった．その後，DNAという新しい身元確認手段が発見され，多くの犯罪科学捜査に利用されるようになってきたが，歯科的な方法の価値がそのために落ちたということはまったくない．歯科的個人識別は，迅速で正確，かつ安価な方法として，DNAに勝るとも決して劣るものではなく，歯科医はこのことを十分理解すべきであろう．

法歯学の活動分野

　歯科の法的分野を取り扱う学問の一つに，法歯学がある．FDIでは法歯学の活動分野として，歯による個人識別と咬傷や口腔領域の損傷の検査鑑定をあげている．歯による個人識別は，内容的に大きく二つに分けることができる．一つは，身元不明犠牲者の口腔内所見と，該当者と思われる人物の歯科診療記録との照合による異同識別（歯科的個人識別）である．いま一つは，身元不明犠牲者の口腔内の特徴から該当者と思われる人物を割り出す（歯科的検査）というものである．

　生前の歯科記録と死後のご遺体の口腔内所見との比較照合では，前者が正確かつ完全に記載されているか否かが成否の鍵となる．これは，小児の場合でも例外ではない．ある幼女殺害事件では，前歯部に先天性欠如歯があったにもかかわらず，診察を行った複数の歯科医の記載がすべて異なっていたということがあった．どの記録を信用するかは，裁判での立場の違いで主張も違ってくることが考えられる．この意味においても，正確な歯科診療記録は個人識別には重要である．図1に，犠牲者の口腔内写真と生前の診療記録から国際書式に転写した該当者と思われる人物の口腔内所見を並べたものを示している．また，もし生前の口腔内写真が利用できれば，その識別結果の信頼性は非常に高いものになる．その事例を図2に示している．もちろん，パノラマエックス線写真も極めて有効であり，これが1枚あれば同一人か否かの判断は極めて容易になる（図3）．

　このような歯科記録については，可能であ

身元不明死体の口腔内写真と生前の診療記録から国際書式に転写した該当者と思われる人物の口腔内所見

11 Resin faced palladium Cast Crown		21
12		22
13		23
14		24
15		25
16		26
17 Amalgam filling		27
18		28

18 17 16 15 14 13 12 11　21 22 23 24 25 26 27 28
RIGHT　　　　　　　　LINGUALLY　　　　　　　　LEFT
48 47 46 45 44 43 42 41　31 32 33 34 35 36 37 38

48 Amalgam filling	Missing (extraction)	38
47 Full Cast Crown (Silver color alloy)	Full Cast Crown (Silver color alloy)	37
46 Amalgam filling	Full Cast Crown (Silver color alloy)	36
45		35
44		34
43		33
42		32
41		31

死後の口腔内写真　　　　　　　　生前の歯科記録に基づいて国際書式に転写した歯型図

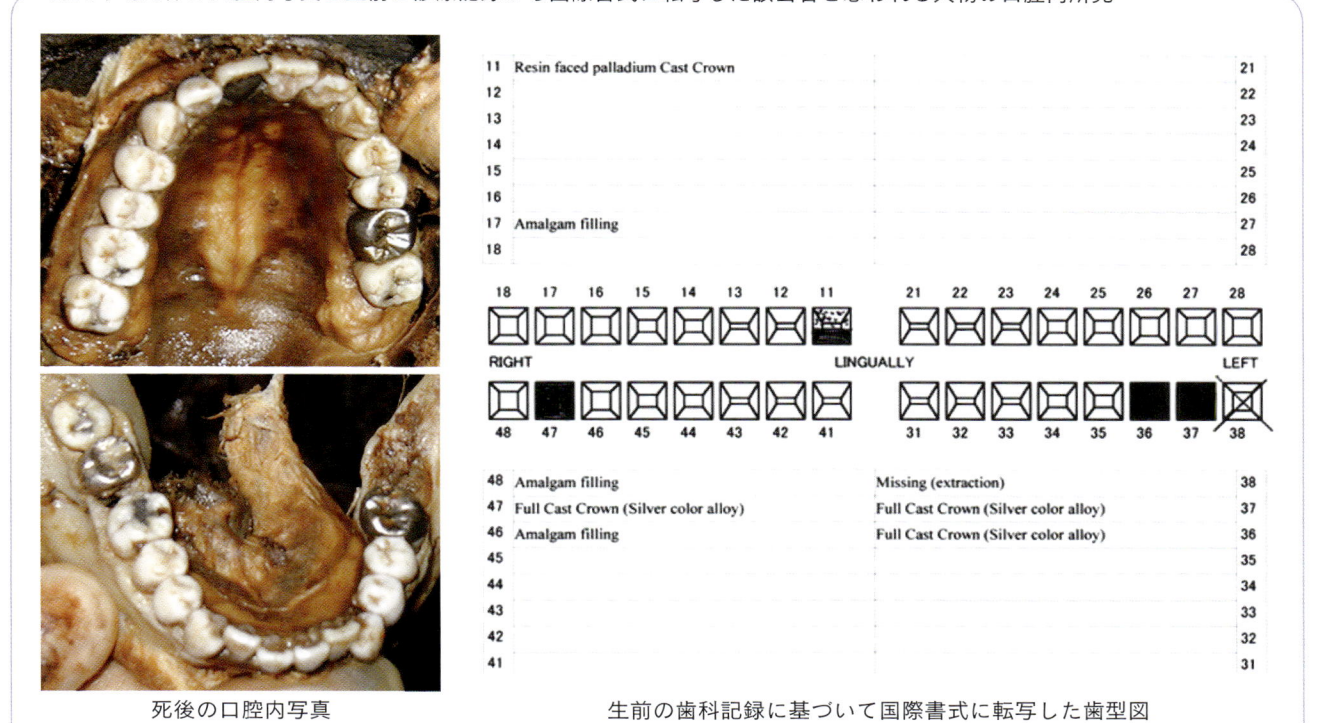

図1　生前の歯科診療記録が不完全であるために，すべての歯の所見を記入することができない．

生前と死後の口腔内写真の比較

生前の口腔内写真　　　　　　　　死後の口腔内写真

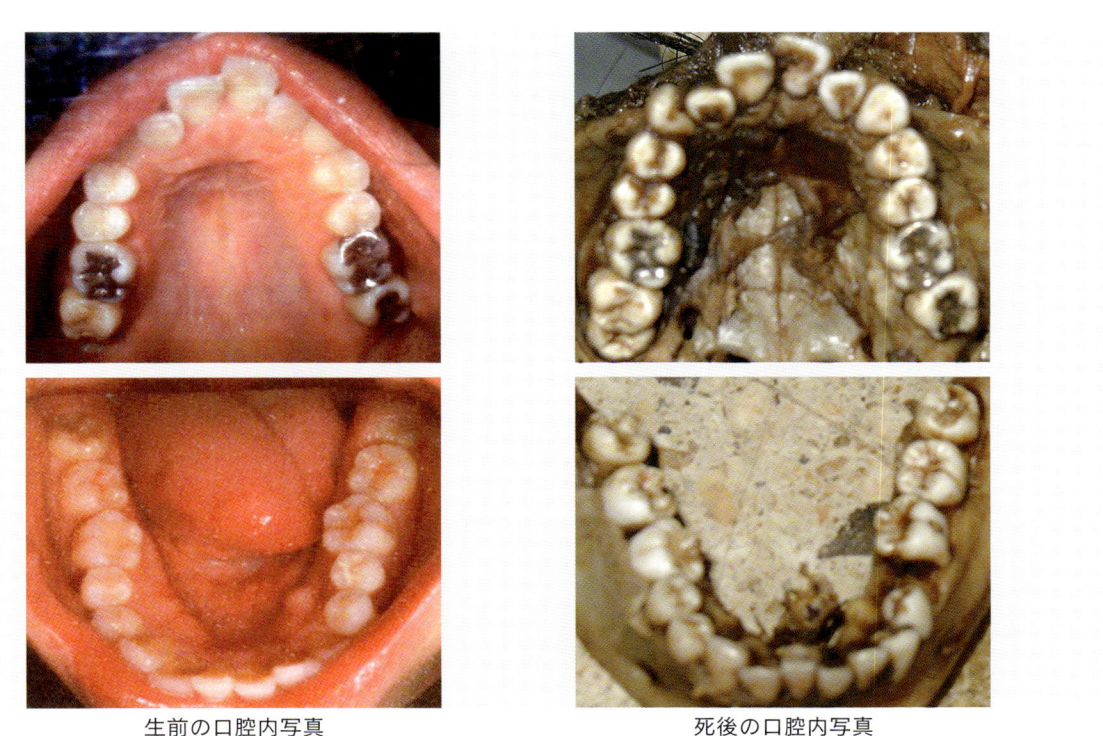

図2　死後の記録は専門家の撮影ではないため焦点があっていないが，治療痕や歯並びなどの特徴が一致している．

―生前と死後のエックス線写真の比較―

生前のエックス線写真

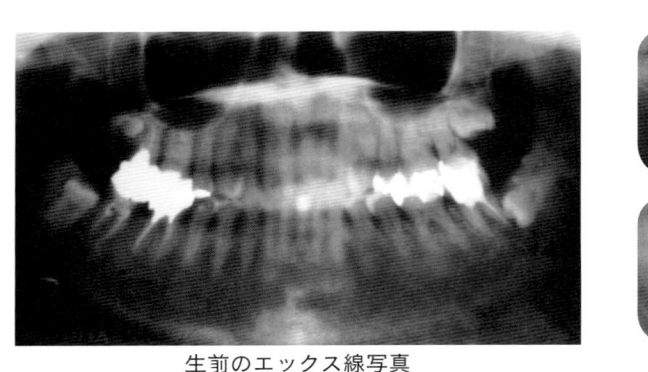

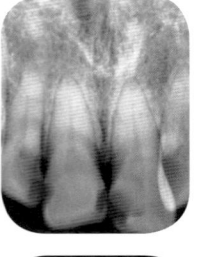

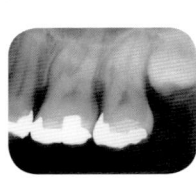

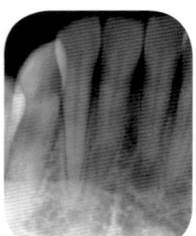

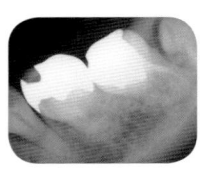

死後のエックス線写真

図3　形態の異なる4本の第三大臼歯や下顎右側の第一大臼歯の根管治療，および第二大臼歯の特徴的な治療形態が一致している．

るならば法的に定められている期間より長く歯科医が保管していれば，有事に役立つことは明らかである．

該当者がいない場合，口腔内所見から得られる個人識別のための情報として，人種や年齢，性別，解剖学的な歯や歯列弓の状態，歯科治療状態などがあげられる．年齢推定では，乳歯列期から混合歯列期，さらには歯根の完成期までの歯牙の萌出や歯根の完成度から極めて正確な年齢推定が可能であり，該当者の割り出しに貢献できることになる．この基礎となる新しいデータは，すでに日本小児歯科学会が報告しており，年齢推定に利用することが可能である．

他方，成人の年齢については，従来咬耗の程度や歯髄腔の狭窄状況などで推定してきたが，食文化などの変化により過去の判断基準はすでに利用できないほど変わってきていると考えられる．臨床歯科医の協力を得ながら，実際に即した新しい基準の作成が望まれるところであろう．

いずれにしても，歯科医は当局が該当者を探し出す上で役立つ個人識別情報を，歯科的検査から提供することができるわけである．なかでも，歯の治療状態は該当者を探すには非常に有効であり，手配書などに記載されることになる．しかしながら，この情報から該当者が判明したことはほとんどないという．もちろん，手配書の書き方にも問題はあるかもしれないが，臨床歯科医の関心度が低いということも考えられ，今後は関心をもってもらう工夫が必要であると思われる．

幼児虐待と警察歯科医制度

ここ数年，幼児虐待という言葉をよく眼にしたり耳にしたりしてきた．このような事件は，決して歯科医師に無関係のものではない．虐待され，不幸にして亡くなった幼児や小児の身体には，多くの損傷が認められ，その中には歯による咬傷も含まれていることが多い（図4）．咬み跡の特徴を検査すれば，咬んだ人物の歯列弓の特徴や，いわゆる歯並びなど

虐待された幼児の身体に残された多くの損傷と虐待を受けて死亡したと思われる幼児の白骨

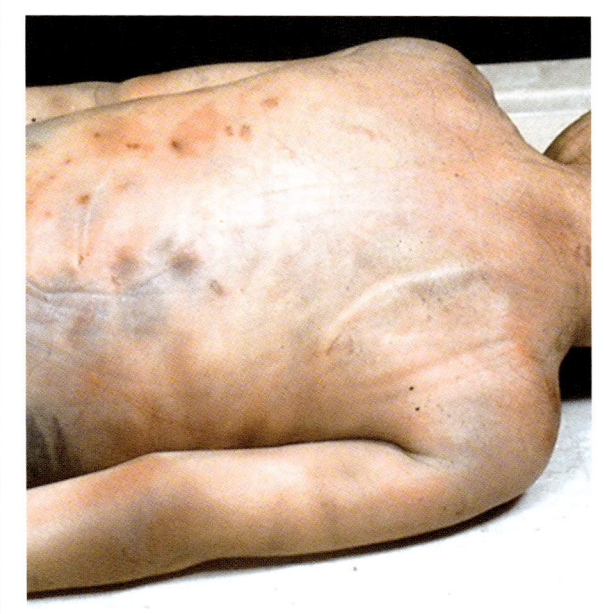

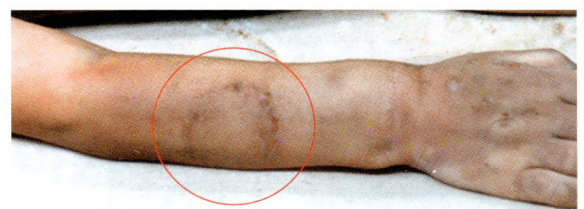

図4　右の前腕部背側（赤丸囲い）には，形態的には明らかに歯で印記されたと思われる傷がみられる．この傷の大きさや歯並びの特徴から成傷者を推定することも可能である．

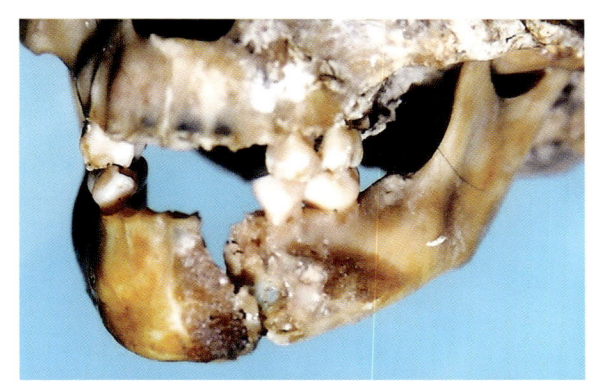

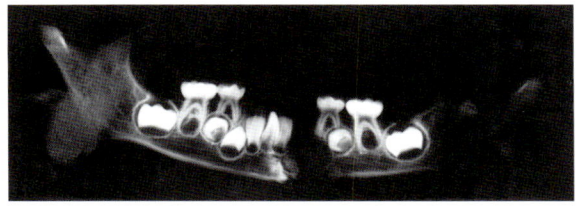

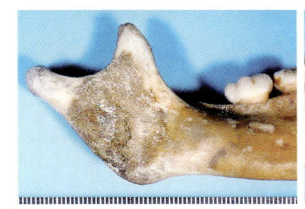

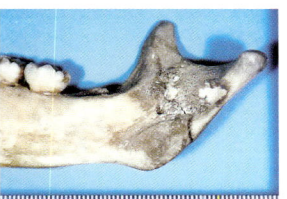

図5　正中よりわずかに左側で下顎骨が離断しているが，一部治癒が始まっていることが認められた．また，右側の下顎枝にも剥離骨折の痕跡が認められ，継続的に虐待が行われていた可能性を示していた．

下顎右側外側面　　下顎右側内側面

も知ることができる．さらには，口腔領域に対する暴力により，顎の骨折も問題になることがある．その際，どのような力がどの方向から加わり，結果として下顎が骨折したか，そして骨折した状態で食物を食べることができたかどうかなどの質問を歯科医師，とくに小児歯科医が受けることが多くなることが予想される（図5）．

現在，各都道府県の歯科医師会に設置されている警察歯科医制度は，まさにこのような活動分野において当局に協力し，歯科的な立場から法的に健全な社会の確立に寄与しようというものである．この制度の確立は，歯科記録が犠牲者の身元確認に極めて有効であることが再認識された日航機墜落事故が契機となっており，当初，警察協力歯科医といわれた時期があったように，あくまでも歯科医師の社会貢献の一つとしての協力であった．最近はこの協力に対する対価や身分保障が歯科医によって検討されていると聞くが，その歯科医の活動に対する評価は従来，協力を受けてきた当局や犠牲者の家族，関係者によりなされてきたことを忘れてはならないと思う．この制度をより有意義なものにするためには，まず原点に立ち返り，そして将来に向けて進んでいくことが肝要ではないだろうか．

TOPICS
口腔環境に及ぼす唾液の影響

明海大学歯学部 形態機能成育学講座 口腔小児科学分野　渡部　茂

唾液分泌速度

唾液は口腔環境の恒常性の維持に多いに貢献している．健常者の安静時唾液分泌速度に関するいくつかの報告[1,2]によると(表1)，成人の安静時全唾液分泌速度の平均値は約0.3～0.4ml/分であるが，その正常域は広範囲にわたっている．小児の場合は，各腺の大きさが発育途上で成人より小さいため，分泌量は成人より少ない．また個人差，日内変動があり，個人の分泌速度の代表値を特定することは難しい．したがって唾液を臨床診断の材料として使用する場合は，採取条件(採取時刻，採取方法)を一定にして，複数回採取し，その平均値を採用しなければならない．

安静時唾液における各腺唾液の割合を図1[3]に示した．1日のヒトの平均食事時間は短いことから(歯科学生のグループでは54分)[4]，刺激唾液より安静時唾液のほうが口腔の恒常性維持には重要である．

唾液クリアランスのメカニズム

口腔に分泌された唾液は歯や粘膜上を薄い膜状になってゆっくり流れる．その間，細菌や酸，剥離した粘膜上皮などが唾液中に混入し，やがてヒトが行う生理的な嚥下によってそれらは口腔外に除かれる．口腔内の唾液量はこの嚥下を一区切りとして大きく変化するが，1回の嚥下がより効果的な人(つまり嚥下後の口腔内の唾液残留量が少ない人)，また

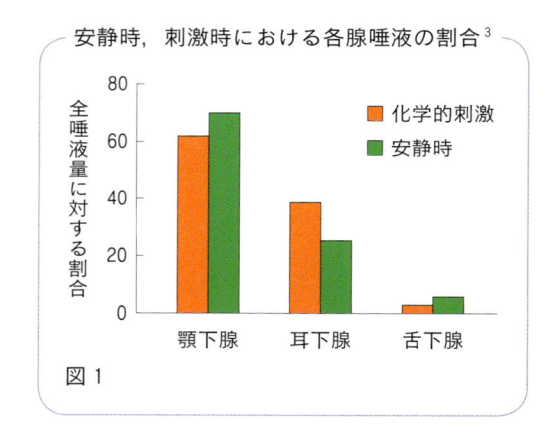

安静時，刺激時における各腺唾液の割合[3]

図1

表1　健常人の安静時唾液分泌速度[1]

研究	唾液の種類	被体験者	平均(ml/分)	SD
Andesson et al. (1974)	全唾液	100	0.39	(0.21)
Becks and Wainwright (1943)	全唾液	661	0.32	(0.23)
Heintze et al. (1983)	全唾液	629	0.31	(0.22)
Shannon and Frome (1973)	全唾液	50	0.32	(0.13)
Shannon (1967)	耳下腺唾液	4589	0.04	(0.03)
Enfors (1962)	顎下腺唾液	54	0.10	(0.08)
Watanabe (1990)[2]	5歳時全唾液	60	0.22	(0.14)

*平均値の標準偏差(SD)が高いことは，正常値の範囲が広いことを示している(ml/分)．

分泌速度が耳下腺唾液の組成に及ぼす影響（mmol/L，ただし F は μmol/L）[1]

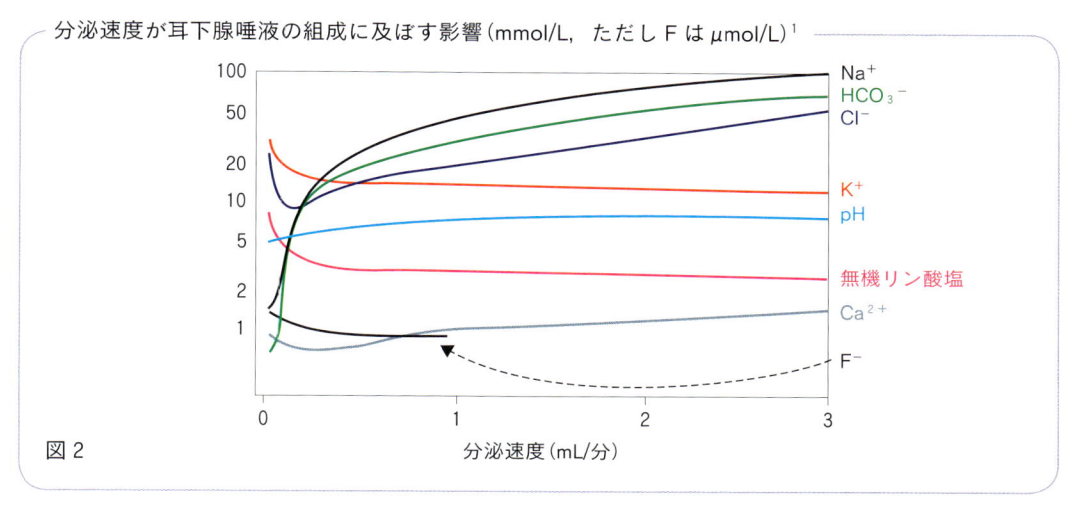

図2

耳下腺唾液分泌速度と重炭酸塩濃度[6]

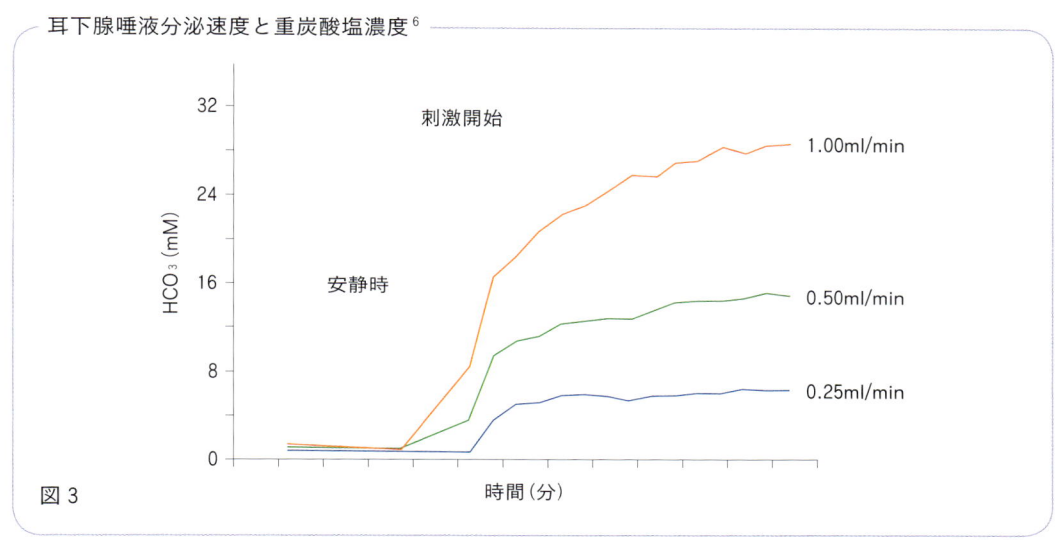

図3

嚥下直前の口腔内唾液量が少ない人（一定時間内の嚥下回数が多い人）は，より速やかに物質を除外できることがわかる[2,5].

唾液組成

唾液組成は分泌速度が増すと pH とある種の成分（タンパク質，ナトリウム，塩化物，重炭酸塩など）の濃度は上昇し，他の成分（カリウムとリン酸塩など）の濃度は減少する（図2[1]）．唾液中フッ素濃度は約 1 μmol/l（0.019ppm）で分泌速度にはほとんど影響されない．

唾液の最も重要な緩衝能系を形成しているのは重炭酸塩である．重炭酸塩の唾液中濃度は分泌量に依存して変化することが知られている（図3[6]）．唾液分泌の少ない人はしたがって，唾液 pH は低く唾液緩衝能も低い．安静時耳下腺唾液で 1 mmol/l，刺激時でほぼ 60mmol/l，チュウインガム咀嚼時では全唾液濃度で約15mmol/l である[1]．ゆえに安静時唾液では重炭酸イオンは効果的な緩衝物質とはいえない．

臨床で行われている緩衝能検査は個人の唾液分泌速度の特定が難しいこと，刺激唾液の緩衝能はそもそも高いなどの理由からう蝕リスクの判定には有効とはいえない．

局所のステファンカーブへの影響

唾液は口腔に分泌されてから口腔内全域に

安静時における口腔内各部位での唾液クリアランス率（half-time）

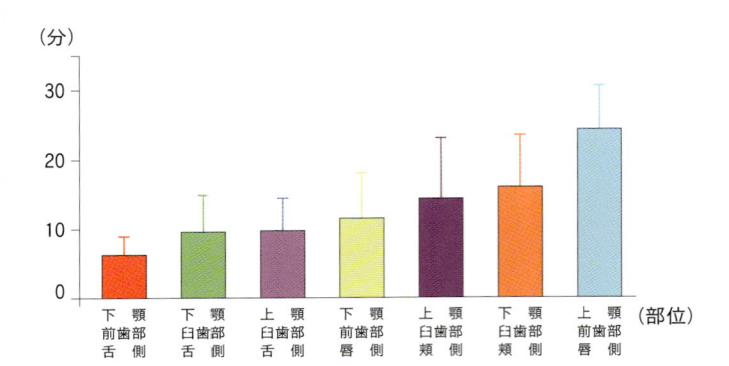

図4 寒天ホルダーに一定濃度のカリウムを含む寒天を入れ，口腔内各部位に一定時間放置した後，ホルダーから寒天を取り出してカリウム濃度を測定し，その濃度がはじめの濃度の1/2になるまでの時間を half-time とした．

均等に到達しているわけではない．よく行き届く部位（下顎前歯部舌面）とほとんど自力では到達しない部位（上顎前歯部唇面）がある[7-9]（図4）．したがって口腔内各部位の環境は唾液の影響によって大きく異なる．唾液の到達量が異なることによるpHの変化を図5，6に示した．上顎前歯部唇面と耳下腺開口部付近の臼歯部頬面，下顎前歯部舌面の安静時pHと，pH3.5程度のオレンジジュース刺激後のステファンカーブを示している[10]．上顎前歯部はいずれの場合もpHは低い．

プラーク中のpHに対してはpH低下後水で洗口しても，pHの回復はあまり期待できないことが報告されている．一方，シュガーレスガムによって唾液分泌を刺激し，重炭酸塩濃度が増加すると，プラークのpHは徐々に回復してくる．このことは，唾液のプラークpHに対する効果は糖や酸を除去するというよりは，唾液中の緩衝能に依存していることを示している．これはプラーク中のほとんどのH$^+$が細菌の表面タンパクなどに結びついていることによる．

再石灰化への影響

pHの変化は歯面の再石灰化にも影響を及ぼしている．カルシウムイオン（Ca^{2+}）と3価のリン酸イオン（PO$_4^{3-}$），水酸化イオン（OH$^-$）は歯の再石灰化を促進する．分泌速度が上昇すると唾液中総リン酸塩濃度は低下し，歯の無機質に対して不飽和状態となるが，同時に重炭酸濃度も高くなり，唾液pHが上昇するために，4種のリン酸塩（H$_3$PO$_4$，H$_2$PO$_4^-$，HPO$_4^{2-}$，PO$_4^{3-}$）の割合が変化する．PO$_4^{3-}$は顕著（安静時の約40倍）に増加することから，3種（Ca^{2+}，PO$_4^{3-}$，OH$^-$）の全ては唾液分泌とともに増加し，歯の脱灰の減少や，再石灰化が促進される[1]．

ホワイトスポットとその後の再石灰化療法によって再石灰化したエナメル質表面をQLFによって示した（図7）[11]．

参考文献

1. Dawes C. 唾液分泌速度と成分に影響を及ぼす因子．唾液―歯と口腔の健康―．渡部 茂（監訳）．東京：医歯薬出版，2008；27-40．
2. Watanabe S and Dawes C. Salivary flow rate and salivary fillm thickness in five-year-oldchildren. J dent Res 1990 ; 69 : 1150-1153.
3. Schneyer, LH and Levin, LK : Rate of salivary secretion. J Appl Physiol 1955 ; 7 : 508-512.
4. Watanabe S and Dawes C. The effects of different foods and concentrations of citric acid on the flow rate of whole saliva in man. Archs Oral Biol 1988 ; 33 : 1-5.
5. Dawes C. A mathematical model of salivary clearance of sugar from the oral Cavity. Caries Res 1983 ; 17 : 321-334.
6. Dawes C. Rhythms in salivary flow rate and composition. Internat J Chronobiol 1972 ; 2 : 253-279.
7. Lecomte P, Dawes C. The influence of salivary flow rate on diffusion of potassium chloride from artificial plaque at different sites in the mouth. J Dent Res 1987 ; 66 : 1614-1618.
8. Watanabe S. Salivary clearance from different regions of the mouth in children. Caries Res 1992 ; 26 : 423-427.
9. Suzuki A, Watanabe S, Ono Y, Ohashi H, PaiC, Xing X and Wang X. Influence of the location of the parotid duct orifice on oral clearance. Archs Oral Biol, in print, 2008.
10. Suzuki, Y and Watanabe, S. The influence of saliva on pH changes in the mouth. J Pedia Dent 2003 ; 13 : 89-93.
11. 掛川達彦，大橋英夫，林 恒彦，黒下礼奈，高橋昌司，鈴木 昭，渡部 茂．光誘導蛍光定量法を用いたフッ化物によるエナメル質再石灰化の評価．小児歯誌 2008；46：609-616．

唾液の到達量が異なることによるpHの変化[10]

LALi：下顎前歯部舌側
UPB：上顎臼歯部頰側
UAB：上顎前歯部頰側

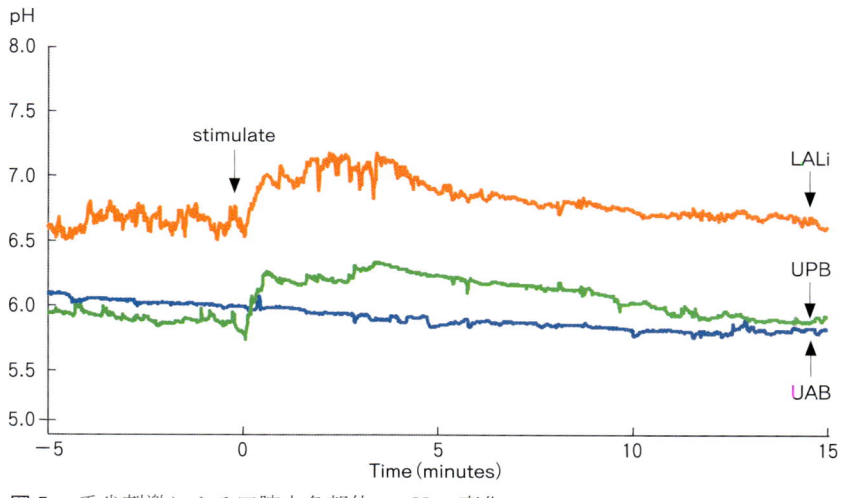

図5　舌尖刺激による口腔内各部位のpHの変化．

口腔内3部位にpHセンサーを設置し，3部位同時にモニタリングを行った．図5では舌を突出させて舌のみ酸で刺激を行った．その結果，UABにはほとんどpHの変化がみられず，唾液が到達していないことを示している．図6はジュースで洗口した結果，pHの回復は，LALi，UPB，UABの順でLALiが最も速かった．

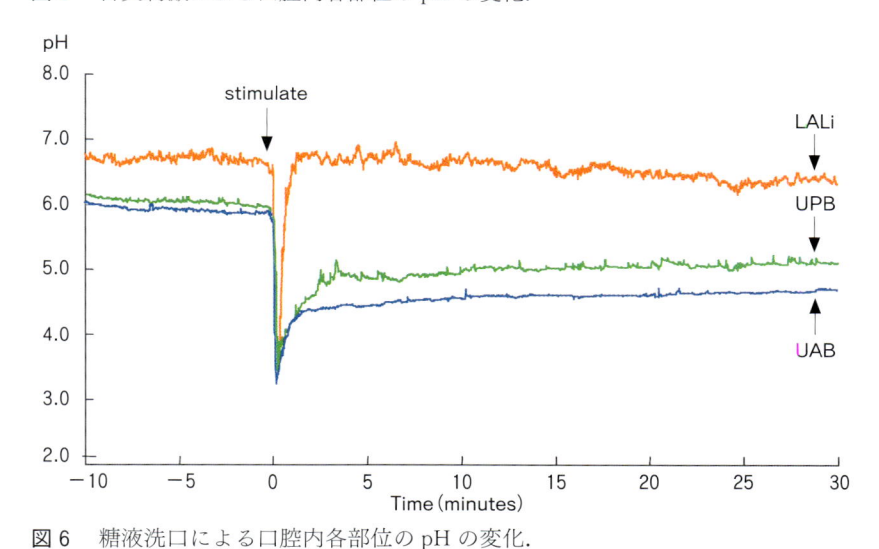

図6　糖液洗口による口腔内各部位のpHの変化．

幼若永久歯1のホワイトスポットの口腔内写真とQLF像[11]

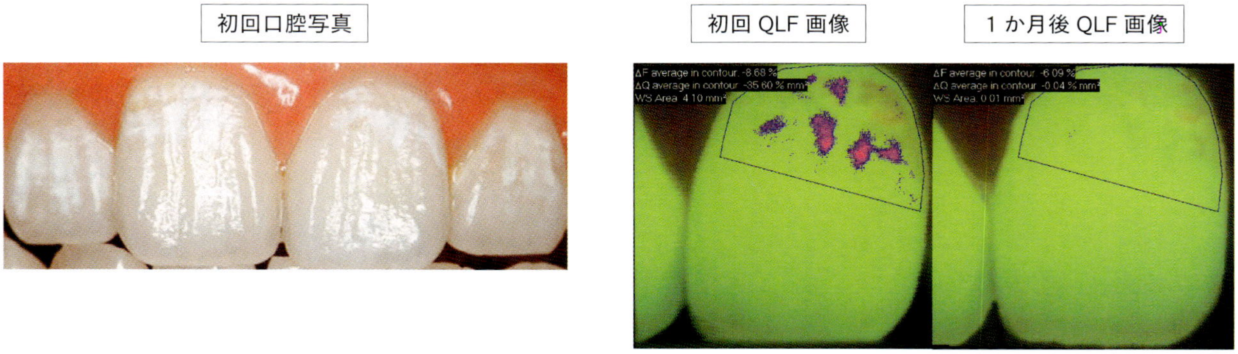

初回口腔写真　　初回QLF画像　　1か月後QLF画像

図7　Fバーニッシュの塗布，就寝前フッ素洗口，および徹底したブラッシングを指導した結果，1か月後のQLF像では脱灰が消失している．

TOPICS 歯の形成障害

東京歯科大学 小児歯科学講座　新谷誠康

はじめに

遺伝性の歯の形成障害は小児歯科医が時々遭遇する疾患である．よく知られているものには，エナメル質減形成，遺伝性のエナメル質形成不全症と象牙質形成不全症がある．エナメル質，象牙質を問わず，遺伝性形成障害の分類はその時代を背景に移り変わっている．とくに，分子生物学が歯科の研究にも取り入れられてからは飛躍的に遺伝性の歯の形成不全症の研究は進み，その分類も大きく変わろうとしている．また，近年はこれまで知られていなかった，特徴ある原因不明の疾患が海外の小児歯科学専門書に記載されるようになった．この項では歯の形成障害に関する新しい考え方や疾患について紹介する．

遺伝性エナメル質形成不全症

現在，最も用いられているWitkopの分類[1]（表1）によると，大きく4つのタイプに分かれ，14のサブタイプが存在する．

①低形成型（Ⅰ型，図1）
②低成熟型（Ⅱ型，図2）
③低石灰化型（Ⅲ型，図3）
④タウロドント併発性低成熟・低形成型（Ⅳ型，図4）

表1　エナメル質形成不全症の分類

Ⅰ型低形成型			
ⅠA	常染色体性	優性	局所低形成型
ⅠB	常染色体性	優性	痘痕面性低形成型
ⅠC	常染色体性	劣性	局所低形成型
ⅠD	常染色体性	優性	滑面性低形成型
ⅠE	X連鎖（伴性）	優性	滑面性低形成型
ⅠF	常染色体性	優性	粗面性低形成型
ⅠG	常染色体性	劣性	エナメル質無形成
Ⅱ型低成熟型			
ⅡA	常染色体性	劣性	色素沈着性低成熟型
ⅡB	X連鎖（伴性）	劣性	低成熟型
ⅡC	常染色体性	優性？	雪帽歯
Ⅲ型低石灰化型			
ⅢA	常染色体性	優性	低石灰化型
ⅢB	常染色体性	劣性	低石灰化型
Ⅳ型タウロドント併発性低成熟-低形成型			
ⅣA	常染色体性	優性	タウロドント併発性低成熟-低形成型
ⅣB	常染色体性	優性	タウロドント併発性低形成-低成熟型

遺伝性エナメル質形成不全症

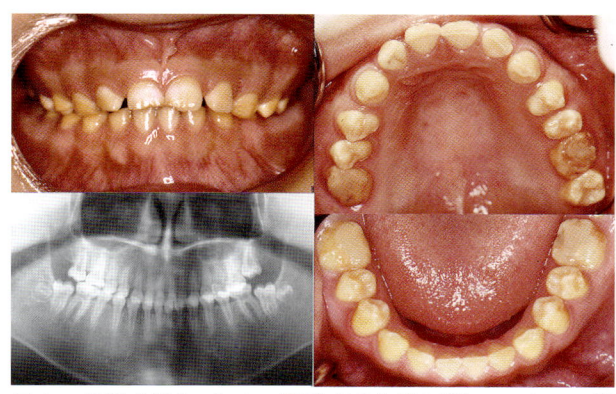

図1 低形成型(エナメル質形成不全症Ⅰ型). エナメル質の厚みが非常に薄く, 歯冠が小さいため, 歯列に空隙が生じる.

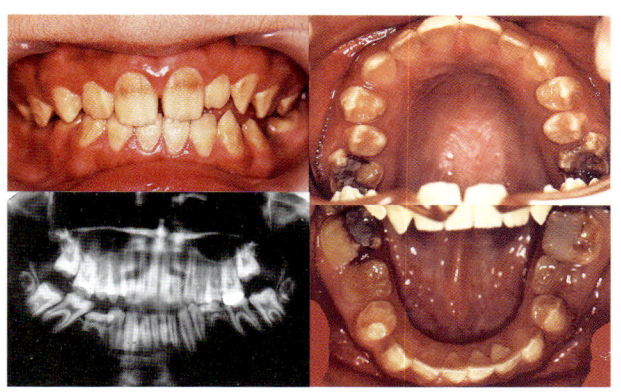

図2 低成熟型(エナメル質形成不全症Ⅱ型). エナメル質の石灰化が弱く, 多孔な表面に着色を生じることがある.

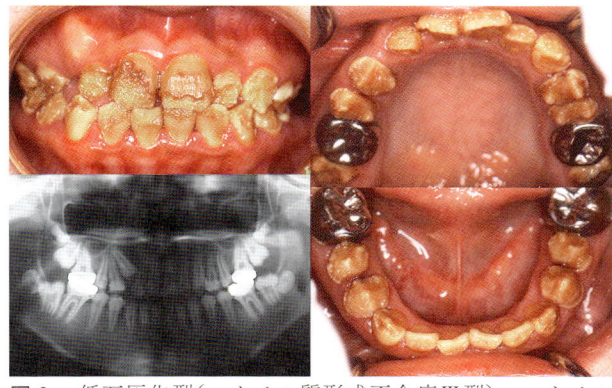

図3 低石灰化型(エナメル質形成不全症Ⅲ型). エナメル質の厚みは正常であるが, 石灰化が非常に貧弱で容易に象牙質から剥離し, 象牙質が露出する.

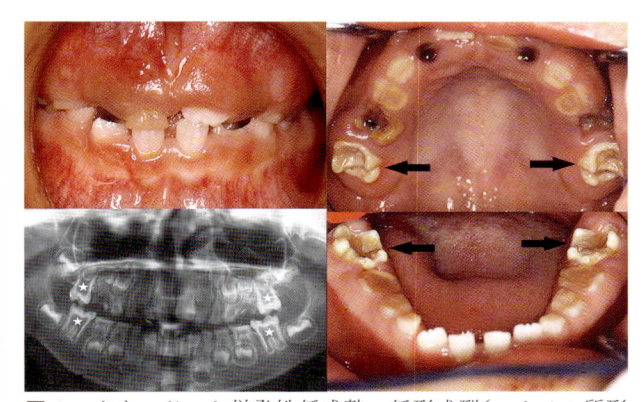

図4 タウロドント併発性低成熟・低形成型(エナメル質形成不全症Ⅳ型). 矢印は萌出直後の第一大臼歯であり, エックス線写真においてタウロドントであることがわかる(☆).

このうち④のタウロドント併発性低成熟・低形成型は欧米の小児歯科学専門書に1990年代前半から掲載されるようになった.

遺伝学的には多くのことが判明している. エナメル質は形成段階分泌期にエナメル芽細胞によって有機性基質(66％)が分泌されることにより形成が開始されるのだが, この有機性基質はエナメル質細胞外基質タンパク質と呼ばれ, エナメル質の形態的および質的な完成をコントロールしている. 今のところ, 遺伝子が突然変異することによってエナメル質形成不全症が発症するエナメル質細胞外基質タンパク質が2つ報告されている[2]. アメロジェニンとエナメリンである. アメロジェニンはエナメル質細胞外基質タンパク質の約90％を占め, その主な機能はエナメル質結晶の成長を制御することであるといわれており, その突然変異がX連鎖劣性低形成型(Ⅰ型)あるいは低成熟型(Ⅱ型)エナメル質形成不全症を引き起こす. また, エナメリンはエナメル質の量的な形成に関与していると考えられており, その突然変異は主に常染色体性優性低形成型(Ⅰ型)エナメル質形成不全症の原因の1つであることが報告されている. 一方, エナメル質形成に関与するタンパク質分解酵素であるエナメライシンとカリクレイン4の遺

DLX3遺伝子の突然変異と症状の関連図

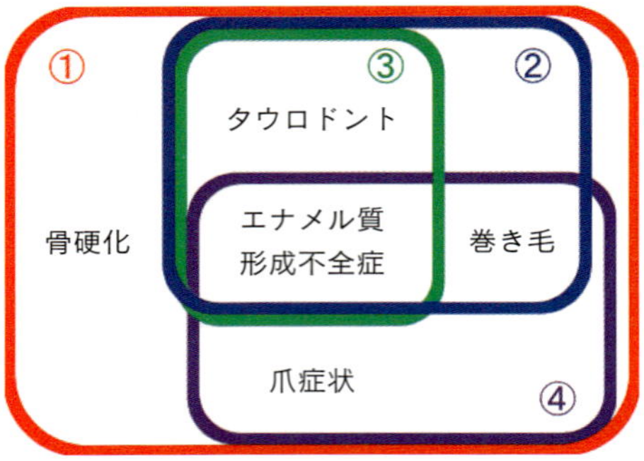

図5 これまでに①〜④のパターンが確認されている．

表2 象牙質形成不全症，象牙質異形成症の分類

象牙質形成不全症

Ⅰ型	常染色体性	優性	骨形成不全症に併発
Ⅱ型	常染色体性	優性	
Ⅲ型	常染色体性	優性	ブランディワイン隔絶集団にのみ発症

象牙質異形成症

Ⅰ型	?		
Ⅱ型	常染色体性	優性	

伝子の突然変異に起因するエナメル質形成不全症も存在する[2]．両者のエナメル質形成における機能には大きな違いがあるのだが，これらの遺伝子の突然変異に起因するエナメル質形成不全症はともに常染色体性劣性低成熟型（Ⅱ型）エナメル質形成不全症である．

さらに，新しくFAM83Hと名付けられた遺伝子の突然変異がエナメル質形成不全症を引き起こすことが2008年に特定された[3]．転写因子の一つと推察されるこの遺伝子の突然変異によって，エナメル質形成に重要な遺伝子のスイッチが働かない状態になるようである．FAM83H遺伝子の変異に起因するエナメル質形成不全症は常染色体性優性低石灰化型（Ⅲ型）エナメル質形成不全症を呈する．

また，DLX3：（Distal-Less Homeobox 3に突然変異が起こった場合にもエナメル質形成不全症を発症し，常染色体性優性タウロドント併発性低成熟・低形成型（Ⅳ型）エナメル質形成不全症の原因となる[2]．ホメオボックス遺伝子の1種であるDLX3遺伝子は，多くの遺伝子の指揮官のような存在である．一方で，DLX3遺伝子はその変異が毛髪・歯・骨症候群と呼ばれる別の病気を引き起こす．その主症状はエナメル質形成不全症，タウロドント，骨硬化，爪症状（爪がもろい），巻き毛である[4]．最近，DLX3遺伝子の変異によってエナメル質形成不全症と巻き毛，爪症状だけを有する症例が報告された[5]．さらに，未発表データではあるが，われわれはエナメル質形成不全症とともにタウロドントと巻き毛をのみを有する患者を確認している（図5）．したがって，タウロドント併発性低成熟・低形成型（Ⅳ型）エナメル質形成不全症と毛髪・歯・骨症候群はDLX3遺伝子の変異の際に起こる症状の表現型の違いであると考えられ，いずれは一つの病気のサブタイプとしての再分類を行う必要がある．

遺伝性象牙質形成不全症，象牙質異形成症

遺伝性の象牙質の形成障害は，その症状から大きく象牙質形成不全症と象牙質異形成症に分類されている．分類は今でもShieldsの分類[6]が用いられ，象牙質形成不全症には3つ，象牙質異形成症には2つのタイプが存在する（表2）．

象牙質形成不全症Ⅰ型は骨形成不全症患者の口腔症状として現われる（図6）．概して，永久歯より乳歯のほうが重症である．象牙質形成不全症Ⅱ型およびⅢ型は症状が口腔内のみに限局し，Ⅱ型はⅠ型と口腔症状は似ているが，乳歯も永久歯もすべての歯が等しく重度に罹患する（図7，8）．Ⅲ型は歯に咬耗による露髄が起こる疾患であるが，日本人には報告がない．一方，象牙質異形成症Ⅰ型は非常にまれな疾患で，臨床的には歯冠は正常に

遺伝性象牙質形成不全症

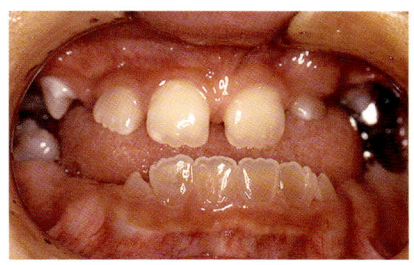

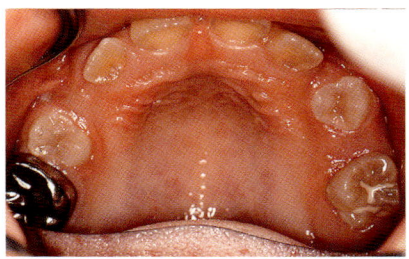

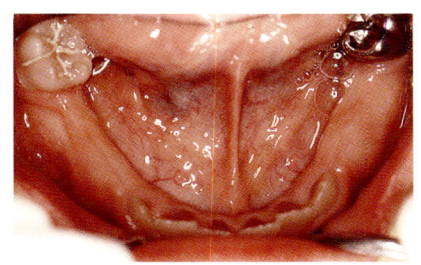

図6 象牙質形成不全症Ⅰ型．歯は透明感のある琥珀色を呈し，乳歯の咬耗が激しく，歯髄腔は早期に閉鎖する．歯根は貧弱である．

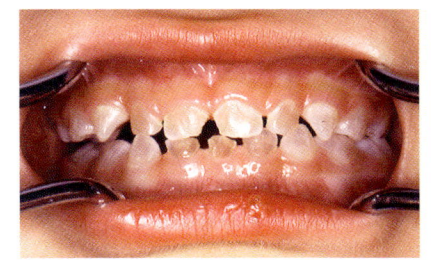

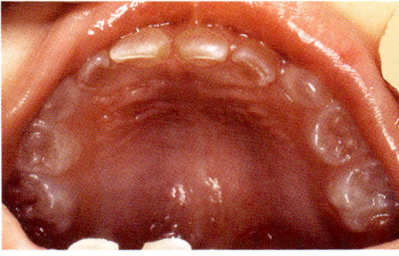

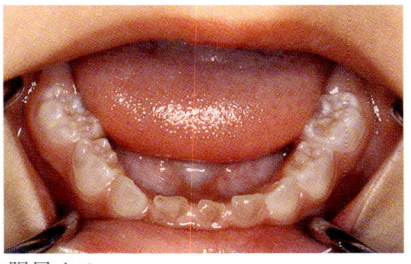

図7 象牙質形成不全症Ⅱ型．Ⅰ型と口腔症状は似ているが，症状が口腔内のみに限局する．

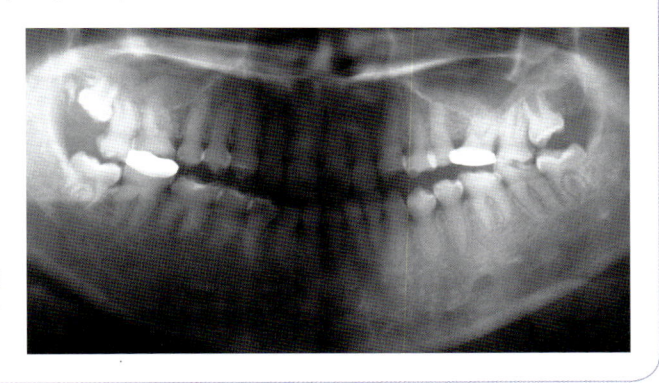

図8 象牙質形成不全症Ⅱ型．17歳の患者のエックス線写真像である．未萌出の第三大臼歯以外の歯髄腔は閉鎖している．

見える．しかし，歯根は著しく短く，歯髄腔は早期に閉鎖される．そのため，歯は脱落しやすく，う蝕がなくても根尖部にエックス線透過像を認める．Ⅱ型は歯冠の見た目は象牙質形成不全症Ⅱ型に酷似しているが，多数の歯髄結石が形成されるために歯髄腔がアザミの管状を呈する．根尖部にエックス線透過像は認めない．

象牙質は象牙芽細胞によってコラーゲンを中心にさまざまな有機質が分泌され，石灰化の骨格となっている．早くから象牙質形成不全症Ⅰ型は骨形成不全症に起こっているコラーゲン遺伝子の突然変異であることがわかっていたが，今世紀の幕開けとともに象牙質形成不全症Ⅱ型の原因が象牙質シアロリン酸タンパク質(DSPP)遺伝子の突然変異であることが発見された[7,8]．その後，次々とDSPP遺伝子の変異を持った家系の報告がなされ，現在では象牙質形成不全症Ⅲ型，象牙質異形成症Ⅱ型もDSPP遺伝子の突然変異が原因で起こることが判明している[2]．すなわち，象牙質形成不全症Ⅱ型および象牙質形成不全症Ⅲ型，象牙質異形成症Ⅱ型は本来同じ疾患の症状の表現型の違いであるということである．遺伝性象牙質形成障害においても分類の再考が必要であろう．

Molar Incisor Hypomineralization (MIH)

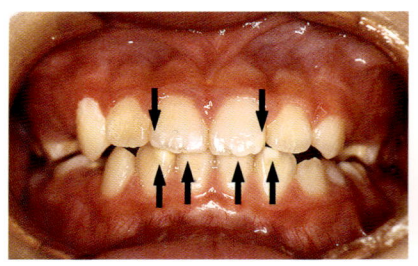

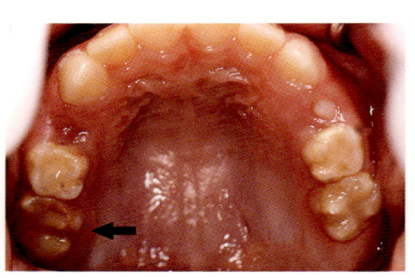

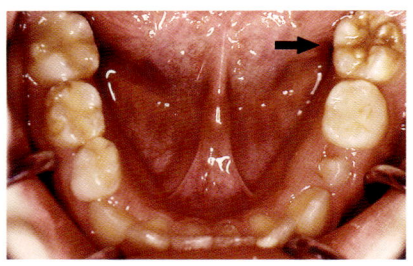

図9　10歳の患児の口腔内写真である．エナメル質減形成を矢印に示す．上顎左側および下顎右側第一大臼歯は保存修復されていたが，知覚過敏は改善していなかった．

分類不能な（原因不明な）歯の形成障害

ここでは最近になって論文あるいは海外の小児歯科学専門書に記載された歯の形成障害を紹介する．いずれも家族性は確認されていない．

① Molar Incisor Hypomineralization (MIH)

第一大臼歯と切歯に限局して発症するエナメル質減形成である（図9）．罹患率は報告によって2.9％～25％とばらつきがある[9-15]．重症度は左右対称ではなく，変色の見られる程度のものから歯冠が大きく崩壊しているものまでさまざまである．大部分の症例で著しい知覚過敏が認められる．原因は今のところ不明であるが，患児のスクリーニング結果から妊娠中の母親の病気・服薬・喫煙，出産時の障害・未熟低体重，乳児期の病気・下痢・呼吸器系疾患・抗菌薬投与・ワクチン接種・フッ化物摂取・ダイオキシン等が挙げられているがいずれも定かではない．なかには幼児期のアモキシシリン投与と関係が深いとする報告もあり，我々医療関係者が注目すべき点であると考えられる[16]．治療は咬合崩壊の防止と知覚過敏の抑制を目的とし，第一大臼歯には乳歯用既製金属冠（乳歯冠）による全部被覆，前歯は知覚過敏の抑制のために低粘度光重合コンポジットレジンによる減形成部のコーティングを行う．

② Regional Odontodysplasia

エナメル質と象牙質の両方が質的と量的の双方において極めて重篤な減形成を起こす稀な疾患である（図10）．歯根は短く，根尖は大きく開大し，歯髄腔は極めて大きい．歯は埋伏するか部分的に萌出することもあるが，埋伏した歯のエナメル質はセメント質に覆われている[17-19]．上下いずれかの1/4顎以上の数歯が罹患し，時には同顎の反対側に及ぶこともある（図11）．下顎より上顎に2倍発生しやすい．乳歯が罹患している場合は後続永久歯も罹患する．エックス線像においてはおぼろげに歯の存在が確認できるだけであるため，幻影歯（ghost teeth）とも呼ばれる（図12）．歯は萌出しても機能を営めないため（図13），抜歯後に可撤式保隙装置を適用する（図14）．

③ Canalicular Dentin Dysplasia

臨床的に原因不明の根尖性歯周炎を起こす非常にまれな疾患である[20,21]．乳歯，永久歯ともに罹患するが，口腔内に萌出している歯冠は臨床的には正常に見える．エックス線写真において乳歯歯根の病的吸収，歯髄腔の特徴的な形態異常と歯髄結石と根尖部の透過像が認められる（図15）．組織学的には象牙質に非常に特徴的な形成障害を示す（図17，18）．歯髄は感染により徐々に失活すると考えられ，治療は歯髄の失活が確認された歯に歯内療法を行う（図16）．確定診断には脱落した乳歯や抜歯に至った永久歯を用いた組織学的診査が必要であるため，専門機関への紹介が適切である．

Regional Odontodysplasia

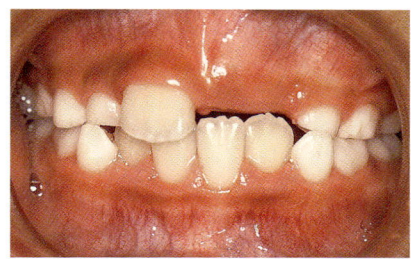

図10 8歳の患児の口腔内写真である．上顎左側中切歯，側切歯が未萌出である．

図11 上顎左側中切歯，側切歯，犬歯（1/4顎）が異形成であることがわかる（パノラマエックス線写真）．

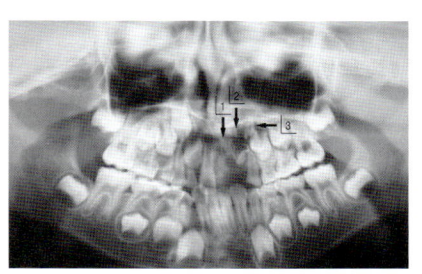

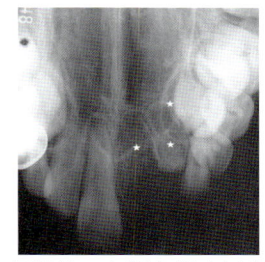

図12 幻影状の上顎左側中切歯，側切歯，犬歯(☆)を認める(咬合法エックス線写真)．

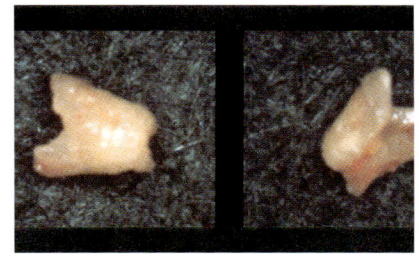

図13 抜去した上顎左側中切歯．

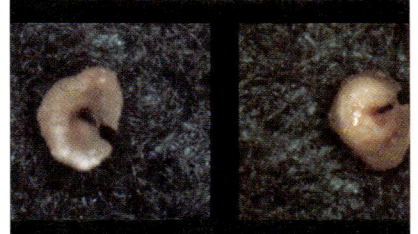

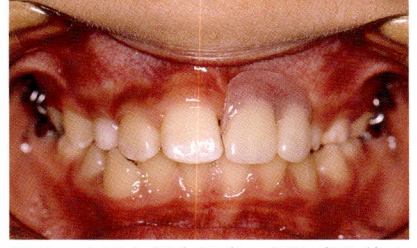

図14 上顎左側中切歯，側切歯を抜去後，可撤式保隙装置を装着した．

Canalicular Dentin Dysplasia

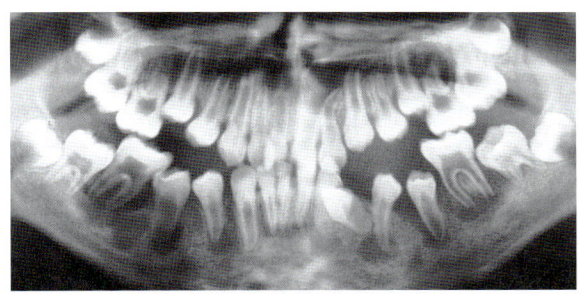

図15 10歳の患者．歯髄腔は広く特徴的な形態異常と歯髄結石を認め，多くの歯の根尖部に透過像が認められる．

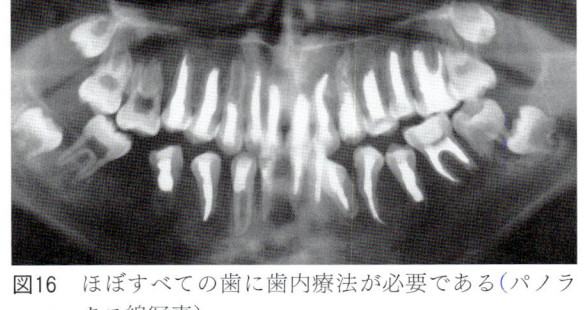

図16 ほぼすべての歯に歯内療法が必要である（パノラマエックス線写真）．

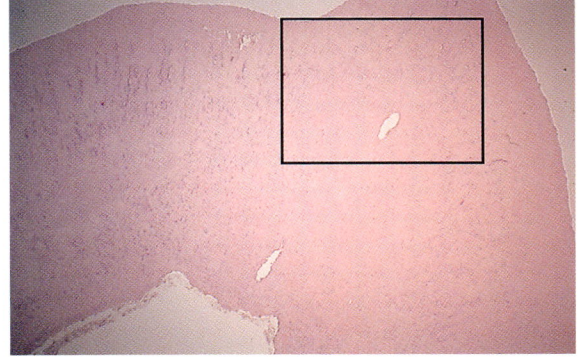

図17 歯の組織写真（ヘマトキシリン-エオジン染色）．象牙質に大小の管状歯質欠損部が認められる．

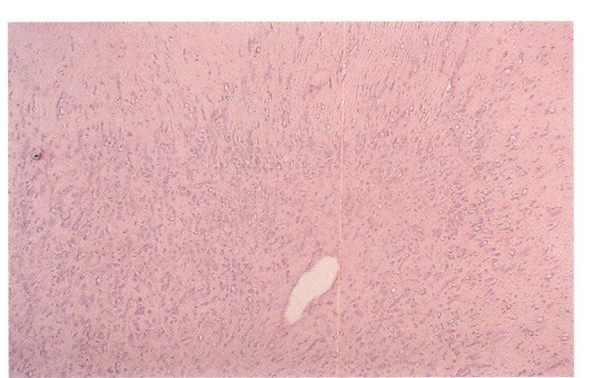

図18 図17四角枠の拡大写真．象牙質に無数の管状歯質欠損部が認められ，象牙細管がまばらに存在する．

参考文献

1. Witkop CJ Jr. Amelogenesis imperfecta, dentinogenesis imperfecta and dentin dysplasia revisited : problems in classification. J. Oral Pathol 1988；17：547-553.
2. Bailleul-Forestier I, Molla M, Verloes A, Berdal A. The genetic basis of inherited anomalies of the teeth : Part 1 : Clinical and molecular aspects of non-syndromic dental disorders. Eur. J. Med. Genet 2003；51：273-291.
3. Kim JW, Lee SK, Lee ZH, Park JC, Lee KE, Lee MH, Park JT, Seo BM, Hu JC, Simmer JP. FAM83H mutations in families with autosomal-dominant hypocalcified amelogenesis imperfecta. Am. J. Hum. Genet 2008；82：489-494.
4. Price JA, Wright JT, Walker SJ, Crawford PJ, Aldred MJ, Hart TC. Tricho-dento-osseous syndrome and amelogenesis imperfecta with taurodontism are genetically distinct conditions. Clin. Genet 1999；56：35-40.
5. Lee SK, Lee ZH, Lee SJ, Ahn BD, Kim YJ, Lee SH, Kim JW. DLX3 mutation in a new family and its phenotypic variations. J. Dent. Res 2008；87：354-357.
6. Shields ED, Bixler D, el-Kafrawy AM. A proposed classification for heritable human dentine defects with a description of a new entity. Arch. Oral Biol 1973；18：543-553.
7. Xiao S, Yu C, Chou X, Yuan W, Wang Y, Bu L, Fu G, Qian M, Yang J, Shi Y, Hu L, Han B, Wang Z, Huang W, Liu J, Chen Z, Zhao G, Kong X. Dentinogenesis imperfecta 1 with or without progressive hearing loss is associated with distinct mutations in DSPP. Nat. Genet 2001；27：201-204.
8. Zhang X, Zhao J, Li C, Gao S, Qiu C, Liu P, Wu G, Qiang B, Lo WH, Shen Y. DSPP mutation in dentinogenesis imperfecta Shields type II. Nat. Genet 2001；27：151-152.
9. Weerheijm KL, Mejàre I. Molar incisor hypomineralization: a questionnaire inventory of its occurrence in member countries of the European Academy of Paediatric Dentistry (EAPD). Int. J. Paediatr. Dent 2003；13：411-416.
10. Calderara PC, Gerthoux PM, Mocarelli P, Lukinmaa PL, Tramacere PL, Alaluusua S. The prevalence of Molar Incisor Hypomineralisation (MIH) in a group of Italian school children. Eur. J. Paediatr. Dent 2005；6：79-83.
11. Fteita D, Ali A, Alaluusua S. Molar-incisor hypomineralization (MIH) in a group of school-aged children in Benghazi, Libya. Eur. Arch. Paediatr. Dent 2006；7：92-95.
12. Jasulaityte L, Veerkamp JS, Weerheijm KL. Molar incisor hypomineralization: review and prevalence data from the study of primary school children in Kaunas/Lithuania. Eur. Arch. Paediatr. Dent 2007；8：87-94.
13. Preusser SE, Ferring V, Wleklinski C, Wetzel WE. Prevalence and severity of molar incisor hypomineralization in a region of Germany - a brief communication., J. Public Health Dent 2007；67：148-150.
14. Cho SY, Ki Y, Chu V. Molar incisor hypomineralization in Hong Kong Chinese children. Int. J. Paediatr. Dent 2008；In press.
15. Crombie FA, Manton DJ, Weerheijm KL, Kilpatrick NM. Molar incisor hypomineralization : a survey of members of the Australian and New Zealand Society of Paediatric Dentistry. Aust. Dent. J 2008；53：160-166.
16. Whatling R, Fearne JM. Molar incisor hypomineralization : a study of aetiological factors in a group of UK children. Int. J Paediatr. Dent 2008；18：155-62.
17. Crawford PJ, Aldred MJ. Regional odontodysplasia : a bibliography. J Oral. Pathol. Med 1989；18：251-263.
18. Hamdan MA, Sawair FA, Rajab LD, Hamdan AM, Al-Omari IK. Regional odontodysplasia : a review of the literature and report of a case. Int. J. Paediatr. Dent 2004；14：363-370.
19. Tervonen SA, Stratmann U, Mokrys K, Reichart PA. Regional odontodysplasia : a review of the literature and report of four cases. Clin. Oral. Investig 2004；8：45-51.
20. Lukinmaa PL, Waltimo J, Hölttä P, Risteli L, Risteli J, Alaluusua S. A novel type of developmental dentin defect. J. Craniofac. Genet. Dev. Biol 1996；16：218-227.
21. Shintani S, Okamoto A, Yoshida-Minami I, Sobue S, Ooshima T. Dentin malformation with alveolar bone loss and periapical abscess formation. Pediatr. Dent 1999；21：130-134.

その他

コ・デンタルスタッフ

日本小児歯科学会 認定歯科衛生士制度について

有限責任中間法人　日本小児歯科学会

はじめに

日本小児歯科学会 認定歯科衛生士制度は，平成19年4月に設立され，第1回認定歯科衛生士が13名誕生しました．小児歯科医療や福祉を普及させるためには有能な歯科衛生士の協力が必要であり，またこれらの歯科衛生士の育成が重要です．本制度では，小児歯科の歯科衛生士の技術の認定を日本小児歯科学会（コ・デンタル委員会）が行い，一定レベルの資格を認定します．この制度により，今後の目標や仕事の励みになり，さらに技能レベルも上がることが期待されます．認定歯科衛生士制度は現在，日本歯周病学会，日本成人矯正歯科学会，日本歯科審美学会，日本歯科人間ドッグ学会などで実施されており，今後さらに多くの学会で設立が予想され，注目の資格となっています．

以下，この制度の概要をQ＆A形式で解説します．

Q：私も認定歯科衛生士になれますか？
A：受験資格・条件について
（認定歯科衛生士制度　規則3章　第8条より）
①歯科衛生士の免許を取得している
②通年5年以上の小児歯科学に関する研修と臨床経験があること，または同等の資格があること
③申請時に1年以上引き続いて日本小児歯科学会の学会会員であること
④小児歯科専門医または小児歯科認定医のいる施設または委員会が適当と認めた研修施設で研修を受けている
⑤申請時に研修単位30単位以上を有する
（※各種証明書が必要）

Q：学会発表経験がなくても申請はできますか？
A：教育研修単位基準をもとに計算してみましょう
例）小児花子さんは1年以上の日本小児歯科学会会員で，小児歯科専門医がいる施設で2年勤務(①)しています．過去3年間で日本小児歯科学会大会には0回，地方会に1回参加しています(②)
（※発表はしていません）
①1年間の各施設での研修で得られる教育研修単位
　→小児歯科専門医がいる施設は，1年あたり15単位加算
②小児歯科関連の学会および研修会での発表あるいは参加で得られる教育研修単位
　→参加は1回につき10単位加算
15単位×2年＋10単位×1回＝合計40単位
　　①　　　　　②
（認定歯科衛生士制度細則　附表1より）
申請に必要な教育研修単位は30単位以上です．
上記から計算しますと小児花子さんは合計40単位となります．

Q：申請時に必要な「研修単位」について教えて下さい．
A：教育研修単位基準について
（認定歯科衛生士制度　細則附表1より）
①1年間の各施設での研修で得られる教育研修単位
　1）小児歯科専門医がいる施設 …………………… 15
　2）小児歯科認定医がいる施設 …………………… 10
　3）その他（委員会が適当と認めた施設）…………… 5
②小児歯科関連の学会および研修会での発表あるいは参加で得られる教育研修単位
　1）日本小児歯科学会大会（全国大会，地方会大会）

2）小児歯科関連の国際学会大会(国際小児歯科学会，アジア小児歯科学会等)
　イ）発表者(共同発表者は含まない)･･････････････15
　ロ）参加者･･････････････････････････････････････10
3）小児歯科に関連する学会大会または地域単位の研修会および委員会が適当と認めた研修会
　イ）発表者(共同発表者は含まない)･･････････････10
　ロ）参加者･････････････････････････････････････　5
※イ)，ロ)については証明書が必要

Q：認定を取得するためには，症例報告が必要なようですが，写真がなければ申請できないのでしょうか？
A：症例以外の研究や活動報告などのレポートも認定資料として受け付けます．
　例）公的機関に勤務され，実態調査などの報告
　　　子どもの健康に関わる予防の試み，活動の報告
　　　子どもの健康のために行った研究報告　等

Q：症例報告を行いたいが，初診時は協力が得られず，口腔内写真を残せていない場合は申請できないのでしょうか？
A：教育研修について
　（認定歯科衛生士制度　規則第7章第15条より）
　指導の経過がわかるのであれば，初診時ではなく，指導開始時や経過中の写真，改善前のものも提出できます．そのケースの経緯がわかるように，指導内容，その背景をまとめてください．

Q：私が勤務している診療所は研修施設の対象となりますか？
A：研修施設について
　（認定歯科衛生士制度　規則第6章　第13条より）
　①小児歯科専門医が1名以上常勤として所属していること
　②小児歯科認定医が1名以上常勤として所属していること
　③その他
　（施行細則第8条に定める，申請の上委員会が適当と認めた施設）

Q：研修施設での勤務年数はどのような基準ですか？
A：教育研修について
　（認定歯科衛生士制度　規則第7章　第15条より）
　①小児歯科専門医のもとで2年以上勤務していること
　②小児歯科認定医のもとで3年以上勤務していること
　③一般歯科で小児歯科診療業務に5年以上勤務していること

Q：申請の費用はいくらかかりますか？
A：申請から登録までの費用および更新費用
　①認定歯科衛生士認定申請料　1万円
　②認定歯科衛生士認定審査料　2万円
　③認定歯科衛生士認定登録料　1万円
　④認定歯科衛生士更新申請料　5千円(※更新時のみ)
　（認定歯科衛生士制度　細則　第11条より）
※平成20年度から，正会員とは別に「歯科衛生士会員」が設けられました．年会費は5千円です(会員会則第10条　会費より　※正会員は1万円).

認定歯科衛生士の資格を取得後について

Q：認定歯科衛生士の資格をとれば，何もしなくていいのですか？
A：5年ごとに更新手続きをしてください
　①学会が主催する認定歯科衛生士必須セミナー(コ・デンタル企画)等を5年間に1テーマ以上受講の上，受講票を取得
　②生涯研修単位基準に基づく研修を受ける
　③5年ごとに更新を受ける
　④更新申請書類を提出の上，審査を受ける
　（認定歯科衛生士制度　規則　第9章ならびに認定歯科衛生士制度　細則附表2より）

Q：せっかく認定歯科衛生士を取得しても，もし妊娠，出産，育児等で仕事を続けられなくなったら資格はどうなってしまうのですか？
A：子育ての経験も今後の小児歯科医療の発展と，向上に役立ちます．この期間は本学会に休会申請することで，5年間は資格を維持できます．
※休会申請制度について：少子化対策の観点から，妊娠・出産・育児にかぎり，期間5年間を限度に休会申請制度を設ける．
（認定歯科衛生士制度　規則　第11章　補足　第22条より）

索 引

ア

Apexification	51
Apexogenesis	51
Arch Length Discrepancy	134
iPS 細胞	168
RD テスト	143
亜脱臼	59

イ

ES 細胞	168
インフォームドコンセント	160

ウ

うつ病	30

エ

AED	157
FC 歯髄切断法	48
MFT(Oral Myofunctional Therapy)	155
エナメル基質	170
エナメル質形成不全症	180
エナメル質破折	58
嚥下機能	122

オ

Oral Habits	118
オペラント	16
嘔吐反射	156

カ

カリエスリスク	75
下顎骨骨折	67
可撤式床拡大装置	111
過蓋咬合	127
学童期	24
陥入	60

キ

QLF 法	104, 179
キシリトール	74
吸啜窩	128
局所麻酔	158, 161

ク

空隙型乳歯列弓	114

ケ

経管依存症	123

コ

コの字歯列	127
コミュニティケア	86
口腔習癖	118
口唇期	20
交叉咬合	116
咬傷	161
咬耗	129
肛門期	20
後継永久歯への影響	61

サ

再生医療	168
再石灰化	170, 178
——療法	72

シ

シーラント	96
歯冠破折	62
歯根吸収	52
歯根破折	58
歯根膜内麻酔	157
歯髄幹細胞	169
歯槽骨骨折	67

授乳・離乳の支援ガイド	9, 14, 33
笑気吸入鎮静法	158, 161
食育	162
——基本法	14, 32, 162
——推進基本計画	14, 32, 162
——推進宣言	32
食生活習慣	9
心身症	29
振盪	59
浸潤麻酔	158
新健康フロンティア	14

ス

Spee(スピー)の彎曲	134
ステファナリシス	80
ストレス	28
——マネージメント	31
スポーツ外傷	66
スポット窩洞	43
スメア層	54
水酸化カルシウム製剤	55

セ

セルフエッチングシステム	46
生活歯髄切断法	48
接着性レジンシステム	44
摂食・嚥下機能	122
舌小帯異常	127
舌癖	128
専門医	154
全身麻酔	19
前歯咬断	125

ソ

組織幹細胞	168
叢生	127

INDEX

象牙質異形成症	182
象牙質形成不全症	182
象牙質破折	58

タ

タウロドント	180
唾液分泌速度	176
脱臼歯	61
──の固定	63

テ

挺出	60
電動注射器	159

ト

トータルエッチングシステム	44
トレー法	107
トンネル窩洞	43
頭部エックス線規格写真分析	130

ニ

認定歯科衛生士制度	188

ネ

捻転	127

ハ

バイトブロック	39
パルスオキシメーター	39, 143, 157, 161

破歯細胞	52
反対咬合	116
万能細胞	168

ヒ

表面麻酔	17, 158

フ

V字型歯列	128
フッ化物歯面塗布	82, 106
フッ化物洗口	83
──液	108
──ガイドライン	14
フッ化物配合歯磨剤	84
フッ素徐放性レジンコート材	88
フッ素バーニッシュ	92
フロアブルレジン	42
ブロック治療	157
プロフィログラム	140
プロフェッショナルケア	86
不完全脱臼	60

ヘ

Head Plate Correction	134

ホ

ホームケア	86
母子健康手帳	13
母子保健	9, 12
母乳育児	9

法歯学	172

マ

マウスガード	67

ミ

Minimal Intervention(MI)	40
ミュータンスレンサ球菌	73, 76

ユ

遊戯期	24

ヨ

幼児虐待	174
抑制法	19, 39, 157, 161

ラ

ライフステージ	24
ラテックスアレルギー	160
ラバーダム防湿	36

レ

レジン材料	41
レストレーナー	157

ロ

露髄	58

ワ

ワイヤーレジンスプリント	64

世代をつなぐ小児歯科 最新情報と子どもへの取り組み45

2009年3月10日　第1版第1刷発行

| 編　　　　者 | 五十嵐　清治／吉田　昊哲 |

発　行　人　佐々木　一高

発　行　所　クインテッセンス出版株式会社
　　　　　　東京都文京区本郷3丁目2番6号　〒113-0033
　　　　　　クイントハウスビル　電話（03）5842-2270（代表）
　　　　　　　　　　　　　　　　　　　（03）5842-2272（営業部）
　　　　　　　　　　　　　　　　　　　（03）5842-2279（書籍編集部）
　　　　　　web page address　http://www.quint-j.co.jp/

印刷・製本　サン美術印刷株式会社

Ⓒ2009　クインテッセンス出版株式会社　　　　　禁無断転載・複写
Printed in Japan　　　　　　　　　　　　落丁本・乱丁本はお取り替えします
　　　　　　　　　　　　　　　　　　　ISBN978-4-7812-0068-2　C3047

定価はカバーに表示してあります